Suzanne Kaplan
Wenn Kinder Völkermord überleben

»edition psychosozial«

Suzanne Kaplan

Wenn Kinder Völkermord überleben

Über extreme Traumatisierung und Affektregulierung

Mit einem Vorwort von Arnold H. Modell
Aus dem Englischen von Antje Becker

Psychosozial-Verlag

Publiziert mit freundlicher Unterstützung der Baumgart-Stiftung

Titel der Originalausgabe: »Children in Genocide. Extreme Traumatization and Affect Regulation« © 2008 by The International Psychoanalytical Association
The rights of Suzanne Kaplan to be identified as the author of this work have been asserted in accordance with §§ 77 and 78 of the Copyright Design and Patents Act 1988.

Bibliografische Information der Deutschen Nationalbibliothek
Die Deutsche Nationalbibliothek verzeichnet diese Publikation in der Deutschen Nationalbibliografie; detaillierte bibliografische Daten sind im Internet über <http://dnb.d-nb.de> abrufbar.

Komplett überarbeitete und erweiterte Neuübersetzung der englischen Ausgabe.
Diese Ausgabe ist nicht identisch mit der Ausgabe des Iatros-Verlages von 2005.

Walltorstr. 10, D-35390 Gießen
Fon: 06 41 - 96 99 78 - 18; Fax: 06 41 - 96 99 78 - 19
E-Mail: info@psychosozial-verlag.de
www.psychosozial-verlag.de

Umschlagabbildung: Skulptur von Jonathan Sacerdoti, 2008 © Jonathan Sacerdoti
Umschlaggestaltung & Satz: Hanspeter Ludwig, Gießen
www.imaginary-art.net
Druck: Majuskel Medienproduktion GmbH, Wetzlar
www.majuskel.de
Printed in Germany
ISBN 978-3-89806-787-4

Dieses Buch ist meinen Großeltern Blommy und Salomon gewidmet, die aus Norwegen flüchteten, sowie Sammy, der Auschwitz überlebte und von denen erzählen konnte, die nicht zurückkehrten.

Inhalt

Danksagungen 11

Vorwort 13

Einleitung 19

I Überlebende Kinder interviewen

Kapitel 1
Der erste Kontakt 27

Kapitel 2
Kriegserlebnisse von Kindern
aus psychoanalytischer Perspektive 35

Kapitel 3
Überleben als Kind und die Geburt eigener Kinder 43

II Was wird kommuniziert?

Kapitel 4
Die Analyse von Traumata in Lebensgeschichten 75

Kapitel 5
Kinder während der Shoah 81

A Antisemitismus und Rassengesetze 84

B Deportation 112

C Das Getto 138

D Versteckte, Flüchtlinge, Partisanen 151

E Konzentrations- und Arbeitslager 161

F Befreiung 181

G Überführung nach Schweden:
Die erste Begegnung mit dem neuen Land 192

Kapitel 6
Der Völkermord in Ruanda 1994 207

III Wie werden Erinnerungen abgerufen?

Kapitel 7
Zwei Jungen, ein Ereignis:
Wie Erinnerungen in Interviews
über massive Traumata abgerufen werden 221

IV Vom Begriffsmodell zur Theorie

Kapitel 8
Der »Affektpropeller« als Instrument
für die Analyse traumabezogener Affekte 241

Kapitel 9
Traumabindung und Generationale Verbundenheit:
Anwendung des »Affektpropellers« 269

Schlussbemerkungen 281

Anhang A 285

Anhang B 317

Quellenverzeichnis 319

Literatur 331

Register 339

Danksagungen

Dieses Buch behandelt die Affekte und Erinnerungen von extrem traumatisierten jüdischen Überlebenden, die während der Shoah selbst Kinder waren, und von Jugendlichen, die 1994 den Völkermord in Ruanda überlebten. Ich lege eine Theorie vor, die als analytisches Instrument dienen kann und die Basis für ein besseres Verständnis junger Menschen liefern könnte, die von extremen Traumatisierungsprozessen geprägt sind. Meine Arbeit als Kinder- und Jugendlichenpsychoanalytikerin weckte mein besonderes Interesse an der Situation dieser Kinder.

In erster Linie möchte ich all den Menschen danken, die interviewt wurden und die es mir erlaubten, an ihren Lebensgeschichten teilzuhaben. Dem University of Southern California Shoah Foundation Institute for Visual History and Education gebührt großer Dank dafür, mir seine Archive mit Videoaufnahmen von Interviews zu öffnen und diese Arbeit somit zu ermöglichen; besonderer Dank geht an Kim Simon. Sehr dankbar bin ich auch Ervin Staub und Laurie Anne Pearlman, die mich in ihrem Team in Ruanda willkommen geheißen haben; sie boten ein Programm zur Erweiterung und Verbesserung der laufenden Bemühungen um Heilung und Aussöhnung in Ruanda. Alfred Jahn, Kinderarzt in Kigali, lud mich ein, eine Gruppe Jugendlicher zu treffen, die den Völkermord 1994 in Ruanda überlebt hatten, was für mein Verständnis eine wichtige Erfahrung war. Ich möchte meine tief empfundene Dankbarkeit gegenüber Siv Boalt Boëthius, Harald Runblom, Dori Laub und Thomas Åström zum Ausdruck bringen, die mich in meiner Forschung nach der Promotion bestärkt haben. Besonderen Dank schulde ich meiner Freundin und Kollegin Angela Mauss-Hanke für ihren außerordentlichen Einsatz für meine Arbeit und ihre psychoanalytische Expertise im Hinblick auf die deutschsprachige Konzeptualisierung meiner Theorie. Ihr besonderes Engagement hat mir viel bedeutet. Großer Dank gilt zudem meinem Sohn Jonas Goldmann, der mir bei den Videoaufnahmen und Computerfragen geholfen hat, sowie meiner Tochter Paula Kaplan Böhm und Shams Jorjani, die bei der Gestaltung des »Affektpropellers« behilflich waren. Mein herzlicher Dank geht auch an Pamela Boston und Josephine Kankundiye für die Übersetzung ins Englische sowie für das große Engagement, das sie für die Thematik und die Inhalte gezeigt haben. Ich möchte mich bei Antje Becker für ihre sorgfältige und umsichtige Übersetzung dieses Buches ins Deutsche bedanken und bei Sandra Rolle für ihre hilfreiche Unterstützung. Mein Dank geht ebenfalls an das Hugo Valentin Centre/The Programme for Holocaust and Genocide Studies der Universität von Uppsala sowie an die Bertil Wennborg Foundation für ihre Unterstützung. Ich danke auch Cesare Sacerdoti (Publikationsleiter der IPA) für sein so wichtiges Engagement, das dieses Buch erst möglich gemacht hat, und Arnold Modell für das Vorwort.

»Warum gehst du nicht in die Forschung?«, hatte mein Mann Tomas Böhm mich gefragt. Dank seiner Unterstützung beschloss ich, einer stärker werdenden Idee nachzugehen: einer genaueren Untersuchung, wie es für den Völkermord überlebende Kinder ist, mit den wiederkehrenden Erinnerungen an Verfolgung weiterzuleben. Meine gesamte Familie hat unglaubliche Geduld bewiesen und meine kurz angebundenen Antworten am Telefon und meine flüchtigen Blicke bei unseren Treffen ertragen.

Stockholm, November 2009

Vorwort

Arnold H. Modell

Ein angesehener Anthropologe sagte einmal: »Die Menschheit ist eine Spezies, die nur mit der Bedeutung leben kann, die sie selbst erfinden muss.« Wir, die wir Zeugen des Schreckens der Shoah und anderer Völkermorde wie in Ruanda sind, können nur versuchen, die Bedeutung in dieser entsetzlichen historischen Entwicklung zu erkennen. Die überaus zahlreichen Bücher, die sich mit der Shoah beschäftigen, sind Beweis für den Versuch, all das zu verstehen, was sich jeden Verständnisses entzieht. Menschen, die ihrer Menschlichkeit beraubt werden, lehren uns, wie die von Auslöschung bedrohte menschliche Seele, das Selbst, bewahrt werden kann. Wenn sich etwas Positives aus all jenem Schrecken ziehen lässt, dann ist es dieses kleine Maß an Verständnis.

Indem Suzanne Kaplan in die entsetzlichen Erlebnisse der Überlebenden der Shoah und des Völkermords in Ruanda eintaucht, zeigt sie, dass das Zuhören – das äußerst schmerzlich gewesen sein muss – für sich genommen eine mutige Tat ist. Die in Ruanda einzig und allein aufgrund der ethnischen Zugehörigkeit begangenen Gräueltaten ähneln den von den Nazis begangenen Grausamkeiten. Trotz dieser emotionalen Belastung war Suzanne Kaplan in der Lage, sich in die Erzählungen der Überlebenden hineinzuversetzen und trotzdem ihren klaren Blick und ihre konzeptuelle Klarheit zu wahren. Zeugnis abzulegen ist eine Gabe.

In den Berichten derer, die als Kinder zu Opfern der Shoah wurden, hat mich am meisten beeindruckt, dass die Erinnerungen an ihre traumatischen Erlebnisse in außerordentlichen, fast romanhaften Einzelheiten erhalten geblieben waren. Massive Leugnung oder Verdrängung war nicht erkennbar. Von Bedeutung ist, dass diese Menschen nicht nur Überlebende, sondern als Erwachsene in der Lage waren, sich ein relativ normales Leben aufzubauen. Im Gegensatz dazu steht der Bericht von Dori Laub (2005), in dem Personen befragt wurden, denen es gelang, während der Shoah am Leben zu bleiben, die aber anschließend in Europa und später in Israel hospitalisiert waren und bei denen eine Psychose diagnostiziert wurde. Viele dieser Patienten schwiegen, sprachen mit niemandem. Es ist signifikant, dass sich diese Opfer nicht an ihre Erlebnisse erinnerten. Laub berichtet, dass ihnen allen ein grundlegendes Element gemeinsam ist, dass nämlich die Erinnerungen an ihre Erlebnisse weitgehend ausgelöscht wurden. Es ist, als hätten sie alles vergessen, was mit ihnen geschehen war, so als habe das erlittene massive Trauma nie stattgefunden. Es ist, so Laub, als sei die Erinnerung gespeichert und in einem anderen Teil des Gehirns eingefroren worden, der keinen Zugang zum Bewusstsein hat.

Der auffallende Unterschied zwischen diesen beiden Gruppen ist, dass die von Kaplan interviewten und unter der Schirmherrschaft des USC Shoah Foundation Institute koordinierten Überlebenden, die nach Schweden hatten gelangen können, eine komplexe und nuancierte Schilderung ihrer Erlebnisse bewahrten. Sie erinnerten sich nicht nur an ihre Leiden während der Shoah; mindestens einer der Befragten rief sich durch seine Erinnerung ein Selbstgefühl ins Gedächtnis, das vor der Shoah existierte. Er beschrieb, wie ihm seine Fähigkeit, immer wieder auf die glückliche Erinnerung an die Feier des Passahfests in seiner Familie vor der Shoah zurückgreifen zu können, ein »Rettungsanker« war.*

Die Überlebenden, bei denen sich Psychosen entwickelten, verloren die Erzählung ihres Traumas, während die Überlebenden, die ein relativ normales Leben aufbauten, die Erzählung ihres traumatisierten Selbst bewahrten. Daraus können wir schließen, dass das Abrufen von Erinnerungen an Gefühle notwendig für das Überleben des Selbst ist. Das Selbst wird über die erzählerische Gefühlserinnerung aufrechterhalten. Die Gründe, warum die Überlebenden, die als psychotische Patienten in Israel endeten, die Fähigkeit

* Belege für die Fähigkeit eines Überlebenden, eine komplexe, in den Zusammenhängen genaue Erinnerung an seine traumatischen Erlebnisse bewahren zu können, finden sich in den im Anhang enthaltenen Interviews mit Emilia.

zur Erhaltung ihrer erzählerischen Erinnerung an ihr entsetzliches Trauma nicht bewahrten, sind unklar.

Man könnte argumentieren, dass die Überleben, die psychotisch wurden, die erzählerische Erinnerung aufgrund eines mit ihrer Psychose verknüpften kognitiven Vorgangs verloren. Ich vermute jedoch, dass es umgekehrt ist – dass sie psychotisch wurden, weil sie ihre erzählerische Erinnerung verloren. Obwohl bei ihnen Schizophrenie diagnostiziert wurde, stellt Laub diese Diagnose infrage und berichtet von keinen spezifischen Symptomen, die für diese Erkrankung typisch wären, wie Halluzinationen. Eine unspezifische »funktionale« Psychose würde mit meiner Hypothese übereinstimmen.

Das soll nicht heißen, dass die Überlebenden, die in Schweden in Sicherheit kommen konnten, von Beeinträchtigungen ihres Selbstgefühls verschont wurden. Liest man deren Interviews, muss man sich ins Gedächtnis rufen, dass man nicht die Stimmen von Kindern hört, sondern die Stimmen von Erwachsenen, die sich an ihre Kindheit erinnern. Es ist, als unterscheide sich das Ich, das das Trauma durchlebte, in seinem Alter nicht von dem Ich, das sich an das Trauma erinnert. Denkt man an sich selbst als Kind, werden normalerweise das erwachsene Selbst und das Selbst der Kindheit klar abgegrenzt. Unser Selbstgefühl ist im Allgemeinen eine integrierte, wenn auch uneinheitliche Abfolge früherer Selbstbilder, die wir sowohl als gleich wie als verschieden anerkennen. Das massive Trauma der Shoah hat diesen Prozess eindeutig beeinträchtigt. Es ist zu einem Zusammenbruch der Zeitdimension des Selbst gekommen. Kaplan beobachtete dieses Phänomen durchweg in allen Erzählungen. Eine Überlebende sagte: »Ich kann kein Kind bekommen, denn ich bin selbst ein Kind.« Viele Überlebende scheinen verwirrt bezüglich des Alters und können deshalb ihr eigenes Alter und auch das ihrer Verwandten nicht einschätzen. Daraus können wir schließen, dass massive Traumata das Kontinuitätsgefühl des Selbst stören, aus dem wir unser Zeiterleben ableiten. Vieles an diesem Prozess ist weiterhin unbekannt, doch ich vermute, dass diese Geschichten die Fehlfunktion dessen bezeugen, was Freud als *Nachträglichkeit* beschrieb: Erinnerungen nicht zu rekontextualisieren oder zu rekategorisieren, wobei die Metapher eine herausragende Rolle spielt (Modell 2003). Es könnte sein, dass der Prozess der Rekontextualisierung von Erinnerungen normalerweise ein Kontinuitätsgefühl des Selbst liefert und zu unserem Erleben der Zeitentwicklung beiträgt.

Kaplan führt zwei organisierende konzeptuelle Prinzipien ein: das *Perforieren* und das *Raumschaffen*. Das Konzept des *Perforierens* steht im Einklang mit Freuds Traumatheorie, die später durch Anzieus Konzept des Haut-Ichs weiterentwickelt wurde (Anzieu 1985). Sowohl Freud als auch Anzieu konzentrieren sich auf die Auswirkungen des Traumas auf das Ich oder das Selbst. In *Jenseits des Lustprinzips* dachte Freud an das Selbst als schützende Hülle, als Schild oder Membran. Freud schrieb: »Für den lebenden Organismus ist der Reizschutz eine beinahe wichtigere Aufgabe als die Reizaufnahme« (1920g, S. 27). Er sagte auch: »Solche Erregungen von außen, die stark genug sind, den Reizschutz zu *durchbrechen*, heißen wir traumatische. Ich glaube, daß der Begriff des Traumas eine solche Beziehung auf eine sonst wirksame Reizabhaltung erfordert« (ebd., S. 29; eigene Kursivierung). Anzieu weitete Freuds Traumatheorie aus, indem er sich auf die Haut als Beispiel für die Hülle des Selbst konzentrierte.

Kaplans Interviews liefern zahllose schmerzvolle Beschreibungen vom wiederholten Eindringen von Tätern in die Hülle des kindlichen Selbst. Das Eindringen von Stimuli durch die Haut ist besonders für Überlebende der Shoah relevant. Durch Halten und Berühren, was zu einem Gefühl der Wärme beiträgt, schützen im Allgemeinen Mütter ihre Kinder und erzeugen ein Sicherheitsgefühl. Diese Überlebenden litten als Kinder enorm unter der Kälte und dem fortwährenden Eindringen von Läusen. Darüber hinaus wurde das Körper-Selbst, das Haut-Ich, von den Tätern überfallen und verletzt, indem sie ihnen Kleidung und Schmuck abnahmen. Das Haut-Ich ist nicht nur eine Schutzbarriere, sondern durch den gezielten Ausdruck körperlichen Schmucks auch eine Bestätigung des personalen Selbst. Daneben ist Kinderschmuck auch eine konkrete Erinnerung an die Bindung an die eigene Familie, ein Talisman. Daher ist das Abnehmen von Kleidung und Schmuck ein weiterer Schritt hin zur Entmenschlichung.

Bei resilienten Kindern kann das Eindringen in das Selbst durch Versuche, das Selbst zu reparieren, kompensiert werden. Das seelische Überleben kann von einem weiteren Prozess abhängen, den Kaplan als *Raumschaffen* bezeichnet: den Versuch des Opfers, ein Selbstgefühl wiederherzustellen; ein Selbstgefühl, das Beziehungen mit anderen eingeht. Aus Kaplans Theorie schließe ich, dass das Schaffen von Raum aus zwei unterschiedlichen Prozessen besteht. Der erste soll eine Grenze um das Selbst herum erzeugen, die das Denken und Fantasieren ermöglicht, was wiederum die eigene

Existenz nochmals bestätigt. Die andere Funktion soll nochmals das Selbst bestätigen, indem mit Gruppenmitgliedern Kontakt hergestellt wird. Kaplan beobachtet die Beschäftigung der Kinder mit der Mimik der Erwachsenen. Bindungen werden durch Blickkontakt hergestellt, aber das Abtasten des Gesichts anderer kann auch als frühes Warnsignal genutzt werden. In beiden Fällen verstärkt der Blickkontakt die soziale Bindung.

Für die Selbstbestätigung ist es notwendig, dass der andere das Selbst anerkennt. Kaplan berichtet, eine Überlebende habe die Nachbarn sagen hören: »›Ich frage mich, woran sie denkt‹. *Ich erinnere mich an meine Reaktion: ›Was meinen sie mit denken; ich denke gar nichts.* Was tut man, wenn man denkt? Was bedeutet das?‹ Dann wurde mir plötzlich klar: ›Vielleicht ist es das, was ich im Grunde mache, wenn ich hier sitze, nichts sage, aber in meinem eigenen Kopf doch mit mir selbst rede; vielleicht ist es das, das Denken.‹« Diese Überlebende fühlte sich dadurch bestätigt, dass die anderen sie als denkendes menschliches Wesen anerkannten. Das Denken ist das, was ein Selbst tut. Wenn man denkt, existiert man noch.

Kaplan erkennt an, dass das Fühlen eine Form des Wissens ist und dass ein Trauma diesen kognitiven Prozess hochgradig stört. Die Beziehung zwischen Gefühl, Gedächtnis und Wissen ist äußerst komplex. Ich glaube, die Metapher ist die Währung des emotionalen Verstands. Wir nutzen die Erinnerung, um Erlebnisse zu kategorisieren, und umgekehrt gliedern sich die Affektkategorien, die wir in unserem Verstand festlegen, entsprechend der metaphorischen Ähnlichkeiten und Unterschiede (Modell 2003). Sind wir gesund, werden unsere Erlebnisse rekategorisiert, was Freud mit *Nachträglichkeit* bezeichnete. Liegt ein Trauma vor, ist dieser metaphorische Prozess, der die Gleichzeitigkeit von Gleichheit und Unterschied anerkennt, vermindert. Die Gleichzeitigkeit von Gleichheit und Unterschied wird implizit anerkannt, wenn sich ein Erwachsener an sich selbst als Kind zurückerinnert. Diese Fähigkeit scheint bei vielen der Überlebenden verloren gegangen zu sein. Der Verlust der Fähigkeit, metaphorisch zu denken, ist bei Überlebenden der Shoah bereits von Grubrich-Simitis (1984) beobachtet worden. Ich glaube, dieses kognitive Unvermögen trägt zur mangelnden Kontinuität des Selbstgefühls bei, über die Kaplan als Altersverzerrung berichtet.

Ich betrachte *Wenn Kinder Völkermord überleben* als ein herausragendes, mutiges Geschenk seiner Autorin Suzanne Kaplan an die Leser.

Einleitung

Zwei Frauen, die die Shoah als Kinder erlebt hatten, erzählten mir während eines Interviews, das ich mit ihnen durchführte, aus ihrem Leben. Ihre Lebensgeschichten weckten eine Vielzahl an Gedanken und Fragen in mir und wurden zum Ausgangspunkt für ein erweitertes Forschungsprojekt über andere jüdische Überlebende, die während der Verfolgungen *ebenfalls Kinder* waren. Dem folgte später eine Studie über Jugendliche, die den Völkermord in Ruanda 1994 überlebten.

Wie konnten diese Kinder verstehen, was sie da durchmachten? Wir anderen – ist unser Verstand in der Lage, die Shoah und den Völkermord in Ruanda zu begreifen? Ich habe mich dafür entschieden, den mündlichen Lebensgeschichten der Überlebenden zu folgen, da sie meines Erachtens eine Möglichkeit bieten, sich dem, was der Völkermord verursachte, anzunähern. Zu diesem Zweck habe ich mich eng an das Datenmaterial gehalten und somit den Inhalt der Lebensgeschichten der Befragten bis ins Detail berücksichtigt, sowohl im Hinblick darauf, *was* sie sagten, als auch, *wie* sie ihre Erinnerungen erzählten. Ich habe mich auch gefragt: Wie kann ich einen Text verfassen, der, so gut es nur irgend geht, einen Bruchteil des Gefühls vermittelt, was es bedeutet, während eines Völkermords Kind zu sein; einen Text, der die Lebensgeschichten verkörpert, an denen ich teilhatte, und der nicht zuletzt das ausdrückt, was sich so schwer fassen lässt – eine Abstraktionsebene, ein Paradoxon, wenn man so will, sodass die Leser die Informationsflut hinter sich lassen, darüber nachdenken, und verstehen können: Was wird erzählt? Gleichzeitig wiederholen sich die Fragen danach, wie ich den Befragten »gerecht« werden und den Kern dessen treffen kann, was sie mir vermitteln wollten, als sie sich entschieden, ihre Lebensgeschichten zu erzählen, und wie ich über die Erlebnisse der Befragten schreiben und sie »systematisieren« kann, ohne mit meinen Mutmaßungen über ihre Lebensbedingungen intrusiv zu werden.

Eines der Interviews, das ich geführt hatte – das mit Emilia –, ist in voller Länge wiedergegeben (s. Anhang). Dies gibt den Lesern die Möglichkeit, sich jederzeit mit einer vollständigen Befragung vertraut zu machen, während sie den Haupttext lesen.

Während der vergangenen Jahrzehnte haben sich Forscher eingehend mit Aspekten der Resilienz sowie mit denjenigen Konditionen beschäftigt, die Gesundheit, d.h. Salutogenese, bedingen (Helmreich 1992; Suedfeld 1996). Ich bin ebenfalls der Meinung, dass es wichtig ist, die Ressourcen und vielversprechenden Aussichten von Überlebenden zu beachten, doch dürfen wir nicht ignorieren, welche Last sie mit sich herumtragen – ungeachtet dessen, ob sie sich ihrer Erinnerungen bewusst sind oder nicht. Diesen Schwierigkeiten müssen wir mit Offenheit begegnen. Ich habe den Eindruck, dass die überlebenden Kinder mit ihren äußeren Lebensumständen recht gut zurechtkommen können, doch im Innern scheinen sie immer wieder von der »Sinnlosigkeit« des Traumas aus ihren Lebensgeschichten tyrannisiert zu werden. Vielleicht kann das Verständnisproblem, das sich aus der Diskrepanz zwischen dem Äußeren und dem Inneren ergibt, die Debatte über Resilienz bereichern.

Ausgangspunkte

Ausgangspunkte sind meine Arbeit als Psychoanalytikerin in einem klinischen Setting mit Kindern und Erwachsenen, meine Erfahrung als Koordinatorin und Interviewerin des internationalen Dokumentationsprojekts des Shoah Foundation Institute for Visual History and Education sowie meine Forschung zum psychischen Trauma am Department of Education der Universität von Stockholm und, zusammen mit dem Programme for Holocaust and Genocide Studies, an der Universität von Uppsala. Meine jüdische Herkunft hatte höchstwahrscheinlich eine Bedeutung als persönlicher Bezugspunkt. Ich wurde in Schweden geboren und wuchs dort auf, meine Verwandten in Norwegen jedoch litten unter den Nationalsozialisten. Anfang der 1980er Jahre gründete ich zusammen mit Kollegen Diskussionsgruppen für die Kinder von Überlebenden der Shoah und erweiterte mein Wissen darüber, welche Bedeutung das hat, was von einer Generation zur nächsten weitergegeben wird (Böhm/Kaplan 1985).

Mein Forschungsinteresse an Kindern, die während der Shoah verfolgt worden waren, begann, als ich, wie zu Anfang erwähnt, ausführliche Interviews mit zwei Frauen führte. Sie waren beide 1931 geboren worden und bei der Besetzung ihrer Heimatländer acht Jahre alt gewesen. Obwohl sie unter unterschiedlichen Lebensumständen aufgewachsen waren und unterschiedliche Erfahrungen mit Verfolgung in der NS-Zeit gemacht hatten, beschrieben sich die beiden Frauen auf ähnliche Weise; unter anderem spielten die Auswirkungen des massiven Traumas anscheinend eine zentrale Rolle in ihrer Einstellung gegenüber eigenen Kindern. Sie verzichteten bewusst darauf, Kinder zu bekommen. Eine sagte: *»weil ich selbst ein Kind war.«* Diese Aussage bildete die Grundlage für eine wichtige Frage, die über den gesamten Verlauf des Forschungsprozesses hinweg von großer Bedeutung blieb: Welche Bedeutung hatten das eigentliche Alter des Kindes und seine Auffassung von Alter während des Krieges und danach hinsichtlich der Möglichkeit, das Gefühl von bestehenden inneren Bindungen an bedeutungsvolle Personen aufrechtzuerhalten, und wie könnten diese inneren Bindungen als »Lebenslinie« dienen, um Bindungen an die nächste Generation zu ermöglichen? Diese Frage diente mir als Orientierung, als ich weitere Lebensgeschichten von Männern und Frauen unter dem Aspekt, dass sie die Shoah als Kinder erlebt hatten, untersuchte.

Generationenzerfall

Nach und nach kamen weitere Aspekte hinzu, die sich für die Befragten als bedeutsam herausstellen konnten. Was ich beispielsweise zunächst als eine Unterbrechung der Fortpflanzung betrachtet hatte, zeigte sich während der Arbeit an der erweiterten Studie als eine wichtige Facette des Generationenzerfalls, den ein Genozid anscheinend nach sich zieht – ein Prozess, mit dem die meisten Anhaltspunkte in den Lebensgeschichten verbunden zu sein scheinen. Dieser Prozess setzt sich aus zwei Phänomenen sowie dem

Kräftespiel zwischen ihnen zusammen. Ich konzeptualisiere sie als *Perforieren* – Generationen wurden zerstört, lösten sich auf, als der psychische Schutzschild durch die Sinneswahrnehmungen perforiert wurde – und als *Raum schaffen*: die inneren psychischen Prozesse, durch die die Verfolgten trotz kaum vorhandener Bedingungen ihren eigenen Raum zum Fantasieren und Handeln erschufen.

Der Aufbau des Buchs

Das Buch gliedert sich in vier Teile. Der Text entstand entlang der sich entwickelnden Konzepte, um die psychologischen Phänomene, die sich in den Interviews zeigten, auf umfassende Weise darstellen zu können.

Teil I. *Überlebende Kinder interviewen:* Die ersten Kontakte mit den Befragten werden beschrieben und psychoanalytische Gesichtspunkte über Kinder im Krieg dargelegt. Das Thema »überlebende Kinder bekommen Kinder« wird mittels einer Pilotstudie dargestellt.

Teil II. *Was wird kommuniziert?* Hier stelle ich ein Konzeptmodell zur inhaltlichen Analyse der Interviews vor, gefolgt von einer Darstellung dessen, was in den Lebensgeschichten über die verschiedenen Phasen der Verfolgung in der NS-Zeit erzählt wird. Das letzte Kapitel dieses Teils bietet eine Einführung in den Völkermord in Ruanda 1994.

Teil III. *Wie werden Erinnerungen abgerufen?* In diesem Teil behandle ich erneut die Interviewsituation und erörtere, wie Erinnerungen nochmals erzählt werden. Ich konzentriere mich auf zwei Männer, die getrennt voneinander ihre Erinnerungen an das »gleiche« Ereignis erzählen. Sie versteckten sich gemeinsam im Getto, um der Deportation einer großen Gruppe von Kindern zu entgehen. Hierbei werden Aspekte diskutiert, die die Erinnerung und Erzählung betreffen.

Teil IV. *Vom Konzeptmodell zur Theorie:* Ich habe Inhalte und Affekte kategorisiert. In den Interviews gewonnene Konzepte haben mich dazu gebracht, Modelle zu entwickeln, die zu einer Theorie über traumabezogene Affekte zusammengeschlossen worden sind. Diese Theorie wird »Affektpropeller« genannt; ein Modell, das als analytisches Instrument der Affektregulierung extrem traumatisierter Personen dienen kann. Es werden zwei neue Konzepte zur Art und Weise vorgestellt, wie die Lebensgeschichte erzählt wird. Die *Traumabindung* ist eine innere psychische Folge äußerer Ereignisse, bedingt durch die Perforation der Sinnesorgane, und die *Generationale Verbundenheit* ist die Folge eines erfolgreichen Raumschaffens, was miteinbezieht, dass die Überlebenden ihre Aufmerksamkeit auf bedeutende Personen und Dinge aus Vergangenheit und Gegenwart lenken lassen.

Mein Ziel ist es, dass eine Studie wie diese auf eine Darstellung hinausläuft, über die die Menschen von Völkermorden lernen können und über die der Dialog zwischen Menschen, denen durch ethnische Verfolgung Schaden zugefügt wurde, und denen, die keinen Schaden erlitten haben, erleichtert wird. Man sagt häufig, es sei schwierig – oder gar unmöglich –, sich in die Verwundbarkeit von Menschen in einem Völkermord hineinzuversetzen. Aber wir müssen da sein, zuhören und so weit wie möglich versuchen, ein Bild von den Spuren des Traumas eines bestimmten Menschen zu zeichnen. Gleichzeitig möchte ich betonen, wie wichtig es ist, nicht an dem Punkt aufzuhören, an dem man verschiedenen menschlichen Schicksalen zuhört, die für sich genommen einzigartig sind. Wir müssen das, was wir hören und fühlen, wenn wir die befragte Person treffen, auch aus einem gewissen Abstand betrachten, um Raum für eigene Gedanken zu schaffen und so unsere eigenen Konzepte und Herangehensweisen weiterzuentwickeln.

Ich habe viel gelernt – über Kinder und extreme Traumatisierung, über Völkermordprozesse und über das Leben mit Erinnerungen, die einen »nicht loslassen«. Dies war von enormem Wert für mein psychologisches Verständnis und für meine allgemeine Sicht auf das Leben. Für mich hat diese Forschungsarbeit bedeutet, dass ich mich auf einem fortwährend erhöhten, aber optimalen Grad an innerer Unruhe bewegt habe, die zum Impetus dieser Arbeit wurde und sich als »gleichmäßig schwebende Aufmerksamkeit« und auf die beständige Verfeinerung der von mir verwendeten Konzepte auswirkte.

I Überlebende Kinder interviewen

Kapitel 1
Der erste Kontakt

Ausgangspunkt

Der Ausgangspunkt für die in diesem Buch vorgelegte Forschungsarbeit ist die Analyse von 40 auf Video aufgezeichneten und von mir oder anderen Interviewern durchgeführten Befragungen Überlebender, die während der Shoah Kinder waren, von zwölf auf Video aufgezeichneten und von mir durchgeführten Interviews mit überlebenden Kindern in Ruanda sowie von 17 auf Tonband und Video aufgenommenen Folgebefragungen. Meine Wahl dieses Forschungsfelds gründet auf der Tatsache, dass es nur sehr begrenzt Untersuchungen zur Lage von Menschen gibt, die unter einem Genozid gelitten haben und während der Shoah (Dwork 1991) sowie während des Völkermords in Ruanda 1994 *selbst Kinder waren*. Interdisziplinäre internationale Kontakte zu Genozidforschern haben mein Interesse daran bestärkt, dem psychischen Trauma und der Dynamik von Gewalt genauer auf den Grund zu gehen.

Shoah Foundation Institute for Visual History and Education (Shoah Foundation)

Angeregt durch seine Erlebnisse bei den Dreharbeiten zu *Schindlers Liste* gründete Steven Spielberg 1994 die Shoah Visual History Foundation, um Videoaufzeichnungen von Überlebenden und anderen Zeugen der Shoah zu sammeln. Im Januar 2006 wurde die Shoah Foundation Teil des College of Letters, Arts & Sciences der University of Southern California in Los Angeles, wo die Aufzeichnungen im Visual History Archive dauerhaft aufbewahrt werden (http://college.usc.edu/vhi/history.php). Die Shoah Foundation hat mehr als 51.000 Aufzeichnungen aus 57 Ländern und in 32 Sprachen gesammelt, und es ist ihre neuartige und ebenso vorrangige Aufgabe, durch den erzieherischen Einsatz der von ihr sichtbar gemachten Geschichte Vorurteile, Intoleranz und Fanatismus – sowie das dadurch ausgelöste Leiden – zu überwinden.

1996 begannen die Interviews in Schweden. Ich war einer der Interviewer und mir wurde die Aufgabe übertragen, die Projektarbeit der Shoah Foundation in Schweden von 1996 bis 1998 zu koordinieren. Ich trug die Verantwortung für die Koordination von 330 Interviews, 40 davon mit Überlebenden, die damals Kinder waren und zwischen 1929 und 1939 geboren wurden.

Der erste Kontakt mit den Befragten

Nachdem ich die Anmeldeformulare gelesen hatte, in denen die zu interviewenden Personen ihr Interesse an dem Projekt zum Ausdruck brachten, kontaktierte ich sie per Telefon (300 Personen). Das Gespräch stellte einen beiderseitigen Austausch von Gedanken und Fragen zum Befragtwerden und zum Ablauf der Befragung dar. Die Vergangenheit wurde ins Blickfeld gerückt und bereits aus den Reaktionen der Befragten im Verlauf des Telefonats wurde deutlich, dass das von ihnen während der Shoah ertragene Leid ein beständiger und aktiver Teil ihrer Erinnerung war, aktiv in einem Teil des Selbst. Einige von ihnen schrieben mir Briefe. Emilia, die an der Westküste lebte, zog es vor, für ihr Interview nach Stockholm zu reisen. Sie schickte mir einen Brief, bevor sie kam. In diesem Brief ging es um die Erinnerung an ein Mädchen, und sie erwähnte ihn während des Interviews auf folgende Weise:

> »… dieses kleine Mädchen …, [über] das ich in dem Brief geschrieben habe, stand auf der Straße vor der Polizeistation, wo, wo ich lebte … Sie war klein, stand da umringt von polnischen Frauen, ihr Haar war wasserstoffgebleicht. Schlecht gebleicht. Sie war panisch. Sie *stand*

> *einfach* da, bekreuzigte sich, sprach das Vaterunser von vorne bis hinten, immer und immer wieder. Die Frauen, die um sie herumstanden, warteten auf die Polizei. Sie war schon entdeckt worden. Sie fragten: ›Wo wohnst du? Wo ist deine Mutter?‹ … *›Meine Mutter lebt im Schrank‹* … Sie sagten Dinge über sie, während sie direkt danebenstand. Und ich, ich traute mich nicht näher heran, denn dann hätten sie mich mitgenommen. Und *das lastet auf meinem Gewissen* [ihre Stimme ändert sich] … Ich hätte zu ihr hingehen sollen, ich hätte sie in den Arm nehmen sollen, zusammen mit ihr sterben sollen, damit sie nicht alleine gewesen wäre und keine Angst gehabt hätte. Das denke ich. Ich denke daran, wie es für sie war. Sie war ein kleines Mädchen. Allein. Und niemand, der sie tröstet.
>
> … Ich ging einfach weg. Ich verschwand. Es ist einem nicht wohl dabei, wenn man so etwas macht. *Ich werde dieses Mädchen nie vergessen.* Ich wusste, dass ich nichts tun konnte, und doch fühlte ich mich schuldig [seufzt, schweigt]. Ich hoffe, dass es schnell ging. Das ist alles, was man tun kann, hoffen. Man muss das akzeptieren.«[1]

Die Beschreibungen von Ereignissen, die Emilia und andere Überlebende am Telefon und in Briefen lieferten, wurden im folgenden Interview wiederholt und ausgeführt. Es war klar, dass in dem Moment, als sie die Anmeldung ausfüllten, ein Erinnerungsprozess in den Köpfen der Überlebenden einsetzte.

Das Interview findet statt: Anna

Als der Fotograf und ich bei Anna klingeln, dauert es etwas, bis sie öffnet. Anna dachte, dass wir am *nächsten Tag* kommen würden, um das Hauptinterview zu führen und auf Video aufzuzeichnen. Trotzdem sagt sie, dass es in Ordnung sei, hereinzukommen und das Interview wie geplant zu machen. Wir bauen in ihrem Wohnzimmer alles für die Videoaufzeichnung auf und die Unterhaltung kann beginnen.

Anna hatte mir bereits am Telefon erzählt, dass ihr Mann vor einigen Monaten verstorben war. Jetzt ist sie allein und sie fühlt sich sehr einsam.

Vielleicht würde sie umziehen müssen. Anna zeigt mir das Arbeitszimmer ihres Mannes. Jetzt ist es leer. Sie zeigt mir eine Mappe voller Briefe und Zeichnungen von Schulkindern, die Anna dafür dankten, dass sie an ihre Schule kam, um mit ihnen darüber zu sprechen, was sie während der Shoah durchmachte. Anna erzählt mir auch, wie ihr Briefkasten einmal mit Neonazipropaganda vollgestopft war. Das passierte, nachdem sie in einer Radiosendung aufgetreten war. Bevor der Fotograf und ich uns nach dem Interview von Anna verabschieden, möchte sie uns zum Essen einladen. Wir sitzen in ihrer Küche. Sie holt einen großen Hefekuchen hervor – einen »Babka«, einen »echten Babka« aus der jüdischen Kultur des Baltikums, sagt sie, wie ihn ihre Mutter gemacht hatte. Anna möchte auch, dass ich den restlichen Kuchen mit nach Hause zu meiner Familie nehme.

Anna »vergaß«, dass wir kommen würden. Ein Angstsignal kann ein Abwehren des psychischen Eindringens hervorgerufen haben, welches ein Interview mit sich bringen kann, das Erinnerungen wachrüttelt. Gleichzeitig lud sie uns ein, nach dem Interview auf einen Kuchen zu bleiben, den sie selbst gebacken hatte. Sie gab mir auch ein Stück für zu Hause, für meine Familie mit. Das Angstsignal, das eine Verbindung zur Vergangenheit hergestellt hatte, wird nun durch eine positive Verbindung zu ihrer Mutter und zu mir ersetzt sowie zu dem, was ich als *Container ihrer Lebensgeschichte* bezeichne. Anna hat mich ins Vertrauen gezogen. Das Gefühl, ein Eindringling zu sein, das ein Interviewer anfangs haben kann, wandelt sich zu der Erfahrung, ein »Aufnahmebehälter« für schmerzliche Erinnerungen zu sein.

Die Ruanda-Studie

Auf der Straße lebende Kinder – »Straßenkinder« – sind die Folge der unvorstellbaren Traumata und Armut, die eine große Zahl afrikanischer Kinder erleiden. Und das Leben auf den Straßen bedeutet weitere traumatische Erfahrungen für die Kinder in Ruanda, die unaufhörlich Unsicherheit, Armut und Gewalt ausgesetzt sind (Dyregrov et al. 2000).

Die erste Studienreise nach Ruanda und die ersten Interviews mit Jugendlichen fanden im Januar 2003 statt. Eine zweite Studienreise mit Folgeinterviews wurde im April 2004 durchgeführt. Ich befragte zehn männliche Jugendliche, die nach dem Völkermord sechs Jahre lang als Straßenkinder gelebt hatten, und zwei Mädchen, die sich jetzt in »Kinderhaushalten« um ihre Geschwister kümmerten: Ihre Eltern und die meisten ihrer Geschwister waren ermordet worden. Als ich die Jungen traf, erhielten sie bereits seit einigen Monaten Hilfe von einem deutschen Kinderarzt, Dr. Alfred Jahn, in Form von Unterstützung für ihre schulische Ausbildung und einer Wohnstätte. Er arbeitete am Krankenhaus in Kigali und kümmerte sich in privater Initiative um Straßenkinder, unterstützt vom ESPPER (Ensemble pour Soutenir les Projets et Programmes en faveur des Enfants de la Rue*). Das erleichterte den Interviewablauf. Zunächst wollten die Jungen nicht befragt werden; warum sollten sie irgendjemandem – und besonders einer Weißen, einer Europäerin – von ihren Erlebnissen erzählen? Die Hoffnung, dass ihnen jemand zuhört, war vermutlich vor langer Zeit durch ein viel zu langes »Warten auf das Objekt« (auf die zurückkehrende Mutter) zerstört worden. Als ich die Jungen über mich und meine Ziele aufklärte, verhielten sie sich, als sei ein Schalter umgelegt worden. Sie wurden sehr ernsthaft und schlugen sogar vor, dass sie einer nach dem anderen befragt werden könnten, damit sie sich nicht gegenseitig beeinflussen würden (Kaplan/Eckstein 2004). Die Jungen sprachen Kinyarwanda, eine Landessprache, als sie ihre Lebensgeschichte in den auf Video aufgezeichneten Interviews erzählten. Ein Lehrer fungierte als Dolmetscher. Die Geschichten der Jungen wurden dann von einem Ruander ins Englische übersetzt.

Aus meinen Untersuchungen zur Shoah und zum Völkermord in Ruanda entstand das Interesse, übergreifende psychologische Phänomene im Zusammenhang mit Kindern, die einen Völkermord überlebten, und den von mir hier vorgelegten Erfahrungen extremer Traumatisierung zu erkennen. Die Namen aller Befragten wurden in den Kapiteln des Buches geändert.

Gegenstandsverankerte (empirische) Theoriebildung

Unter Verwendung der »Grounded Theory« (gegenstandsverankerte Theoriebildung; Glaser 1978) habe ich in meiner Dissertation (Kaplan 2002a) die Inhalte und Affekte konzeptualisiert – *was* in den Interviews erzählt

* Anm. d. Ü.: ein Zusammenschluss zur Unterstützung von Projekten und Programmen für Straßenkinder

und *wie* dies dargestellt wurde – und theoretische Modelle aus der Bildung von auf den Daten basierenden Hypothesen entwickelt. Die Kernprozesse erwiesen sich als Affektregulierung, die einen wesentlichen Aspekt des Generationenzerfalls darstellt. Eine Theorie zur Affektregulierung der Überlebenden wurde entwickelt – der »Affektpropeller« –, welche die Prozesse der Traumabindung und der Generationalen Verbundenheit (destruktive bzw. konstruktive Bindungen) in jedem Individuum aufzeigt (Teil IV dieses Buchs).

Die Studien von Winnicott (1953) und Anzieu (1985) waren als Inspirationsquellen von besonderer Bedeutung für meine Forschungsarbeit. Von großer Relevanz für Untersuchungen über Kinder und Trauma sind Winnicotts theoretische Überlegungen etwa zu den Lebensbedingungen kleiner Säuglinge, der Rolle des Übergangs und der Entwicklung der Kreativität als grundlegende Gegebenheiten für das Empfinden eines Selbst, ebenso wie der Akzent, den er auf die Bedeutung einer »haltenden Umwelt« legte. Auch seine Methode hat mir als Leitbild gedient, sowohl in der psychoanalytischen Praxis als auch in der hier vorgelegten Forschungsarbeit. Es kann davon ausgegangen werden, dass sein Interesse und seine Achtsamkeit als Kinderarzt bezüglich der Mutter-Kind-Beziehung die Grundlage der von ihm hervorgebrachten Theorien bilden. Diese, wie auch seine Überlegungen zu Begegnungen mit benachteiligten Kindern während der Kriegsjahre, wurden als innovativ angesehen. Seine Methodik wird von Ogden genau beschrieben, der sich auf Winnicotts eigene Aussage bezieht: »Ich werde nicht damit beginnen, einen historischen Überblick zu geben und zu zeigen, wie sich meine Ideen aus den Theorien anderer entwickelt haben, denn meine Gedanken gehen andere Wege« (Ogden 2001, S. 177; zit. n. Winnicott 1945, S. 51). Winnicott scheint kontinuierlich Material zusammengetragen zu haben: Er »sammelte dies und das«, und dann setzte er das Gesammelte mit seiner klinischen Erfahrung in Verbindung, um schließlich zu Vergleichen mit bestehenden Theorien zu gelangen. Er drückt dies auf amüsante Weise aus: »[…] um herauszubekommen, wo ich was gestohlen habe. Vielleicht ist diese Methode nicht schlechter als irgendeine andere« (ebd.). Ogden betont Letzteres als zentrales Thema in Winnicotts Arbeit: »das Erschaffen ›einer Methode‹, einer Art, lebendig zu sein« (2001, S. 178, mit Verweis auf Heaney 1980), die ihre Parallelen im frühen Erleben des Säuglings hat. Ich bin hierauf so detailliert eingegangen, um Parallelen sowohl zu dem aufzuzeigen, was ich als »natürliche« Funktionsweise des Menschen verstehe, als auch zu der Methode, der gegenstandsbezogenen Theorie, die ich in dieser Forschungsarbeit anwenden werde.

Kapitel 2

Kriegserlebnisse von Kindern aus psychoanalytischer Perspektive

Anna Freud und Dorothy Burlingham (1943), die eine Untersuchung der psychischen Reaktionen von Kindern während eines Krieges durchführten, waren Pionierinnen darin, aus psychoanalytischer Perspektive auf traumatische Erlebnisse aufmerksam zu machen. Ihre Arbeit dient noch heute als unentbehrliches Referenzmaterial. In der Folge dieser Vorreiterrinnen spielten unter anderem Moskovitz (1983), Kestenberg und Fogelmann (1994), Kestenberg und Brenner (1986, 1996) sowie Valent (1994) eine zentrale Rolle in diesem Forschungsfeld. Keilson führte in den 1970er Jahren umfangreiche Forschungsarbeiten bezüglich der sequenziellen Traumatisierung von Kindern durch, erhielt aber erst später internationale Aufmerksamkeit (1992). Seine Ergebnisse weisen darauf hin, wie wichtig die Art und Weise, in der die Kinder *nach* dem Krieg betreut wurden, für ihre psychische Gesundheit war.

Winnicotts Erfahrungen stammten aus seiner Arbeit als Konsiliarpsychiater in einem Landesteil von England, der während des Zweiten Weltkriegs evakuierte Kinder aufgenommen hatte. Er untersuchte die Auswirkungen von Verlust und gelangte zu wichtigen Einsichten über Kinder, die schmerzhafte Trennungen erleben. Um zu verstehen, wie Kinder von Kriegen beeinflusst werden, war es seiner Meinung nach notwendig zu wissen, welche Fähigkeiten Kindern der verschiedenen Altersgruppen zur Verfügung stehen, um einen Krieg zu begreifen. Die Auswirkungen auf sehr kleine Kinder »entstehen durch die Trennung von den vertrauten Anblicken und Gerüchen und vielleicht sogar von der Mutter, und durch den Verlust des Kontaktes zum Vater« (1984, S. 37). Sie fühlen sich eventuell gezwungen, so zu fühlen, wie sich ihre Mutter fühlt, wenn sie in Panik ist. Etwas ältere Kinder, die über den Krieg reden können, verwenden vielleicht die Sprache der Erwachsenen, und ihre Fantasie kann »voller Flugzeuge [und] Bomben« sein (ebd.). Bei den fünf- bis elfjährigen Kindern ist es nicht ungewöhnlich, dass die eigentliche Gewalt des Krieges als überaus schlimm empfunden wird, wobei gleichzeitig die Aggressivität häufig im Spiel und in der Fantasie mit romantischer Färbung ausgedrückt wird, so Winnicott. Ich empfinde es als besonders wichtig, dass er mit Nachdruck sagt: »Viele kommen über dieses Stadium ihrer emotionalen Entwicklung nie hinaus. [...] Ein wirklicher Krieg dagegen *bringt das Leben derjenigen Erwachsenen, die auf dieser Stufen stehengeblieben sind, ernsthaft durcheinander*« (ebd., S. 38; eigene Hervorhebung) – etwas, das man berücksichtigen kann, wenn man Kindern in Latenzzeit begegnet, die Kriegserlebnisse hinter sich haben, wie auch Erwachsenen, die zum Zeitpunkt des Traumas keine Hilfe erhielten, um das in Worte zu fassen, was geschehen war.

Bei Kindern ab etwa zwölf Jahren wird die Situation komplizierter, da sich die Pubertät möglicherweise verzögerte oder als »ausgelassen« erlebt wurde – etwas, worüber die Befragten von sich aus sprachen: »Schwieriger, weil ich meine Jugendjahre verloren habe – *das empfindet man das ganze Leben*«; »Ich war nie Kind – bin auf einmal erwachsen geworden, habe nie gekichert – *jetzt! Ich kichere.*« Winnicotts Beobachtungen bestätigen, dass diejenigen, die einen Krieg erlebten, »teilweise die Eigenschaften [behalten], die zur sogenannten Latenzphase gehören, oder sie scheitern bei ihrem Versuch, eine reifere Entwicklungsstufe zu erreichen, und kehren zu diesem Stand zurück« (ebd., S. 39).

Anzieu (1985) ist einer der Autoren, die sich mit psychischem Schmerz beschäftigen und dessen Theorien sich hinsichtlich meiner Kategorisierung psychischer Phänomene in den Lebensgeschichten der Befragten als aussagefähiges Vergleichsmaterial erwiesen haben. Er stellt Verbindungen zu Freuds fruchtbaren Metaphern einer Wunde her, einem Durchbruch des psychischen Reizschutzes, einer auf ein psychisches Trauma zurückzuführenden inneren Blutung. Anzieu betont, die Haut sei das wichtigste aller Sinnesorgane. Er weist darauf hin, dass die Haut ein System ist, das unterschiedliche Sinnesorgane umfasst (Berührung, Druck, Schmerz und Wärme). Darüber hinaus verweist er auf die Verbindungen der Haut nach außen zu anderen äußeren Sinnesorganen (Hören, Sehen, Riechen und Schmecken) sowie zur Bewegungs- und Gleichgewichtswahrnehmung. Indem er sich mit der psychologischen Bedeutung der Haut im Zusammenhang mit der Frage nach Denkprozessen befasst, hat er vorrangig Themen untersucht, die den Übergang von Gefühlen zu Gedanken betreffen, von der Haut (Haut-Ich) zu den Grundlagen des Denkens (Denk-Ich). Er wurde unter anderem von Freud angeregt, der über das Ich schrieb: »Das Ich ist vor allem ein körperliches, es ist nicht nur ein Oberflächenwesen, sondern selbst die Projektion einer Oberfläche« (1923b, S. 253). In der klinischen Praxis und in der Forschung wurde den menschlichen Fantasien über psychische Inhalte große Aufmerksamkeit geschenkt, aber nach Anzieu sollte diese Forschung um die Erforschung der Fantasien über die psychische Behälterfunktion erweitert werden.

Ich betrachte das Wissen über menschliche Strategien als allgemeines Wissen über das menschliche Dasein, gültig sowohl für Überlebende als auch für Verstorbene. Abhängig von mehr oder weniger glücklichen Umständen können ähnliche Strategien unterschiedliche Folgen haben. Mit Strategien meine ich Situationen, in denen der strategische/kreative Prozess in erster Linie spontan, basierend auf existenziellen Bedürfnissen, auftritt. Mein Interesse lag darin, das zu erfassen, was die Befragten glaubten, am dringendsten mitteilen zu müssen. In den Theorien, die sich in der Literatur finden, fehlen die psychischen Reaktionen von Kindern auf Verfolgung und die Folgen im Erwachsenenleben weitgehend. Zusammen mit meinem Interesse daran, den psychischen Schmerz und die um die menschlichen Behälterfunktionen kreisenden Fragestellungen besser zu verstehen – ein Bereich, der laut Anzieu (1985) nur unzureichend erforscht ist –, hat dieser Umstand meinen persönlichen Ausgangspunkt für diese Untersuchung geprägt. Mit der »Fähigkeit zur Behälterfunktion« meine ich die Möglichkeiten des Erwachsenen, einem Kind eine ausreichend gute Umwelt zu bieten. Das wiederum bedeutet, dass die Erwachsenen die vom Kind zum Ausdruck gebrachte Angst ertragen und aufnehmen können, ohne dass diese schwierigen und fast unüberwindlichen Gefühle wieder auf das Kind zurückprallen. Ich beziehe auch die eigene Fähigkeit des Kindes zur Behälterfunktion ein, also die verinnerlichte Fähigkeit, »alleine zu sein«. Winnicott (1958) schreibt, dass die Fähigkeit zum Alleinsein ein höchst differenziertes Phänomen sei, zu dem viele Faktoren beitragen, und die Grundlage für das Alleinsein sei das Gefühl, in der Anwesenheit eines anderen alleine zu sein. Diese Art von Situation kann sich in der Gesprächssituation zwischen der befragten und der befragenden Person spiegeln, in welcher der Interviewte ein »einsamer Zeuge« ist und der Interviewer die Fähigkeit hat, dem Erzählten aufmerksam zuzuhören, mit den Vorteilen, die daraus resultieren, ein »Außenstehender«, eine eigene Person zu sein.

Die wissenschaftliche Erforschung der Geschichte der Shoah und der Erinnerung an sie hat sich in den vergangenen Jahrzehnten, nicht zuletzt in den 1990er Jahren, stetig ausgeweitet. Unter Shoah verstehe ich die gesamte Zeitspanne des Nationalsozialismus von 1933 bis 1945, da die letztliche Verfolgung auf früheren Vorbereitungen aufbaute. Der Fall der Berliner Mauer und die schrittweise Öffnung ehemaliger sowjetischer Archive sowie von Archiven in Ländern, die von der Sowjetunion besetzt waren, hat zu einer beträchtlichen Vertiefung unseres Verständnisses der Region geführt, in welcher der größte Teil der Tötungen von Juden stattfand. Mit jedem weiteren Jahr werden neue Gesichtspunkte, Nuancen und zuvor unerforschte Fragen zu Forschungsgegenständen. Spezifisch auf bestimmte Länder, Regionen, Lager und Personen bezogene Untersuchungen werden in einer solchen Zahl veröffentlicht, dass ein einzelner Wissenschaftler mit den Ergebnissen nur schwer Schritt halten kann. Maßgebliche Synthesen aus der jüngsten Zeit, wie die von Friedländer (1997) und Bauer (2001), sind wortgewandter Beweis für die Fortschritte in unserem zunehmenden Wissen und Verständnis von der Geschichte der Shoah. Die Arbeit von Dwork, *Kinder mit dem gelben Stern. Europa 1933–1945* (1991), stellt einen wesentlichen Zugang für meine Untersuchungen dar. Dwork weist darauf hin, dass die Situation von Kindern während der Shoah verglichen mit anderen Untersuchungen zu dieser Zeitspanne nur sehr eingeschränkt erforscht wird. Die Verfolgung von Kindern zu untersuchen stellt eine besondere Herausforderung dar. Darüber hinaus ist die Dokumentation des Schicksals von Kindern lückenhaft: Die Nationalsozialisten betrachteten sie als Anhängsel der Mütter, nicht als eigenständige Individuen. Gleichzeitig – so paradox das vielleicht klingt – scheinen weder die Welt im Allgemeinen noch die Kinder selbst, die überlebten, die Probleme von überlebenden Kindern als so weitreichend angesehen zu haben wie die Probleme der Erwachsenen. Aus diesen Gründen kam der Situation von überlebenden Kindern erst in den letzten Jahren überhaupt verstärkte Aufmerksamkeit zu.

Untersuchungen zur Erinnerung an das Geschehene – das heißt, an die Folgen und die Auswirkungen des Genozids – entstanden unter Bezugnahme auf Laub und Auerhahn (1993) und Langer (1991) ebenfalls in den vergangenen 20 Jahren. Vor Kurzem erreichte Volkan (2004) eine Synthese zwischen psychoanalytischen und sozialpsychologischen Faktoren in Bezug auf Rassismus und Ausländerfeindlichkeit. Er zeigt interessante Prozesse auf, die er »das gewählte Trauma« und »die transgenerationale Weitergabe der Traumatisierung« nennt. Varvin (2003) betont die interdisziplinäre Notwendigkeit, komplexe Phänomene wie Terror und gesellschaftliche Gewalt zu verstehen. Die psychologischen Aspekte von Versöhnungsprozessen sollten ebenfalls untersucht werden. Staub (1989) hebt hervor, dass Massenmorde und Genozide so lange weiter verübt werden, bis es ein internationales System gibt, das diese Taten nicht toleriert und ernsthaft versucht, Präventivarbeit zu leisten.

Schweden ist spät und in geringem Umfang, trotz allem aber spürbar Teil des inzwischen jahrzehntelangen weltweiten Trends geworden, spezifische Aspekte der Shoah zu erforschen. Die erste bedeutende Studie wurde 1988 von Steven Koblik durchgeführt. Dieser Studie folgten unter anderem Lomfors (1996) und Levine (1998) sowie Bachner (1999), der über Antisemitismus in der schwedischen Gesellschaft schreibt. Aktuelle Themenstellungen beschäftigen sich mit der Natur der menschlichen Destruktivität (Böhm 1993, 2006; Igra 2001).

In den vergangenen Jahrzehnten hatten internationale Konflikte und Aufstände auf dem afrikanischen Kontinent verheerende Auswirkungen. Die psychologische Situation, die afrikanische Kinder und Jugendliche in Mitleidenschaft zieht, weist verschiedene Hintergründe und Besonderheiten auf (Nachkriegstraumata und Aids), die ich in einer Sekundärstudie dargelegt habe (Kaplan 2005b). Kinder in von Krieg erschütterten Ländern werden häufig direkt oder indirekt Opfer von Gewalt und/oder Zeugen unterschiedlicher, mit dem Krieg verbundener Gräuel. Kinder werden brutal aus ihrem Zuhause gerissen, um Kindersoldaten zu werden. Über 120.000 Kinder im Alter von weniger als 18 Jahren kämpfen zurzeit in Auseinandersetzungen in Afrika. Green und Honwana (1999) unterstreichen die Probleme, in diesem Zusammenhang das Konzept der Posttraumatischen Belastungsstörung (PTBS) anzuwenden, besonders den Begriff *post* (nach). In vielen Bereichen ist es eine Frage von anhaltenden, dauerhaften Traumata.

Die Forschung bezüglich psychologischer Traumabehandlungsmodelle, die für Kinder in Afrika entwickelt werden, ist höchst begrenzt. Der größte Teil der Forschung wird in Südafrika durchgeführt, wo es eine besser entwickelte Infrastruktur und eine größere Zahl wissenschaftlicher Forscher gibt als in den meisten anderen afrikanischen Ländern. Im letzten Jahrzehnt gab es Bemühungen, mögliche Reintegrationsmodelle für gefährdete Kinder zu testen, die auch den psychischen Zustand der Kinder berücksichtigen. Viele dieser Berichte zeigen die Bemühungen, *westliche Modelle* mit *traditionellen Heilformen* zu verbinden. Beim Reinigungsprozess ehemaliger Kindersoldaten versammeln sich die Menschen des ganzen Dorfes. Kleidung und Gegenstände, die das Kind als Soldat getragen hatte, werden verbrannt, und das Kind wird im wahrsten Sinne des Wortes abgewaschen, sodass die Vergangenheit zurückgelassen wird und ein neues Leben beginnen kann (Hjern 1997). Von Träumen zu erzählen spielt wie auch in den psychodynamischen Methoden des Westens eine wichtige Rolle (Reynolds 1996). Eine körperliche Behandlung ist häufig Teil der Heilmethode.

Der Schwerpunkt von Teil II dieses Buchs liegt auf psychologischen Phänomenen und deren geschichtlichem Hintergrund – die Verfolgung der Juden durch die Nationalsozialisten 1933–1945 und der Völkermord in Ruanda 1994 – sowie deren Nachwirkungen. Es übersteigt den Rahmen dieser Studie, weitere verfolgte Minderheiten darzustellen und zu behandeln oder näher auf die ideologischen und politischen Hintergründe der beschriebenen Genozide einzugehen.

Zu Völkermord befragen

Verschiedene Wissensbereiche haben mein Verständnis von den Lebensgeschichten der Überlebenden im Verlauf meiner Arbeit bereichert. Hinsichtlich der Frage, wie Menschen mit ihrer Vergangenheit leben und versuchen, der Gegenwart einen Sinn zu verleihen, gibt es beispielsweise eine Verbindung zwischen psychoanalytischer Theorie, mündlicher Geschichtsforschung, Pädagogik, Erzählanalyse und den Neurowissenschaften.

Befragungen zu Shoah, Ruanda und ähnlich tragischen Ereignissen können überaus schmerzvoll sein, sowohl für die interviewte und die interviewende Person als auch für den außenstehenden Zuhörer. Wenn die Befragten Bilder, Gerüche und Geräusche im Zusammenhang mit der Zerstörung und den Tötungen beschreiben, deren Zeuge sie wurden, werden Erinnerungen an die Oberfläche geholt, die kein vernünftiger Mensch einem anderen wünschen würde (Ringelheim 1998). Dem Interviewer widerstrebt es vielleicht, jemanden zu bitten, über diese schmerzvollen Erinnerungen zu reden. Darüber hinaus kann es sehr schwierig sein, traumatischen Lebensgeschichten zuzuhören, die sich in keinster Weise in irgendeine Kategorie der von uns selbst gemachten Erfahrungen einordnen lassen. Die Autoren verweisen häufig auf das unfassbare Wesen der Ereignisse während der Shoah. Ist es denn allerdings überhaupt möglich, das entsetzliche Grauen, das die Opfer erleiden mussten, zu begreifen oder die den Handlungen der Täter zugrundeliegenden psychologischen Prozesse zu verstehen? Einige wenden ein, dass der Versuch, während der Shoah stattgefundene Vorgänge zu verstehen, gleichbedeutend damit sei, das Unbegreifliche »menschlich« oder »bedeutsam« zu machen, was letztlich dazu führen würde, es zu akzeptieren. Andere argumentieren jedoch, dass es – als Historiker, Psychologen, Soziologen – unsere Pflicht ist, zu reflektieren und jegliche Anstrengung bei dem Versuch zu unternehmen, das Geschehene zu begreifen (Funkenstein, in Josselson/Lieblich 1993).

Welcher Ansatz sollte daher angewendet werden, wenn man einem offenbar Affekte isolierenden Menschen Fragen stellt, um einen Dialog zu eröffnen, der beide Parteien erfasst?

Man kann nicht fragen: »Wie fühlten Sie sich, als das passierte?« Die Menschen fühlten und dachten im Zustand massiven Traumas im Allgemeinen nichts. Kinder mit einer direkten Verbindung zu ihrem eigenen Fantasieleben könnten dies zu einem gewissen Grad getan haben. Kinder konnten das Ausmaß dessen, was sie gerade durchmachten, vermutlich nicht begreifen: »Ich hatte natürlich Angst [hebt die Stimme], er sah wie ein Kannibale aus … Wir versuchten zu spielen; Kinder versuchen, *sogar in der Hölle ein normales Leben zu leben*, davon bin ich überzeugt«.[2]

Die meisten schienen sich zum ersten Mal in einer Interviewsituation zu befinden, in der sie gebeten wurden, von ihrem gesamten Leben zu erzählen; vom Anfang bis heute, im Großen und Ganzen ohne jegliche zeitliche Beschränkung. Sie alle haben einige Erinnerungen, die sie »niemals loslassen« (sie im Griff haben) und die sich körperlich in Form von großer Unruhe oder Angst äußern. Es scheint sich daher in erster Linie um die Frage zu handeln, ob sie der Annäherung an die Vergangenheit gewachsen sind; ob sie fähig sind, damit beginnen zu können, unter dem Aspekt dessen, was ihnen zugestoßen ist, zu denken.

Kapitel 3

Überleben als Kind und die Geburt eigener Kinder*

»Man sollte sein Leben nie auf einen Totenacker bauen – und Polen war unser Totenacker.«
Janina, geboren in Polen

Dieses Kapitel stellt eine Pilotstudie vor, die auf den 40 auf Video aufgenommenen Interviews mit Überlebenden basiert, die während der Shoah Kinder waren. Ich beschreibe hier, wie die Erinnerungen an die Shoah in die Gegenwart einströmen und sich auf eine der sensibelsten Phasen des Lebenszyklus auswirken: den Zeitraum der Fortpflanzung. Ich führe Beispiele an, wie die auf die Vernichtung von Frauen und Kindern sowie die Trennung von Familien – also den Zusammenbruch des Fortbestands der Generationen – abzielenden Taten der Nationalsozialisten sowohl diejenigen beeinflussten, die direkt beteiligt waren, als auch die Frauen und Männer, die diese Taten miterlebten. Die Untersuchung war der Ausgangspunkt für meine Studien über Kinder, die einen Völkermord erlebten.

Die Interviews, die ich mit zwei Frauen – Emilia und Anna – durchführte, bilden die Grundlage dieses Kapitels. Beide wurden 1931 geboren und waren acht Jahre alt, als ihre Heimatländer besetzt wurden. Obwohl sich das Umfeld, in dem sie aufwuchsen, in vielerlei Hinsicht völlig vom jeweils anderen unterschied und obwohl sie unter dem Nationalsozialismus verschiedene Verfolgungserfahrungen machten, waren ihre Beschreibungen von sich selbst als Kinder vor dem Krieg und während des Krieges in bestimmter Hinsicht ähnlich. Die Folgen des traumatischen Stresses während des Krieges schienen

---

* Kapitel 3 ist eine überarbeitete Fassung von Suzanne Kaplan: »Child Survivors and Childbearing – Memories from the Holocaust Invading the Present« (Scandinavian Psychoanalytic Review 2, 2000). Der Beitrag wurde auch 2001 auf dem IPA-Kongress in Nizza vorgestellt (Hayman Prize 2001).

ein entscheidender Faktor in ihrer Einstellung gegenüber eigenen Kindern zu sein. Daraus entstand mein Interesse, alle 40 Interviews mit überlebenden Kindern aus diesem Blickwinkel zu untersuchen.

Die Befragten stammen aus neun Ländern und leben heute in Schweden. Mehr als die Hälfte der Gruppe (13 Mädchen und zehn Jungen) waren im Krieg Gefangene in einem oder mehreren Konzentrationslagern, und der kleinere Teil (zwölf Mädchen und drei Jungen) lebte in Gettos und/oder hielt sich versteckt. Einige (zwei Mädchen) waren Flüchtlinge während des Krieges. Ein Drittel der überlebenden Kinder dieser Studie verlor in der Shoah beide Eltern. Über ein Drittel verlor den Vater. Viele von ihnen wurden während der Kriegsjahre von ihren Müttern getrennt. Man kann fragen, wie diese Vergangenheit mit massiven traumatischen Erfahrungen den Rest ihres Lebens beeinflusst hat. Der bloße Gedanke an Schwangerschaft mag einige dazu gebracht haben, auf eine Elternschaft zu verzichten. Die Angst davor, sich schmerzlichen Erinnerungen zu stellen, hat sie vielleicht abgeschreckt.

Generativität

Das Thema der *Geburt* stellte sich sowohl bei denen, die Kinder hatten, als auch bei den Kinderlosen als ein auffallend und überraschend wiederkehrendes Thema heraus. Insgesamt neun der 40 überlebenden Kinder hatten zum Zeitpunkt der Interviews keine eigenen Kinder.

Wenn die anderen Überlebenden von traumatischen Erlebnissen in ihrem Leben erzählten, assoziierten mehr als die Hälfte von ihnen diese mit Schwangerschaft und/oder Babys. Aufgrund meiner Beobachtung dachte ich darüber nach, wie innere Konflikte hinsichtlich einer eigenen Schwangerschaft bei überlebenden Kindern im Zusammenhang mit einer wiederholten Traumatisierung während der Shoah stehen könnten, besonders wenn sich die Überlebenden vor Ausbruch des Krieges noch nicht in der Pubertät befunden hatten. Die überlebenden Kinder schienen in einem Vakuum zwischen ihren verlorenen Eltern auf der einen Seite und einem schwierigen Verhältnis zur Schwangerschaft auf der anderen Seite zu leben. Ist dies ein allgemeines Problem für Kinder, die die Shoah überlebt haben? Wie können wir diese Fragen aus psychoanalytischer

Sicht erfassen? Welche Möglichkeiten gibt es, diese Fragen psychologisch durchzuarbeiten?

Der Krieg hatte Auswirkungen auf die Generativität, die nach Erikson (1982) die *Fortpflanzungsfähigkeit*, die *Produktivität* und die *Kreativität* umfasst. Bezüglich der Schwangerschaft – der »Erzeugung eines neuen Menschen« – stagnierte die Generativitätsfunktion für viele aus der Untersuchungsgruppe oder war passiv geworden, und sie war nun mit starker Angst verknüpft. Einige hatten sich gegen Kinder entschieden. Auf der anderen Seite fand die Mehrheit einen erfolgreichen Weg in der Entwicklung neuer Produkte oder in anderer kreativer Form in ihrem Berufsleben. Einige Überlebende waren so schwer traumatisiert, gebrochen und fragmentiert, dass sie nicht die Kraft hatten oder nicht in der Lage waren, von ihrer Vergangenheit während der Shoah zu berichten. Andere konnten trotz ihrer Widerstandsgefühle ihre Lebensgeschichten erzählen. Da diese Erzählungen für zukünftige Generationen bestimmt sind, können ihre Lebensgeschichten – wie auch ihre Teilnahme an zum Beispiel dieser Studie – als ein wichtiger Aspekt der Generativität angesehen werden.

Schwangerschaft und Elterndasein stehen bevor

Ich konzentriere mich auf die Interaktion zwischen Selbstbild, engen Beziehungen und massiven Traumata im Zusammenhang mit der Verfolgung im Nationalsozialismus einerseits und den Reaktionen auf Schwangerschaft und das Elterndasein auf der anderen Seite.

Unter *Selbstbild* verstehe ich das Bild, das die Überlebenden von sich selbst (in Bezug auf andere) machen, das heißt, das subjektiv erlebte bewusste Bild, das sie von sich selbst haben.

Massive Traumata lassen sich in diesem Zusammenhang als Ereignisse im Leben der Überlebenden beschreiben, die so stark sind, dass sie mit ihnen nicht auf optimale Weise umgehen können. Die psychische Struktur ist über einen langen Zeitraum gestört. Freud (1920g, S. 31–32) und viele seiner Anhänger erklären den Traumaprozess mit dem Konzept des Reizschutzes: einer Barriere zwischen der Außenwelt und dem psychischen Leben, die bei einer psychischen Überlastung perforiert wird. Man kann in diesem Zusammenhang fragen, ob der Zeitbegriff und die zeitbezogene Gedächtnisfunktion nicht auch geschädigt werden. Es ist, als liege das Trauma nicht lange Zeit zurück, sondern geschehe Tag für Tag aufs Neue.

Auf der Grundlage jahrelanger Erfahrung mit Interviews von Überlebenden haben Forscher eindeutig gezeigt, wie es als Folge der Schwierigkeiten, mit schweren Traumata fertig zu werden, zu einer Spaltung im Selbst kommt. Laub und Auerhahn beschreiben dieses Phänomen, indem sie zeigen, wie Fragmente »erinnert werden, ohne dass der Einzelne weiß, dass sich das ›Ich‹ – oder derjenige, der den Vorfall erlebte – von demjenigen unterscheidet, der sich daran erinnert«; »es kommt im Moment des Erinnerns zu einem Kollaps der beiden, ohne dass ein reflektierendes Selbst vorhanden ist« (Laub/Auerhahn 1993, S. 291). Die Vergangenheit und die Gegenwart bestehen gleichzeitig im erlebenden Selbst, was sich mit meinen Eindrücken in dieser Studie deckt.

Schwangerschaft und Gedanken über das Elterndasein stellen sowohl eine Entwicklung als auch eine Krisenphase dar. Bibring (1961, S. 15) bevorzugt die Definition dieses Entwicklungsprozesses »unter dem Aspekt der Beziehung der Frau zu ihrem Sexualpartner, zu ihrem ›Selbst‹ und zu dem Kind, wie sie auf der Ebene und der Verteilung der Objektlibido und der narzisstischen Libido zum Ausdruck kommt«. Dies schließt ein, dass die Frau aus erotisch-körperlicher Sicht über ein ausreichend gutes Selbstwertgefühl verfügt.

Die Erfahrung hat gezeigt, dass ein Trauma die familiären Beziehungen beeinflussen und Probleme bei Intimität verursachen kann (Laub/Auerhahn 1993, S. 287). In dem Moment, wenn man von einer Schwangerschaft erfährt – und danach –, werden sowohl bei Frauen als auch bei Männern bewusste und unbewusste, mit frühen Kindheitserlebnissen und -identifikationen verknüpfte Fantasien aktiviert. Die Alternative, keine Kinder zu bekommen, kann meines Erachtens bedeuten, dass die Person *Anzeichen wahrnimmt*, empfindlicher gegenüber einströmenden Affekten zu werden. Neben dem bewussten Motiv, »kein Kind sollte das durchmachen müssen, was ich durchgemacht habe«, kann diese unbewusste Angst ihre Entscheidung gegen eigene Kinder herbeiführen. Ferner ist es für die überlebenden Kinder auch eine Tatsache, dass sie nie »Kinder waren«: Ihnen fehlte die elterliche Fürsorge. Eine Schwangerschaft kann diese unbefriedigten Bedürfnisse wie auch die unterdrückte Schuld des Überlebenden aktivieren. Ich möchte hinzufügen, dass der feststehende Terminus »überwältigende Erinnerung« ein Widerspruch zu sein scheint, da Erinnerungen etwas sind, was ein Mensch überdenken und hinter sich lassen kann. Der Affekt, die Angst, ist offenbar das, was überwältigt. Meine Folgerung ist, dass der Begriff »überwältigende Affekte« passender wäre.

In keinem Fall stellte der Interviewer Fragen zum Thema Schwangerschaft. Vielmehr entwickelte sich dieses Thema zufällig aus Assoziationen in den teilstrukturierten Interviews, aber wahrscheinlich im Zusammenhang mit deren überwältigenden Affekten. Für die Überlebenden liegt die Zeit der Schwangerschaft lange zurück. Es ist interessant, dass sie diese Ereignisse in den Interviews so behandeln, als wären sie *aktuelle Belange der Gegenwart.*

> Ich frage Anna am Ende ihres Interviews: »Wie haben Ihre Erlebnisse Ihr alltägliches Leben, Sie persönlich beeinflusst?«
>
> Anna sagt mit lauter und sehr aufgebrachter Stimme: »Dass ich keine Kinder haben wollte. Dass ich zweimal abgetrieben habe, weil ich selbst ein Kind war.«[3]

Diese Aussage bildete die Grundlage für eine wichtige Frage, die über den gesamten Verlauf des Forschungsprozesses hinweg von großer Bedeutung blieb: Welche Bedeutung hatten das eigentliche Alter des Kindes und seine Auffassung von Alter während des Krieges und danach hinsichtlich der Möglichkeit, das Gefühl von bestehenden inneren Bindungen an bedeutungsvolle Personen aufrechtzuerhalten, und wie könnten diese inneren Bindungen als »Lebenslinie« dienen, um Bindungen an die nächste Generation zu ermöglichen?

Wenn ich das Material vom psychoanalytischen Standpunkt aus angehe, werde ich auch von anderen Wissensbereichen beeinflusst, die sich auf meine Rückschlüsse zu Schwangerschaften auswirken: dem geschichtlichen Hintergrund, Autobiografie- und Erzähltheorien sowie der Erinnerungsforschung.

Verschiedene Dokumente haben gezeigt, dass es das übergeordnete Ziel der Nationalsozialisten war, zukünftigen jüdischen Generationen, dem jüdischen Volk die biologische Grundlage zu entziehen, wie Bruchfeld schreibt (vgl. hierzu Bruchfeld/Levine 1999, unter Bezug auf Graml 1988): Um zum Beispiel das Problem zu lösen, Juden so lange wie möglich als Arbeiterschaft nutzen zu können, ohne sie zu ermorden, wurde die Idee der Massensterilisation aufgeworfen, und zu deren möglicher Umsetzung wurden Experimente an jüdischen Männern, Frauen und Kindern (wie auch Roma und anderen) durchgeführt. Eine Methode war der Versuch der Röntgenkastration am Fließband; in Auschwitz und Ravensbrück experimentierte Dr. Carl Clauberg an fruchtbaren, zumeist jüdischen Frauen, indem er ihnen chemische Substanzen in die Gebärmutter injizierte, wodurch die meisten unfruchtbar wurden (vgl. Bruchfeld/Levine 1999, S. 60–61). Man glaubte, solche Methoden könnten – sofern erfolgreich – auch zur »Reduzierung« der nichtgermanischen Bevölkerung eingesetzt werden, besonders in Osteuropa. Das übergeordnete Ziel war so oder so der vollkommene Wegfall der *biologischen* Grundlage der jüdischen Existenz.

In einem Interview in dem Dokumentarfilm *Die letzten Tage* (Moll 1998) sagt der SS-Arzt Hans Münch, dass Frauen sterilisiert worden seien, um die Rasse zu dezimieren. Für alle, die Versuche an Menschen durchführen wollten, sei dies ein dankbarer Arbeitsplatz gewesen. In Auschwitz seien viele Experimente darauf ausgerichtet gewesen, Möglichkeiten zu finden, Frauen, besonders Jüdinnen, zu sterilisieren, sodass die Rasse ohne großen Aufwand dezimiert werden konnte.

***

Wissenschaftler, die im Forschungsfeld der Holocaust-Studien tätig sind, verweisen auf eine Diskontinuität in den Aussagen der Überlebenden, sobald es in der Lebensgeschichte zu massiven Traumata kommt. Diese Diskontinuität stellt sich nicht in Form freier Assoziationen mit einem zugrunde liegenden Motiv dar, sondern vielmehr als Fragmentiertheit, so als würde es Schwierigkeiten bereiten, die Geschichte zu erzählen.

Langer (1995) behauptet, dass es sich bei der mündlichen Aussage nicht nur um die Beschreibung eines Erlebnisses handelt, sondern *es zeigt durch seine fragmentierte Form auch, wie das Ereignis selbst die Möglichkeit zur Integration zerstört.* Mündliche Autobiografien gelten daher als zutreffender als eine schriftlich adaptierte Lebensgeschichte. Im Fragmentieren der Geschichte steckt sowohl die Unfähigkeit, zu integrieren und eine Bedeutung zu erzeugen, als vermutlich auch ein vor dem Erkennen der Gesamtheit schützender Aspekt! Stattdessen sind die Fragmente unzusammenhängend, denn wenn sie es nicht wären, würde der Schmerz noch deutlicher wahrgenommen werden. Laub und Auerhahn (1993, S. 288) beschreiben »Formen des Wissens« auf einer Skala von Distanz bis Wissensintegration. Überlebende auf verschiedenen Distanzierungsstufen zwischen dem Wissen und Nicht-Wissen um das Trauma sind »gefangen zwischen dem Zwang, den Prozess des Wissens abzuschließen, und der Unfähigkeit oder Angst, dies zu tun«. Das Erzählen kann davon geprägt sein, dass keine Bedeutung erkannt wird. Zusammenhängende Geschichten können jedoch als ein Schritt im Überlebenskampf den Versuch darstellen, eine Bedeutung zu erzeugen, wo keine ist. Darüber hinaus ist der Überlebende vielleicht darauf bedacht, den Interviewer zufriedenzustellen, und versucht, über das zu sprechen, wovon er glaubt, dass der Interviewer es hören möchte, und verleiht damit dem Interview Bedeutung. Langer untersucht, wie glaubhaft eine nach vielen Jahrzehnten wiedererwachte Erinnerung ist, und meint, dass die Terminologie selbst falsch ist: »Etwas, das nie gestorben ist, muss nicht wiederbelebt werden« (1991, S. xv).

Die Überlebenden dieser Studie befanden sich in der letzten Phase ihres aktiven Lebens in ihren eigenen neuen Nachkriegsfamilien, die vermutlich als Schutz vor überwältigenden Affekten gedient haben. Jetzt sind ihre Kinder ausgezogen, einige leben alleine – sie haben ein Alter erreicht, in dem sie erzählen wollen. Im Normalfall erinnert man sich an seine Jugend besser als an das, was vor Kurzem geschehen ist (unmittelbare Vergangenheit). Der Schock und persönliche Gründe für das Verbergen der schrecklichen Erlebnisse sind verschwunden, und die Aufrichtigkeit der Geschichten kann sich mit dem Alter erhöhen, wie der Historiker Bauer (2001) betont. Zu Beginn der Untersuchung sagten einige der Befragten: »Es müssen viele Kisten geöffnet werden, aber aus Sorge um die Kinder habe ich es nicht getan«, oder: »Einige Erinnerungen werde ich mit ins Grab nehmen, so habe ich immer gedacht.« Während des Interviews erzählten sie dann offen und detailliert. Jetzt schien der richtige Zeitpunkt zum Erzählen zu sein.

Zwei Autobiografien: Emilia und Anna

Hintergrund

Emilia wurde 1931 in Polen geboren. Ihr Vater war Arzt. Der Beruf der Mutter wird nicht erwähnt. Emilia war ein Einzelkind. Ihre Familie lebte in einer geräumigen Wohnung und hatte ein Kindermädchen, das Emilia viel bedeutete. Die Familie wohnte in einer Gegend mit vorwiegend jüdischer Bevölkerung, sie betrachteten sich jedoch nicht als religiös. Emilia hatte nie eine Synagoge betreten. Sie war acht Jahre alt, als Polen besetzt wurde. Während des Krieges wurde sie von einem polnischen Dienstmädchen versteckt und von ihren Eltern getrennt, die sie nie wiedersah. Sie wurden vermutlich in Konzentrationslager gebracht. Emilia kam 1980 von Polen nach Schweden. Sie ist promovierte Ärztin im Ruhestand. Emilia war verheiratet, sie hat keine Kinder.

Anna wurde 1931 in Litauen geboren. Ihr Vater war Kurzwarenverkäufer, ihre Mutter Näherin. Anna hatte drei Geschwister. Ihr Zuhause war beengt und sie waren arm. Die Familie lebte im jüdischen Viertel nahe der Synagoge, die Anna oft besuchte. Ihre Eltern waren traditionelle Juden und Zionisten, und zu Hause sprachen sie Jiddisch. Anna war acht Jahre alt, als Litauen besetzt wurde. Während des Krieges wurde sie ins Getto und in verschiedene Lager nach Estland gebracht, dann ins Konzentrationslager Stutthof und schließlich zusammen mit 500 Kindern weiter nach Auschwitz. Dort war sie wahrscheinlich die Einzige aus der Gruppe, die überlebte, als die Kinder in die Gaskammern/Krematorien hineingeschoben wurden. Einige Jahre nach dem Krieg traf Anna ihre Mutter und ihre Schwester wieder. Sie waren beide bei schlechter Gesundheit. Ihr Vater und ihre zwei Brüder waren ermordet worden. Anna kam 1964 nach Schweden. Sie arbeitete als Archivarin, war jedoch über lange Phasen krankgeschrieben und ging vorzeitig in Ruhestand. Anna ist Witwe und hat keine Kinder.

Ich werde zeigen, wie diese beiden Frauen sich selbst, ihre Erinnerungsbilder an die Shoah und die Folgen für ihr Leben als Erwachsene darstellten, wobei ich meine eigenen Interviews als Ausgangsmaterial verwende. Die Interviews waren ausführlich und die ausgesuchten Zitate werden den Überlebenden nicht gerecht: Meine Auswahl steht für *meine Interpretation* dessen, von dem ich glaube, dass es zum besseren Verständnis ihrer überwältigenden Affekte beitragen kann, besonders im Hinblick auf die Fortpflanzung. Ich habe mich dafür entschieden, mich in der Darstellung der Zitate so eng wie möglich an ihre gesprochene Sprache zu halten. Gleichzeitig wurden kleinere Anpassungen vorgenommen, sodass ihre Aussagen so eindeutig wie möglich hervortreten.

Familienleben vor der Besatzung

Emilias und Annas Geschichten über das Familienleben vor der Besatzung gibt uns einen Einblick, wie sie sich selbst als Kinder wahrnahmen und wie sie ihre Rolle in der Familie sahen.

Emilia beschreibt sich als Kind:

»Nun, meine ersten Erinnerungen stammen vermutlich aus der Zeit, als ich drei, vier Jahre alt war …«

»Was sehen Sie vor sich?«

»Dass ich in einem Kinderwagen sitze und weine, *weil ich etwas will und es nicht haben kann*. Ich weiß nicht, wer bei mir war. *Ich war kein liebes Kind!*«

»Was meinen Sie damit?«

»Ich war dickköpfig.«[4]

Emilia besuchte ihren Vater häufig in seiner Arztpraxis.

»Wenn mein Vater Kinder behandelte, schien ich einen beruhigenden Einfluss auf sie zu haben. Ich ging zu ihnen und sagte: Du musst keine Angst haben. Es tut nicht weh, und so weiter. Dann unterhielten wir uns dort ein bisschen.«[5]

Die erste bewusste Erinnerung ist, dass sie etwas haben will, das sie nicht bekommen kann. Emilia teilt auch mit, dass sie ihren eigenen Fähigkeiten vertraut. Sie sieht sich selbst sogar als fähig an, anderen zu helfen.

Ich bitte sie, ihre Beziehung zu ihrem Vater weiter zu beschreiben.

»Er unterhielt sich viel mit mir. Sehr oft unternahmen wir lange Spaziergänge. *Er behandelte mich wie einen Gesprächspartner, wie eine Erwachsene, nicht wie ein Kind.* Ich konnte ihn nach verschiedenen Dingen fragen, über Religion, über Politik, über Ansichten, und er behandelte mich gut, mit Würde und Toleranz, und *ich glaube, das hat mir geholfen zu überleben. Und später! Mit allem, was danach kam, fertigzuwerden.*«[6]

Emilia hatte nur eine vage Erinnerung an ihre Mutter.

»Erinnere mich an fast nichts. Sie kümmerte sich nicht um mich, weil es ein Kindermädchen gab, das sich um mich kümmerte. *Ich erinnere mich nicht daran, dass wir miteinander gesprochen hätten. Ich kannte sie nicht. Ich erinnere mich an fast nichts bei ihr.*«

»Erinnern Sie sich daran, wie sie aussah?«

»Ja, aber *ich weiß nicht, ob ich mich daran erinnere, weil ich nur ein einziges Foto von ihr habe* und mich daran erinnere, aber nicht an ihr Gesicht. *Nur Papa ist hängengeblieben.*«[7]

Emilia denkt darüber nach, wie die Erinnerung an ihre Mutter aufgebaut ist. Wir wissen nicht, warum die Erinnerung an ihre Mutter eher vage ist.

Anna erzählt von ihrer Beziehung zu ihrem Vater:

»Wenn er nach Hause kam, sagte er zu meiner Mutter: ›Pack die kleine päcklach.* Ich gehe mit den Kindern spazieren.‹ Und er ging mit uns raus und unternahm lange Wanderungen oder … er ging sehr gerne Rudern, Schlittschuhlaufen und Schwimmen. Er konnte uns ins Wasser werfen. Wir lebten direkt an einem See [Begriff der Autorin] und wir gingen schwimmen, *er brachte uns das bei und wir konnten das sehr gut gebrauchen während des Krieges – sehr gut gebrauchen.* Mein Vater war sehr darauf aus, dass wir Kinder Sport trieben.«[8]

Anna spricht über ihre Mutter:

»Meine Mutter war sehr pedantisch, so viel kann ich sagen. *Leider hatte sie nicht besonders viel Zeit …*«

»Können Sie Ihre Rolle in der Familie beschreiben?«

»Als kleines Mädchen, wir lernten … weil wir arm waren, lernten wir, dass meine Mutter immer von uns Kindern verlangte, dass wir zum Beispiel … dass wir den Boden wischten, dass wir die Kartoffeln schälten … *Wir wurden nicht verwöhnt …* Trotz der Tatsache, dass wir arm waren, waren wir sehr geschmackvoll gekleidet. Mama nähte Kleider für uns Kinder, die von allen bewundert wurden.«[9]

* Anm. d. Ü.: Die Befragte sagte diesen Satz in Jiddisch.

Extrem traumatische Momente

Die Anfänge des Antisemitismus

Emilias und Annas Heimatstädte lagen in Polen bzw. im Baltikum (Litauen) – genau die Regionen, in denen Kinder die geringsten Überlebenschancen hatten (Bruchfeld/Levine 1999). Kinder waren unmittelbar ernsthaft betroffen, als Antisemitismus und Judenverfolgung zunahmen. Sie verloren ihre sozialen Grundstrukturen: Schule, Freundeskreis und Nachbarn. Gleichzeitig hatten viele Kinder nur eine vage Vorstellung von ihrem jüdischen Hintergrund (Dwork 1991).

Emilia ist fünf oder sechs Jahre alt. Sie spielt im Park, und die anderen Kinder hänseln sie:

> »*Ich wusste nicht, dass ich Jüdin war,* ich muss sehr klein gewesen sein, ich spielte irgendwo im Park und die Kinder riefen ›Jüdin, Jüdin‹ hinter mir her – *damals dachte ich, das sei so etwas wie ein fremdes Wesen.*
>
> Ich ging nach Hause und erzählte, dass die Kinder sagten: ›Du bist eine Jüdin.‹ Und sie sagten: ›Ja, das bist du.‹«[10]

Anna, die ein stark jüdisch geprägtes Selbstverständnis hat, erzählt, wie sie sich erstmals angegriffen fühlte:

> »Ja, zum Beispiel, wenn ich aus der Synagoge kam, standen die Kinder da und riefen: ›Judas, Judenschweine!‹«[11]

Trennung

Am 27. September 1939 erteilte SS-Obergruppenführer R. Heydrich Weisung, wie die Juden, um sie leichter zu überwachen, zu versammeln und dann an andere Bestimmungsorte zu transportieren seien. Die Nationalsozialisten begannen 1940 mit der Einrichtung der Gettos (Gutman 1990, S. 538).

Emilia beschreibt die Lage ihrer Familie kurz nach ihrem elften Geburtstag. Luvisa, das Dienstmädchen, versteckte zunächst ihre Eltern und dann Emilia.

> »Und ich sollte mit ihnen gehen, aber mein Ohr war entzündet, also sagte Luvisa: ›Nein, sie kann bleiben, denn sie ist krank.‹ Sie war also

bei mir. Nachts, wenn es dunkel war, brachte sie Wasser und Essen, damit niemand es sah. Und ich schrieb ihnen kleine Nachrichten. *Ich erinnere mich daran, dass es nach meinem Geburtstag war.* Ich war elf geworden […, u]nd dann waren wir zusammen. *Es war normal.* Eines Tages sagte Luvisa: ›Schnell, unter den Küchenschrank!‹, und sie schob. Sie musste mich hineinquetschen, weil es so eng war, sodass der Küchenschrank fast auf mir stand. Sie sagte: ›*Nimm die Hand vor den Mund und atme eine Zeit lang nicht.*‹ Nach einiger Zeit kamen die Deutschen und einige polnische Nachbarn. Und sie suchten mich. *Ein Mädchen war verschwunden,* und ich erinnere mich daran, dass ich dort lag und versuchte, nicht zu atmen, und *ich konnte ihre Stiefel sehen,* und ich dachte, dass, wenn man einen Vogel oder ein Tier ansieht, dann bewegt es sich nicht, aber wenn man seinen Kopf bewegt, fliegt er weg. Also sollte ich nicht hinsehen, damit sie meinen Blick nicht fühlen. Also schloss ich meine Augen. Und dann sahen sie überall und im Küchenschrank nach, bevor sie gingen. Und dann sagte Luvisa: ›Du kannst herauskommen. Sie sind weg. Du kannst nicht hierbleiben, denn sie suchen dich. Du musst weglaufen, aber wir werden warten, bis es dunkel wird. *Wenn du weinst, erregst du Aufmerksamkeit, du musst dich also normal verhalten.*‹ Wir warteten, bis es dunkel war, und dann fuhren wir zum Bahnhof und fuhren weit, weit weg, ich weiß nicht mehr, wie lange. *Ich dachte einfach, dass ich nicht verstehen konnte, ich dachte nicht, dass es wahr sein konnte.* Es ist nicht möglich, ›nicht sie‹. Gleichzeitig musste ich dichthalten, *nichts nach außen zeigen.* Also kamen wir nach – ich dachte, was passiert jetzt, was sollte ich tun, jetzt bin ich alleine. Ich kann nirgendwo hingehen. Aber Luvisa war da. Und sie sagte nicht viel, sie kümmerte sich einfach um mich.«[12]

Emilia hat gerade ihre Eltern verloren, und im gleichen Augenblick muss sie ihre Identität ändern und vorgeben, nicht das Kind ihrer Eltern zu sein.

Anna berichtet davon, wie sie in ihr Haus kamen und ihren Vater anschrieen:

»Sie kamen herein und schrieen: ›Aber verfluchter Jude, wie viel hast du für das Kreuz bezahlt?‹ [Ein Orden, den der Vater erhalten hatte.] Er hat keine Zeit zu sagen, dass er ihn im Krieg verliehen bekommen hatte. Mein Vater war blond, mit blauen Augen. *Er sah nicht jüdisch aus, aber sie erschossen meinen Vater augenblicklich, und meinen Bruder. Und meine Mutter wurde sofort geisteskrank.* Sie reagierte nicht. Sie war wie unbeteiligt. Sie war nicht aggressiv, *sie war teilnahmslos, und sie wollte nichts trinken oder essen. Wir mussten sie sogar auf die Toilette bringen und …*«[13]

Annas Vater wurde ermordet, und ihre Mutter hatte einen Zusammenbruch. In diesem Moment verlor Anna auch ihre Mutter als elterliche Bezugsperson. Anna muss sich nun selbst um sich kümmern.

Ohne Eltern oder einen Erwachsenen zurechtkommen

Das Dienstmädchen Luvisa suchte eine Gegend aus, in der deutsche Familien wohnten, um dort mit Emilia zu leben. Niemand würde erwarten, dort ein jüdisches Mädchen zu finden, dachte sie. Die Risiken und Anforderungen an beide waren jedoch extrem.

Emilia erzählt von einem Treffen, als sie mit deutschen und polnischen Kindern in einem Wohngebiet draußen spielte und ein fremder Mann auftauchte.

»Wir waren vier Mädchen. Sie [eine Spielkameradin] fing an zu lachen. ›Weißt du, was er gesagt hat?! Er hat gesagt, dass du eine Jüdin wärst und dass er deine Adresse haben will. Natürlich hat er deine Adresse bekommen.‹ *Und da glaubte ich, jetzt sei alles vorbei. Und ich fühlte, wie ich ganz blass wurde, aber ich durfte es nicht zeigen. Also setzte ich mich auf die Straße und fing an, an meinen Schuhen herumzumachen, um mich unter Kontrolle zu behalten.*«[14]

Luvisa war den ganzen Tag weg, und Emilia musste den Mann alleine begrüßen, als er in die Wohnung kam. Mit viel Aufwand gelang es Emilia, den Mann fälschlicherweise glauben zu lassen, sie sei Luvisas Tochter. Sie spielte eine Rolle und zeigte ihm ein Foto, das sie in einer Schublade gefunden hatte, und sagte, es sei ein Bild ihres Vaters. Dies erforderte Mut und Einfallsreichtum und vor allem einen ruhigen Geist.

Anna gibt im Verlauf des Interviews viele Beispiele dafür, wie sie körperlicher Gewalt ausgesetzt war. Gleichzeitig half ihr das, was sie ihren

Vater zu Hause hatte tun sehen, im Konzentrationslager [inneres Vaterbild].

> »Am nächsten Tag suchten sie Leute, die im Wald arbeiteten. Und ich wollte die Erste sein. Und er sagte: ›Aber du kleine … nicht arbeiten.‹ Und ich erinnerte mich an meinen Vater, wie er war, wissen Sie, es war kalt bei uns, es war primitiv, also machte mein Vater das Holz selbst. Er schaute immer die Säge an, um zu sehen, ob das Sägeblatt gerade war, und er machte das [sie streckt ihren Arm aus und zeigt, wie]. Und ich war so pfiffig. Es gab viele Sägen, und ich ging hin und nahm eine große, lange Säge und zeigte, wie ich prüfte, ob sie scharf genug war, und er starrte mich an. ›Woher weißt du das?‹ Ich sagte, ich wüsste es einfach … So nahm er mich in diese Gruppe auf.«[15]

Erinnerungen sind eng mit dem verknüpft, was und unter welchen Bedingungen man als Kind gelernt hat (Pally 1997, S. 1223). Die Identifizierung mit ihrem Vater und der Respekt, den Anna für ihn empfand, wie auch die Erinnerung an das Selbstvertrauen, dass er ihr vermittelte, halfen ihr in bedrohlichen Situationen; wenn sie Gefahr lief, aus der Gruppe herausgeholt zu werden, weil sie ein Kind war.

Selbstmord und Kindstötung miterleben

Emilia erzählt von einer Familie, die über ihnen in Angst und Schrecken lebte. Ihre 14-jährige Tochter beging Selbstmord.

> »Das Mädchen, sie traute sich nicht, die Wohnung zu verlassen. Sie hieß Lena. *Dann hörte ich, wie die Deutschen kamen*, um sie festzunehmen. Ich stand im großen Zimmer, und ich sah etwas Großes und Dunkles hinter dem Fenster und ein Schrei; es war das Mädchen, das sprang. Ein Fuß blieb am Balkon hängen und dann unten auf der Straße. Wir hörten Schreie, und sie lebte noch, und wir Kinder wurden wieder im Badezimmer eingeschlossen. *Dann fragte ich, was mit Lena passiert sei*, und sie sagten, sie sei ins Krankenhaus gebracht worden, es gehe ihr bald wieder gut. *Aber ich wusste, dass das nicht stimmte.*«[16]

Die Erwachsenen erzählten den Kindern nicht, was geschah. Die Erwachsenen waren voll und ganz damit beschäftigt, alles so zu arrangieren, dass sie alle überlebten. Sie waren selber verängstigt und beunruhigt und glaubten vermutlich, ihre Kinder zu beschützen, indem sie ihnen nichts sagten. Dies war wohl eine Rationalisierung, da sie ihren Kindern in der angespannten Lage nicht gerecht werden konnten.

Anna berichtet davon, wie sie in Viehwaggons hineingezwängt wurden, und von ihrem Kontakt mit einer Frau, deren Kind ermordet wurde.

> »Sie hatte ein Kissen dabei. Alle waren sehr überrascht. Sie fragte mich, ob ich mich neben sie stellen wollte. Sie kam in den Waggon mit diesem Kissen und stand da, man konnte sich nicht hinsetzen. Wir konnten nicht wirklich alle nebeneinander stehen. *Jeder schubste. Es war furchtbar. Sie können sich das nicht vorstellen.*
>
> … Und dann, als wir in Lettland, in Riga ankamen, hielten die Waggons an, und die großen Türen gingen auf. Dann begannen Russen, Ukrainer, zu schreien, *ich kann es gar nicht beschreiben … und* sie stürzten in alle Waggons. ›Raus hier, raus hier‹, sie waren wie Wilde. Und können Sie sich vorstellen, ein kleines Mädchen [= das Kissen] wurde wach. Sie [K] hatte eine Tochter, die sie zum Einschlafen gebracht hatte, und dann wurde sie wach und fing an zu weinen. *Jeder war überrascht.* Ein kleines Kind! Und dann kam ein Ukrainer und drängte und schubste und wollte wissen, wo das Geschrei herkommt, und er trampelte mit seinen Stiefeln so lange auf dem Baby herum, *bis es tot war.* Und als wir nach Estland kamen, *nahm sich K das Leben … Sie nahm sich das Leben.*«[17]

Die extreme Grausamkeit dieser Handlungen, die manchmal unbegreiflich war, wenn zum Beispiel Säuglinge zu Tode getrampelt oder durch die Rucksäcke hindurch erschossen wurden, in denen ihre Eltern sie trugen, kann sich unabhängig vom Geschlecht der überlebenden Kinder auf deren Identifikation mit dem hilflosen Kind ausgewirkt haben.

Psychische oder physische Verkleidung als Schritt im Überlebenskampf

Das Verbergen der eigenen Identität ist eine bewusste Veränderung des Selbst, ein Schritt im Überlebenskampf oder vielmehr, um den Tod »abzuwehren«.

Emilia erzählt, wie sie jeden Morgen aufwachte und sich einredete, sie sei ein blondes ukrainisches Mädchen. Sie ging mit polnischen Kindern zur Schule und wurde katholisch gefirmt, um nicht von den anderen Kindern aus der Nachbarschaft abzuweichen.

»Ja, ich habe begriffen, dass ich sehr jüdisch aussehe, und das Einzige, was ich tun konnte, war, nicht jüdisch zu sein. Also habe ich mich entschieden. Ich bin eine blonde Ukrainerin. Wenn ich die geringsten Anzeichen von Beunruhigung zeige, ist es vorbei! Man muss glücklich und entspannt sein, und ich versuchte, das die ganze Zeit zu sein. Mir nicht das Geringste anmerken zu lassen, auch wenn ich ›Jude‹ hörte! Ich konnte ihnen zulächeln. Die ganze Zeit spürte ich die Blicke der Leute, und ich wusste, ich musste unsichtbar sein. Aber das war unmöglich, also war ich sehr sichtbar.«[18]

Anna erzählt davon, wie sie als Neunjährige Arbeit suchte und vorgab, 15 zu sein:

»Dann kam die große Aktion. Und ich, was wollte ich sagen, um ein bisschen Brot zu bekommen, musste man eine Arbeit haben ... Meine Mama, sie konnte nicht, sie war psychisch krank. Meine Schwester war nicht so energisch wie ich. Meine Schwester, sie nähte kleine Kissen in ihre Oberteile. Und ich habe schon immer gern gegessen, und ich hatte langes, langes Haar und rote [Wangen] ... Ich war ein gut versorgtes Mädchen. Wohlgenährt. Und dann ein Kissen, damit ich dicker aussah. Und Mamas Schuhe, die mir nicht passten. Ich nahm sie trotzdem, mit den hohen Absätzen. Und dann ging ich zum Arbeitsamt. Ich wollte arbeiten. Sie sahen mich an: ›Wie alt bist du?‹ Ich bin 15 Jahre alt.«

»Wie alt waren Sie damals?«

»Ich war neuneinhalb Jahre alt. So bekam ich den Arbeitsschein. Ich arbeitete am Flughafen. Hob Schutzräume für die Deutschen aus. Schwere Arbeit. Sehr, sehr kalt. Normalerweise, wir ... so war es. Stand und wärmte mich in der Nähe von einem Deutschen. Er schlug mich mit seiner Schaufel, auf die Nase. Sehen Sie hier [sie zeigt es mir]. Blutete. Wir arbeiteten zwölf bis 13 Stunden. Dann trieben sie uns zum Getto, acht bis zehn Kilometer. Hin und zurück. Ich ertrage das nicht länger.«[19]

Anna musste für sich selbst sorgen – schnell lernen, sich wie ein Erwachsener zu verhalten, zu kleiden und Risiken einzugehen. Während des Interviews zeigte sie mir eine Narbe auf ihrer Nase, die mit dem Ereignis zusammenhing.

Leben anstelle eines anderen Kindes

Den Platz eines anderen Kindes einzunehmen, löst komplizierte Gefühle aus, die später verkraftet werden müssen, auch wenn man rational gesehen weiß, dass es keine andere Wahl gab. Derjenige von zwei Spielkameraden zu sein, der überlebt hat, und nicht derjenige, der gestorben ist, beeinflusst Aspekte des Selbstbilds, sowohl weil man derjenige ist, der überlebt hat, als auch weil eigentlich alle Kinder hätten sterben sollen. Dies lässt sich so ausdrücken: »Ich bin jemand, der/die eigentlich tot sein sollte.« Krystal schreibt, dass der Überlebende sich selbst als »von Emotionen überflutet« erleben kann, »die damit fortfahren werden, ihn zu zerstören« (1978, S. 91).

Emilia spricht über ihre Freundin Ester:

»Zuerst holten sie ihren Vater … Zwei Leute versteckten sie in ihrem Haus, es waren zwei ältere Frauen, Schwestern. Dann weiß ich nicht warum, ob sie Angst hatten, denn sie wollten sie loswerden. Da war ich schon bei Luvisa. Luvisa brachte sie mit, konnte aber keinen Platz für sie finden. Nirgends. *Und ich habe mich nicht getraut, zu viel zu verlangen. Und es ging nicht …* Und Ester sagte, sie würde lieber sterben, als … also trieben wir irgendein Gift auf, und Luvisa ging mit ihr weg. Wir verabschiedeten uns voneinander, und … und als sie zurückkam, war Ester tot. *Wenn sie als Erste zu Luvisa gekommen wäre, dann würde sie hier sitzen, leben, wenn sie die Erste gewesen wäre* [sehr verstört].«

»Das glauben Sie also!«

»Ja, sie hatte bessere Chancen, denn sie war blond, hatte blaue Augen – sie sah gut aus.«[20]

Wie Anna betont Emilia die Bedeutung *nichtjüdischen Aussehens*.

Emilia ist sehr aufgeregt und fährt fort:

»Weil … es macht mich traurig, weil ich es wusste, sie es wusste, Luvisa es wusste. *Und wir alle drei sprachen darüber, und wir wa-*

> *ren derselben Meinung, dass es die einzig mögliche Lösung war.* Das stimmt, so war es. Heute ist das ein Verbrechen. Es war das Beste … *Sie wuchs heran, sie bekam Brüste*, und was mit ihr passieren würde, also war ein schneller Tod besser. Und sie entschied sich dafür. Und ich glaubte, es sei das Beste, und Luvisa glaubte auch, es sei das Beste. *Es gab keine Wahl.*«[21]

Wenn Emilia über ihre Schuldgefühle spricht, überfallen sie plötzlich die Erinnerungen an und Gedanken über Weiblichkeit: Esters wachsende Brüste. Ihr einsetzendes Frausein wurde ermordet – ein Tod, den Emilia verinnerlicht haben könnte.

Anna erzählt, wie sie zu einer Gruppe von 500 Kindern gehörte, denen gesagt wurde, sie würden zum Arbeiten in eine Zuckerfabrik gebracht. Man brachte sie von Stutthof direkt in die Gaskammern nach Auschwitz. Das war im Oktober 1944, als Anna zwölf Jahre alt war. Anna ist vermutlich die einzige Überlebende dieser Gruppe – obwohl es unbestätigte Berichte über einen möglichen weiteren Überlebenden gibt. Die Massenvergasungen in Auschwitz begannen Ende 1941 (Gutman 1990).

> »Und als wir nach Auschwitz kamen, wurden wir vom Mörder Mengele empfangen. Elegant. Nazi-Ledermantel. Mit weißen Handschuhen. Verbissen. Und er sagte nichts. Einfach so. Nichts. Und sie trieben uns weiter zu Baracken, und wir mussten uns ausziehen, damit wir nichts bemerken oder Verdacht schöpfen würden. Da war ein Mann, sein Name war Steiner. Das hörte ich später. Und er ging umher und sagte: ›Kinder, mach nicht panik.‹ [Anna sagt einige Sätze auf Jiddisch.] ›Keine Panik, ihr könnt euch waschen und werdet die Läuse los.‹ Und vorher, bevor wir unsere Kleider ausgezogen hatten, lief ich, als Letzte. Und ich sah einfach in ihre Gesichter. Was? Welche? … Ich studierte sie.[22]
>
> Diejenigen, die Schmuck hatten, mussten ihn in einen Behälter legen. Eine Mutter sagte zu ihren Kindern: ›Kinder slink, slink!!‹ Sie sollten schlucken. Ich erinnere mich an die Mutter, mit vier Töchtern. Sie waren aus Kovna. Und dieser Steiner ging hinaus … kein deutscher Wachmann, keiner [leiser, und sie spricht mit Mühe]: Ich kann darüber nicht reden [Schweigen] … Ich lief, als Letzte, bis wir zu den Betonbaracken kamen, und die Türen gingen auf, und sie drängten

uns alle hinein, alle Kinder. Und ich war die Letzte, die Letzte. Aber diejenigen, die zuerst hineingegangen waren, entdeckten, dass es kein Wasser gab [sehr aufgebracht]. WIR WUSSTEN ALLE, DASS ES EIN KREMATORIUM GAB, DASS ES EINE GASKAMMER GAB. ABER NIEMAND WUSSTE, WO DAS WAR! NIEMAND VON UNS!«

Jemand rief nach einem Mädchen namens Steiner, und Anna sah eine Möglichkeit, da herauszukommen. Anna ist sehr aufgewühlt und redet sehr laut, als sie das Folgende erzählt:

»Es waren Sekunden, Sekunden. Da war ein Deutscher, er platzte praktisch durch die Tür herein und rief: ›Wer ist Steiner, Steiner?‹ Ich stand da, als Letztes, und rief: ›Ich, ich, ich!‹, und er packte mich am Nacken und warf mich hinaus zu dem Juden [Steiner]. Und dieser Jude, er stand nahe bei dieser Tür, um sie zu schließen, und um ihn herum standen SS-Männer, und ich weiß nicht, ob Polen dabei waren, ich weiß es nicht. Ich erinnere mich nicht, fragen Sie mich nicht. Ich erinnere mich nicht. Ich erinnere mich nur [sie schluchzt], wenn ich mit Ihnen rede, erinnere ich mich [Schluchzen], ich höre die Schreie der Kinder [Schweigen].
Steiner erwartete, dass seine Tochter herauskam.

›Ja, aber das ist doch nicht meine Tochter.‹ Ich war blond, also glaubten sie, ich sei eine Nichtjüdin, keine Jüdin. Und dann warf ich mich in die Arme dieses Mannes. Der Mann stieß mich weg – ›Lass los.‹

›Papa, Papa, erkennst mich nicht? Papa!‹ Und er erkannte, dass es bereits zu spät war, dass ich gerettet war, selbst wenn seine Tochter dort drin ist, denn jemand hatte ihm das gesagt. Wie ich gerettet wurde, weiß ich nicht. Welche Privilegien er hatte, weiß ich auch nicht, und fragen Sie mich nicht, ich weiß nur, dass sie mich am Nacken packten, mir eine Lageruniform gaben und mich zu einer Baracke schickten. So wurde ich gerettet.«

»Und Sie waren das einzige Kind?«

»Ja, das einzige Kind. Und ihre Schreie – wenn ich mit Ihnen rede und in Ihre Augen sehe, sehe ich deren Augen und höre deren Schreie. Zunächst habe ich nicht verstanden, dass ich an der Tür stand. Als ich nach Auschwitz kam, sprachen alle über die Gaskammer, über alles, dann verstand ich, wo ich gewesen war.«[23]

Wenn Anna mich anschaut, assoziiert sie den Klang der Schreie der Kinder, wenn sie ihre eigene Angst in meine Augen projiziert. Dies ist eine teilweise fragmentierte Geschichte, die als Spiegelung von Annas Befinden zum Zeitpunkt des Traumas gelten kann, völlig verängstigt. Sie sagt: »Wir wussten alle, dass es eine Gaskammer gab, und später verstand ich, wo ich gewesen war.« Was auch immer sie vor ihrer Ankunft in Auschwitz gehört hatten, erst hinterher begriffen sie, wo sie gewesen waren.

Befreiung und Nachkriegszeit

Nach der Befreiung erkrankten sowohl Emilia als auch Anna an Tuberkulose. Die Aufarbeitung wurde von jahrelangen Behandlungen in Krankenhäusern nach dem Krieg und wiederholten Pflegeheimaufenthalten weiter erschwert. Die größten psychischen bzw. verborgenen Schwierigkeiten begannen nach dem Krieg. Das Spannungsverhältnis zwischen dem Damals und dem Heute war am stärksten. Die Eltern waren tot. Das Leben würde nie so sein wie zuvor.

Sie hatten Angst, dass ihre Skelett-Tuberkulose vielleicht ihre eigenen Kinder beeinträchtigen könnte. Darüber hinaus wollten sie nicht, dass ihre Kinder das erleben mussten, was sie durchgemacht hatten. *»Und ich wollte nie Kinder haben, jüdische Kinder in Polen.* Habe nie daran gedacht, aus Polen wegzugehen, weil ich niemanden sonst auf der ganzen Welt kannte. Ich konnte nirgends unterkommen. Ich musste mein Leben in Polen leben. *Dann werde ich nie Kinder haben. Kein Kind darf das durchmachen, was ich durchgemacht habe. Und ich bereue es nicht.«*[24] Eine der beiden Frauen brach zwei Schwangerschaften ab. Die Abtreibungen selbst können zu einer weiteren traumatischen Schicht geführt haben.

Zusammenfassung der gesamten Gruppe, die im Hinblick auf Schwangerschaft untersucht wurde

Trotz der großen Unterschiede in ihrem sozioökonomischen Hintergrund, ihrer jüdischen Identität und ihren Erfahrungen während des Krieges kämpften Emilia und Anna auf ähnliche Weise mit der Bewältigung äußerlicher Belastungen im Zusammenhang mit der Verfolgung durch die Nationalsozialisten – zum Beispiel damit, die Bindungen an ihre Eltern zu kappen, früh

»erwachsen« zu werden, die Identität zu ändern – was bedeutet, so zu tun, als seien die eigenen Eltern nicht die eigenen Eltern –, jüdisch oder nicht jüdisch auszusehen. Außerdem erlebten beide die Zerstörung ihrer eigenen Körper (und was dies psychologisch bedeutete). Beide waren in Situationen, in denen sie gezwungen waren, schnelle Entscheidungen zu treffen, die zu Schuldgefühlen als Überlebende geführt haben könnten.

Sowohl Emilias als auch Annas Beziehung zum Vater war von *gegenseitigem Respekt* gekennzeichnet. Sie verinnerlichten ein Bild von einem Vater, der sicher ist; einem Vater, der weiß, wie man die Dinge anpackt. Gleichzeitig kann die Idealisierung des Vaters als Schutz vor Einsamkeit fungiert und das Ausheilen narzisstischer Wunden erleichtert haben (Goldman 1986).

Aus dieser Untersuchung habe ich den Eindruck, dass eine enge Beziehung zu und Identifikation mit dem Vater dafür maßgeblich war, *die Anstrengungen, dem Tod zu entkommen*, alleine bewältigen und als Erwachsener zurechtkommen zu können. Wir wissen zu wenig über die Natur der Beziehung zu ihren Müttern, um Rückschlüsse irgendeiner Art zu ziehen. Wir können neben den Belastungen, denen sie als Kinder ausgesetzt waren, nur über den Einfluss einer labilen Beziehung zur Mutter spekulieren, wenn wir die im Rahmen von Schwangerschaft auftretenden Konflikte klären wollen. Beide sahen davon ab, Kinder zu bekommen. Auf der anderen Seite kann das wiederkehrende Thema einer labilen Mutter Ausdruck eines unbewussten Vorwurfs gegen die Mutter sein, weil diese nicht in der Lage war, das Kind vor dem Krieg zu schützen. Künstlicher (2000) hebt die Tragweite dessen hervor, wenn man zu lange auf das Objekt warten muss. Er meint damit, dass die Zeit als unerträglich erlebt und die Frustration zu einem nicht enden wollenden Schmerz wird. Vielleicht entsteht während der Wartezeit das Bild einer schlechten Mutter, von der die Person nicht das Gefühl hat, sie zu brauchen. Zum Zeitpunkt des Interviews hatten, wie angegeben, neun der Befragten keine Kinder (sechs Frauen und drei Männer). Viele Beispiele veranschaulichen die Komplexität der Konflikte um das Thema des Kinderbekommens herum.

Überlebende Kinder, die kinderlos sind

Anna sagte:

»Mein Mann wollte so gerne Kinder [ruft weinend aus]: Was habe ich getan! Sie haben mein ganzes Leben zerstört. [wiederholt sehr aufgebracht] Ich hatte Angst. *Ja, wenn man sich vor etwas fürchtet und Angst hat, dann kann man es sich nicht vorstellen, ich hatte niemanden.* Mein Mann war ein schwacher Mensch, er sagte nicht: ›Anna, tu es nicht [abtreiben]. Wir werden dir helfen.‹ Keiner konnte das, und ich selbst hätte ein bisschen schlauer sein können, aber …«

Eva, die sechs Jahre alt war, als Polen besetzt wurde, und später untertauchte, erzählt, dass ihre Mutter gezwungen war, ihr Baby herzugeben, Evas kleine Schwester, um mit Eva zu einer Familie zu ziehen, wo sie arbeiten und ihre Identität geheim halten konnte. Aber ihre Mutter war drohenden Vergewaltigungen ausgesetzt. Eva erzählt von ihrem ersten sexuellen Kontakt im Alter von 36 Jahren und ihrer Angst davor, schwanger zu werden.

»Es war das erste Mal, dass ich mit einem Mann schlief. Der Krieg hat in mir, wie Spuren, eine schreckliche Angst davor hinterlassen, Kinder zu haben oder zu heiraten. Ich habe gedacht, ich werde nie eine Familie haben, ich werde nie wieder von den Menschen getrennt werden müssen, die ich liebe. Ich kann mich nicht binden, ich kann keine Familie haben … Und wir wussten es nicht, aber er schwängerte mich. Und er wollte mich heiraten, aber ich wollte nicht … Dann war ich im vierten Monat, und ich ging zu einem Arzt, weil ich Durchfall hatte, und der Arzt sagte mir, ich sei im vierten Monat. Und dann dachte ich das. Ich war wirklich glücklich. Ich hatte schreckliche Angst … Ich behielt es für mich, bis ich ungefähr im fünften Monat war, und dann sagte ich es L und dachte daran, ihn zu heiraten, aber als ich im fünften Monat war, hatte ich eine Fehlgeburt. Ich habe oft gedacht, dass etwas mit dem Kind nicht in Ordnung gewesen sein muss. Manchmal dachte ich, es war meine Angst, durch die ich die Fehlgeburt hatte. Ich weiß natürlich, dass man keine Fehlgeburt aus Angst hat. Aber die eine Nacht war ich sehr glücklich, und die andere Nacht hatte ich sehr große Angst. Und die beiden Pflegekinder, die ich damals hatte … sie kümmerten sich um mich, nach der Fehlgeburt, ansonsten hätte ich es nicht geschafft. Ich wurde ihr Pflegekind. Ich war zerrissen … *Aber für mich ist dieses ungeborene Kind immer noch meine Tochter, die 26 Jahre alt ist. Es war ein Kind.* Denke daran, dass Papa nicht die Möglichkeit hatte, seine Enkel zu sehen.«[25]

Eva war sowohl sehr glücklich als auch furchtbar verängstigt. Sie hat Angst davor, von den Menschen getrennt zu werden, die sie liebt, was nichts mit der heutigen Realität zu tun hat, sondern mit der Erfahrung traumatischer Trennungen als Kind. Auch glaubt sie, dass es ihre Angst war, die ihre Fehlgeburt auslöste – als ob ihr Körper auf die Fantasien und unbewussten Erinnerungen reagierte, die sie quälten. Ihre Affekte sind in dem Moment präsent, als diese Erinnerungen im Interview zurückkommen. »Für mich ist dieses ungeborene Kind immer noch meine Tochter.« Die Vergangenheit scheint weiterzubestehen.

Alles, was damit assoziiert wird, am Leben zu sein, zum Beispiel ein gesundes Kind zur Welt zu bringen, erinnert sie auch an den Tod, da sie »einen Tod schuldet« – sie hätte Langer zufolge »sterben sollen«. Er hat den Begriff »Wiedertod« geprägt und formuliert seine Überlegungen wie folgt:

> »Ich habe ein neues Konzept angeregt, den Wiedertod. Es bezieht sich auf das verpasste Schicksal des Todes, von dem viele Überlebende in ihren Aussagen sprechen; dem Gefühl, dass es in den Lagern ihr wahres Schicksal war, dort zu sterben wie die meisten der anderen Menschen. Da es die Logik ihrer Existenz war, zu sterben, reden sie manchmal, als sei ein Teil von ihnen wirklich gestorben, und in diesem Sinne ist ihr Wiedertod das Gegenteil von dem, was wir meistens als Wiedergeburt bezeichnen. In den Lagern waren das Am-Leben-Bleiben und das Den-Tod-Abwehren austauschbar, und diese Spannung taucht häufig in ihren späteren Aussagen auf« (Langer, persönlicher Austausch 1999).

Wir haben gesehen, dass Eva glaubte, etwas könne mit dem Kind nicht gestimmt haben, das sie erwartete, und dass Anna Angst davor hatte, ihre Skelett-Tuberkulose auf ihr ungeborenes Kind zu übertragen. Bergmann und Jucovy (1982, S. 21–23) zitieren Kleins zwischen 1967 und 1969 an 25 Familien in Israel durchgeführte Studie. Klein stellte fest, dass viele Frauen, die überlebten und schwanger wurden, eine ausgeprägte Angst davor empfinden, von guten Müttern in Monster verwandelt zu werden, die geschädigte Kinder zur Welt bringen. Das kann als verinnerlichte Einstellungen der Verfolger während des Krieges ihnen gegenüber angesehen werden. Darüber hinaus bestätigen sie wiederkehrende Verfolgungsträume darüber, gemeinsam mit ihrem Kind in einem Konzentrationslager gefangen genommen zu werden, und wie drohend die Erwartung ist, dass die Verfolgung zurückkehrt.

Überlebende Kinder, die Kinder haben

Es ist wichtig anzumerken, dass doch einige der Befragten eigene Kinder haben. Sam sagte: »Ich war 30 Jahre alt. Sobald wir geheiratet hatten, machten wir uns gleich daran, Kinder zu bekommen.«[26] Mehrere überlebende Kinder stellen die Bedeutung des Überlebens und Zurückkommens infrage, doch sie betonen auch, wie wichtig es ist, gesunde und erfolgreiche Kinder und Enkelkinder zu haben, die die größte Freude in ihrem Leben sind. Trotz enormer Belastungen haben sie es geschafft, ein gutes und befriedigendes Leben zu gestalten. Vielleicht wollen sie die Vergangenheit durch ihre Kinder wiedergutmachen, und die Kinder verstärken auch ihr Gefühl, weiterzuleben, zu überleben. Häufig benannten sie ihre Kinder nach verstorbenen Verwandten. Ein gutes Erwachsenenleben scheint jedoch keinen Einfluss auf ihre überwältigenden Affekte zu haben, die in einem anderen Teil des Selbst aktiv sind. Eine wesentliche Schlussfolgerung ist, dass sowohl die Entscheidung *gegen eigene Kinder* als auch die Entscheidung *für eigene Kinder* somit in dieser Gruppe überlebender Kinder mit intrusiven Erinnerungsbildern behaftet ist.

Mutterschaft nach der Shoah

Gynäkologen, die nach dem Krieg in Schweden tätig waren, haben die enormen Verlusterfahrungen der Überlebenden und die Hilfsbestrebungen ihnen gegenüber beschrieben. B. Kaplan sagt:

> »Unter den Patienten waren viele, die versuchten, eine neue Familie aufzubauen. Viele waren experimentellen Operationen unterzogen worden, häufig gynäkologischer Art, und ihre Eierstöcke waren verletzt worden. Ich hatte Patienten aus dem ganzen Land. Leider konnte ich nicht viel tun. Diese Menschen waren physisch und häufig psychisch ernsthaft in Mitleidenschaft gezogen« (Johansson 2000, S. 23).

Nomi, die ein Jahr alt war, als Polen besetzt wurde, und wie durch ein Wunder Ravensbrück und Bergen-Belsen überlebte, sagt:

»Dann wurde mir gesagt, dass ich froh sein solle, ein Kind zu haben, froh sein solle, und *dass ich es vergessen solle, weitere Kinder zu planen.*

Aber ich hörte nicht darauf, ich bin froh, weil diese drei Kinder mir so viel in meinem Leben bedeuten. Also bedauere ich das überhaupt nicht. Ich bin froh, nicht auf ihn gehört zu haben, den Orthopäden.«[27]

Marysia, die bei der Besetzung Polens zehn Jahre alt war und während des Krieges in verschiedenen Gettos lebte, erzählt, wie die Erinnerungen an die Deportation nach Auschwitz *während der Geburt ihres ersten Kindes* hochkamen, was zeigt, wie Erinnerungen unerwartet wieder auftreten.

»Es gab viele Kinder, die nach der Aktion im Getto ihre Eltern verloren. *Als ich selbst Kinder bekam, dachte ich, erinnerte ich mich, dass dies das Schlimmste war, was passieren konnte …* Und wir fuhren nach Auschwitz … Ich sagte dann zu den Schwestern, als ich nach der Narkose aufwachte: ›Sie können sich nicht vorstellen, was es für eine Freude ist, hier ein Kind zu bekommen …‹ *Ich glaube nicht, dass mir bewusst war, was ich meinte; sie müssen gedacht haben, dass ich fantasiere, aber genau genommen dachte ich daran, als ich mein erstes Kind bekam.*«[28]

Alice war ein Jahr alt, als Polen besetzt wurde, und lebte zwei Jahre lang versteckt in einem Schuppen; sie erzählt, dass sie drei Fehlgeburten hatte. Danach erwartete sie Zwillinge. Als Erstes brachte sie einen Sohn zur Welt, eine Totgeburt, und eine halbe Stunde später kam ihre Tochter, die heute ihr einziges Kind ist. Alice spricht über *den Tag, als sie ihre Tochter zur Welt brachte*, und über ein Gespräch mit ihrem Mann am gleichen Tag.

»Ihre Erlebnisse [während des Krieges], wie haben sie Sie Ihrer Meinung nach geprägt?«

[leise] »Stark … Vielleicht sollte ich es Ihnen erzählen [weint]. Als Sara geboren wurde, war ich sehr glücklich, dass sie, dass ich ein Kind hatte, denn als ich schwanger war, sagten sie mir, das würde nichts werden … Ich würde nie ein gesundes Kind auf die Welt bringen, wenn ich die Schwangerschaft ganz durchhalten würde. Aber sie wurde geboren. Sie war von Anfang an ein gesundes Kind, und sie ist gesund. Als sie geboren wurde, als wir nach zehn Tagen aus dem Krankenhaus nach Hause kamen, *ging es mir nicht gut*, aber ihr. *Also sagte ich am selben Tag zu meinem Mann, dass er wissen muss, dass, sollte es noch einen Krieg geben wie 1939–45, mit Antisemitismus, werde ich sie töten, und dann werde ich Selbstmord begehen, weil ich nicht will, dass sie das Gleiche durchmacht.*«[29]

Langer schreibt über Frauen, die in Auschwitz Kinder bekamen, und stellt klar: »In dem wirren Wertesystem, das die Deutschen für Ihre Opfer entwarfen, ist der Moment der Geburt ein Moment des Todes, und das Bestreben der Mutter ist es, ihr Leben zurückzulassen und sich ihrem ermordeten Kind anzuschließen « (1998, S. 51).

Als ich mit Alice vier Jahre nach dem hier zitierten, auf Video aufgezeichneten Interview in einem Folgeinterview spreche, ist sie sehr glücklich und erzählt mir: »Ich bin Oma geworden ... Meine Tochter hat Zwillingstöchter bekommen. Jetzt ist das Leben also wieder lebenswert.«[30]

Vaterschaft nach der Shoah

In dieser Studie fühlten sich auch Männer in ihrer elterlichen Funktion geschädigt. Ein kinderloser Mann erzählt von seinem Widerstand gegen eigene Kinder, weil er sah, wie so viele Kinder unter brutalen Umständen in den Tod geschickt und beispielsweise bei lebendigem Leib verbrannt wurden. Bauer (2001) hebt hervor, dass es vielleicht zu den schrecklichsten dokumentierten Vorfällen zählt, wenn Kinder lebendig verbrannt werden. Dies geht so weit über die Tragödien des Alltags hinaus, dass wir dazu neigen, uns zu sagen, dass wir sie nie wirklich begreifen werden, weil wir uns nicht vorstellen können, sie zu erleben. Einige Männer, die selbst Kinder haben, sprachen darüber, dass ihre Rolle als Vater am schwierigsten war, als ihre Kinder in dem Alter waren, in dem sie selbst die stärkste Traumatisierung erfahren hatten.

Jacob, der bei der Besetzung Rumäniens zehn Jahre alt war und nach Auschwitz gebracht wurde, sieht noch immer seine Mutter hinter dem Stacheldraht. Noch heute kann er »nicht einmal in Gedanken glauben, dass seine Eltern tot sind.« Er hält sie für »lebendig«. Er spricht über den Widerstand, den er empfand, als seine Frau schwanger wurde. Er wünschte, sie hätte eine Abtreibung machen lassen: »Ich lag ihr damit in den Ohren, es wegmachen zu lassen, aber sie wollte nicht. *Ich wollte nicht, dass er geboren wird. Ich wollte keine Nachfahren.* Mein Sohn hat nichts und niemanden, ein sehr unglücklicher Junge. Ich bedaure die zweite Generation.«[31]

Der abrupt abgebrochene Kontakt mit den Eltern beeinflusste vermutlich auch die Partnerwahl der überlebenden Kinder und ihre *Gedanken daran, Kinder zu bekommen.*

Die zweite Generation

Zwei Überlebende meiner Studiengruppe verloren ihre Kinder, als diese im frühen Erwachsenenalter Selbstmord begingen. Die Überlebenden verbanden diese Ereignisse mit Depressionen der zweiten Generation. Ich werde auf die zweite Generation nicht näher eingehen, da meine Studie nicht auf deren Situation ausgerichtet ist, doch ich denke, sie sollte in diesem Zusammenhang erwähnt werden.

In einer der Familien nahm sich der Sohn das Leben, das einzige Kind von Janina. Das ist das größte Unglück. Es löschte alles aus.[32] Aus diesem Grund entschied ich mich dafür, sie in der Gruppe überlebender Kinder zu berücksichtigen, die (zum Zeitpunkt des Interviews) keine biologischen Kinder hatten. Ihr Mann schrieb mir einen Brief, als er von meiner Forschungsarbeit erfuhr.

> »Die größte Ungerechtigkeit für mich und meine Frau [...] ist, dass der Zweite Weltkrieg nicht aufhörte, er tötet immer noch Menschen. Unser einziger Sohn, P, 37 Jahre alt, verheiratet, zwei kleine Kinder, [...] beging Selbstmord. Er ließ zwei Kinder, ein Jahr und vier Jahre alt, seine junge Frau und uns traumatisiert zurück. Er hatte eine Depression der zweiten Generation.«

Die Familie lebte in den ersten Nachkriegsjahren in Polen. Sie suchten nach Verwandten und blieben dort. Bis 1968, als sie nach Schweden zogen, durften sie das Land nicht verlassen. Janina, die zum Zeitpunkt des Interviews schwer krebskrank war und inzwischen verstorben ist, wollte dies sagen, solange sie dazu noch in der Lage war: »Man sollte sein Leben nie auf einen Totenacker bauen. Und Polen war unser Totenacker.«[33]

Seit Jahrzehnten haben Psychoanalytiker traumatische Erinnerungen im Blick, die auf unspezifische Weise von einer Generation zur nächsten weitergegeben werden. Faimberg bezeichnet dies als »die tyrannische Einmischung von Geschichte« (1988, S. 104). Verschiedene Forscher (Fonagy 1998; Levine 1982; Ofer/Weitzman 1998) beschreiben, wie sich die Kinder von Überlebenden entsprechend als Opfer von Verfolgung empfinden, da die antisemitische Vernichtungsideologie des Nationalsozialismus sie aufgrund der Tatsache mit einbezieht, dass sie noch ungeborene Träger jüdischer Gene waren. Dieses Phänomen kann mit Schacters Vorstellungen von einer sich abwärts bewegenden

Spirale in Zusammenhang gebracht werden, und ich erachte es als möglich, dass sich dies in der nächsten Generation fortsetzen kann.

> »Depressive Personen werden häufig von der Beharrlichkeit ›übergenereller‹ Erinnerungen geplagt, die die Vergangenheit auf unspezifische und höchst negative Weise darstellen. Diese anhaltenden übergenerellen Erinnerungen können durch eine depressive Verstimmung verstärkt werden und zu dieser auch beitragen, was zu einer sich abwärts bewegenden Spirale führt, die im Selbstmord enden kann« (Schacter 1999 mit Bezug auf Williams 1997, S. 40).

Diskussion

Die überlebenden Kinder der Pilotstudie zeigen die feste Entschlossenheit, zu überleben, und sie sprechen auch über glückliche Verhältnisse. Die Mehrheit beschreibt sich selbst als aktives, neugieriges, erfinderisches, dickköpfiges, schwieriges Kind.[34] Die Verluste der überlebenden Kinder sind jedoch beträchtlich. Erinnerungsbilder strömen in alltägliche Situationen und auch in zentrale Ereignisse im Leben ein, wie hier im Zusammenhang mit Schwangerschaften gezeigt. Die Themen der Vignetten sollen bedeutungsvolle Verbindungen zu der Macht überwältigender Affekte aufzeigen.

Zeitweise leiden die Überlebenden unter ihren Erinnerungen. Schacter unterstreicht die Auswirkungen der »immer wieder ins Bewusstsein drängen[den]« Erlebnisse. Emotional traumatische Erinnerungen können »intensiv, hartnäckig und unabweisbar« sein (1996, S. 315). Das Gefühl, in diesem Zusammenhang ständig von Erinnerungen kontrolliert zu werden, beinhaltet vermutlich sogar Introjektionsaspekte der Einstellung des Verfolgers gegenüber dem Überlebenden während der Shoah. Leidet der Überlebende darunter, nicht hinreichend vergessen zu können, sodass die Vergangenheit eingekapselt wird und nicht an die Oberfläche gelangen kann? Schacter formuliert dieses Konzept wie folgt: »Das Nicht-Vergessen kann manchmal lähmender sein als das Vergessen selbst« (1999, S. 38). Überlebende wollen entweder in der Lage sein, mit ihren Erinnerungen zu arbeiten, oder sie andernfalls vergessen können. Leiden Überlebende unter überwältigenden Erinnerungsbildern, welche die schützende psychische Barriere in einem Ausmaß stören, dass Erinnerungen nicht durchgearbeitet werden können? Bleibt ihnen vielleicht nur, zu lernen, sich an sie zu gewöhnen?

Die Schlussfolgerung, die ich aus dieser Studie ziehe, ist die Erkenntnis, dass traumatische Erinnerungen an die Shoah vielleicht einen der sensibelsten Punkte im Lebenszyklus beeinträchtigt haben: die Fortpflanzung. Die psychische Entwicklung konnte vor allem deshalb erschwert werden, weil Kinder das Ziel der Verfolgung waren. Es ist unmöglich, zu sagen, ob Probleme in der Fortpflanzung bei überlebenden Kindern ausgeprägter sind als bei Überlebenden, die während der Shoah Jugendliche oder Erwachsene waren. Es lässt sich jedoch erkennen, dass es ein Problem für die Interviewten dieser Gruppe überlebender Kinder war. Sie waren gezwungen, frühzeitig erwachsen zu werden, und konnten nie wirklich Kinder oder Jugendliche mit Zugang zu elterlicher Fürsorge sein, die sie hätten verinnerlichen und optimal an die nächsten Generation weitergeben können.

Kein Kind gewesen zu sein, kann es erschweren, den eigenen Kindern eine sichere Umwelt zu bieten. Es kann regressive Bedürfnisse wecken, die sich bedrohlich anfühlen, da sie nicht vom Mann/von der Frau oder den Kindern befriedigt werden können. Gedanken an die eigenen Kinder, an das Anstreben einer Schwangerschaft, führen zur Regression im Dienst des Ichs; einer Identifikation mit dem erwarteten Kind, das – bei überlebenden Kindern – vermutlich eine Signalangst auslösen kann, die vor dem bevorstehenden Kontakt mit überwältigenden Affekten warnt. In dieser Situation haben eine Reihe von Frauen und Männern davon Abstand genommen, Kinder zu bekommen.

Gedanken an eigene Kinder erzeugen anscheinend verwirrende Verknüpfungen zwischen verschiedenen Zeitdimensionen. Fragmentierte Lebensgeschichten weisen auf Schwierigkeiten dabei hin, die Vergangenheit als etwas zu erleben, das hinter sich gelassen wurde, um weiterleben zu können (fehlende Lebenskontinuität). Grubrich-Simitis (1984) konzentriert sich auf die Lebensbedingungen in den Vernichtungslagern und ihren Einfluss auf die Fähigkeit des Ichs, Metaphern zu verwenden, sowie auf die damit zusammenhängende Fähigkeit, die Zeit in Vergangenheit, Gegenwart und Zukunft zu gliedern. Sie weist darauf hin, dass diese Art der eingeschränkten Ichfunktion dazu führen kann, dass es in der psychischen Funktionsweise zu einer zeitlosen Konkretisierung kommt.

Schwangerschaft als Mittelpunkt des Traumas

Es ist eine Herausforderung für die Psychoanalyse, den Überlebenden dabei zu helfen, diese Erinnerungsbilder als Erinnerungen zu sehen und nicht als Phänomene der Gegenwart. Bei massiven Traumata in den Lebensgeschichten der Überlebenden betrachten Psychoanalytiker dies vielleicht als eine unmögliche Aufgabe. Die gegenwärtige Diskussion unter Psychoanalytikern (z. B. beim Kongress der Europäischen Psychoanalytischen Föderation im März 1999 in Berlin) zeigt, dass *»das Wiedereinführen des Zeitkonzepts«* eine Möglichkeit ist, während des Durcharbeitens von Traumata eine psychische Veränderung zu erzielen. Doch auch mit einem derartigen Ziel können die Aussichten darauf, Veränderungen zu bewirken, gering sein, obwohl einige Analytiker dazu neigen, zu bezweifeln, dass diese Pathologie schwieriger zu behandeln sein soll als jede andere. Ich möchte den hohen Zeitbedarf für die Arbeit mit massiven Traumata betonen und auch, wie das Fortpflanzungsthema ein Kristallisationspunkt zu sein scheint, der Verbindungen zu verschiedenen während eines Genozids gemachten traumatischen Erfahrungen hat. Die Aussagen sind für die Überlebenden scheinbar als Teil ihres Durcharbeitungsprozesses bedeutsam, und sie klären uns daneben über die Shoah sowie über die Folgen heutiger ethnischer Säuberungen auf.

> Heute dachte ich: Oh, leben zu können, so kleine Dinge
> genießen zu können, die niemand sonst verstehen kann.
> Sie wertschätzen, einfach die Tatsache, dass die Sonne scheint,
> einfach, dass dort drüben eine Blume ist, die duftet,
> so kleine Dinge wie Kaffeetrinken, Herumsitzen und
> Nichtstun. Das kann ich genießen. Das ist das Leben,
> und ich glaube nicht, dass normale Menschen sehen,
> wie wunderbar das ist. Einfach leben zu können. Nicht
> hungrig zu sein, zu frieren, Angst zu haben. Das ist das Beste,
> was man vom Leben bekommen kann. Ich habe es.[35]
>
> *Emilia, 1931 in Polen geboren*

II Was wird kommuniziert?

Kapitel 4

Die Analyse von Traumata in Lebensgeschichten

Ich habe versucht, nicht zu rasch in die Theorien zu meinen Forschungsergebnissen einzusteigen. Diese Herangehensweise stand im Zusammenhang damit, dass mich das Interviewmaterial selbst in einem Maß »fesselte«, wodurch ich erst in einer späteren Phase des Forschungsprozesses in der Lage war, übergeordnete Aspekte zu erkennen. Das bedeutet, dass ich im Verlauf der Arbeit Eindrücke aus den Lebensgeschichten einfließen ließ und gleichzeitig auf die Möglichkeit vertraute, das zu *fassen*, was mitgeteilt wurde. Sicherlich war mir mein fachlicher Hintergrund eine große Hilfe dabei, ohne nennenswerte Unterbrechungen »in die Daten ein- und aus ihnen auszusteigen« und entlang der abgesteckten Linien arbeiten zu können.

Die Lebensgeschichten bestehen aus Erinnerungen, die ihren Ursprung in verschiedenen *Sinneswahrnehmungen* aus der Kindheit der Befragten sowie in deren gegenwärtigen Vorstellungen von dem haben, was sie während des Genozids ertragen mussten. Zur besseren Klarheit werde ich den *Inhalt der Erinnerungen* und das *Abrufen der Erinnerungen* in der Interviewsituation in zwei verschiedenen Teilen des Buchs beschreiben, auch wenn sie Aspekte der gleichen ursprünglichen Erfahrung darstellen. Anschließend werde ich diese beiden Aspekte in einer Theorie zusammenführen.

In diesem Kapitel wird ein Modell vorgestellt, das seinen Ausgangspunkt im *Inhalt* der Lebensgeschichten der Befragten hat. Das Folgekapitel gliedert sich in sieben Abschnitte, die auf der Grundlage von erlebten *geschichtlichen Ereignissen*, *Lebensbedingungen* und *Selbstbildern* der Befragten während und nach der Shoah aufgebaut sind.

Detaillierte Erzählungen

Die Erinnerungen der Befragten beinhalten eine Fülle an Details, die vermutlich von der Tatsache herrührt, dass sie Kindheitserinnerungen und damit häufig anschaulich sind und dass es sich bei den Ereignissen um extrem traumatische Momente handelt, in denen sich Einzelheiten einprägen. Die Details waren für mich in meinem Bemühen, ein Bild dessen zu erhalten, was die Befragten erlebt hatten, von großer Bedeutung. Etliche Autoren unterstreichen, wie wichtig es ist, die Details der Texte hervorzuholen. Krall (2000), selbst eine Überlebende der Shoah, betont, welche Bedeutung es für ihr Schreiben hatte, »eingefrorene Bilder« durch die Einzelheiten studieren zu können. Auch habe ich mich bemüht, Konzepte zu entwerfen und weiterzuentwickeln, die sich auf die eigenen Aussagen der Befragten stützen.

Ein Beispiel für die Verwendung ihrer eigenen Worte – das sogenannte »In-vivo-Konzept« – ist »Zusammentreiben«. Den Begriff habe ich in dieser Form ausschließlich im Zusammenhang mit den Erzählungen von Überlebenden gehört: »Zusammentreiben« drückt eindeutig gleichzeitig und viel besser als jedes andere Wort aus, was geschah, doch normalerweise würde man Tiere oder Sachen zusammentreiben. Jetzt fühlten sie sich als Menschen, die »dem ersten oder zweiten Zusammentreiben« ausgesetzt waren.

Rosenberg weist darauf hin, dass es notwendig ist, »in größtmöglichem Maße unvoreingenommen zu sein, um nicht das eine kleine Detail zu übersehen, das die gesamte Geschichte auf den Kopf stellen oder in eine neue Dimension bringen kann bzw. sie eine andere Richtung einschlagen lässt« (2000, S. 6). Darüber hinaus halte ich ein sorgfältiges Nacherzählen der Einzelheiten in diesem Text als Ergänzung zur Entwicklung der eher abstrakten Konzepte für besonders maßgeblich.

Den Hintergrund dieses Kapitels bildet die Entwicklung eines Konzeptmodells, eines entwicklungsanalytischen Instruments, das ich dann als Grundlage für die Analyse der Lebensgeschichten nutze. Dies bedeutet, dass ich versucht habe, so viele Vorstellungen über Phänomene wie möglich darzustellen, um ein umfassendes Bild der Erinnerungen der Befragten in Bezug auf Situationen in der Kindheit und ihre Erlebnisse als überlebende Erwachsene zu erhalten. Ich habe nicht bei den häufig vorkommenden Antworten aufgehört, die – wie ich es sehe – keine vollständige Aufklärung der Lebensgeschichten der Befragten liefern, da die Studie nicht auf einer

Zufallsstichprobe beruht. Zudem können bei einem solchen Ansatz Informationen verloren gehen. Gleichzeitig haben mir häufig vorkommende Antworten manchmal dabei geholfen, meine Aufmerksamkeit in eine bestimmte Richtung zu lenken.

Generationenzerfall als Kernprozess

Die größte Sorge der Überlebenden, den Kernprozess, mit dem die meisten Anhaltspunkte in den Lebensgeschichten verknüpft zu sein scheinen, nenne ich den *Generationenzerfall*. Dieser Prozess wird von zwei Kernkonzepten gestützt, die ich als *Perforieren* und *Raumschaffen* bezeichne, sowie vom Kräftespiel zwischen diesen beiden. Mit »Perforieren« sind die unvorstellbaren Grausamkeiten gemeint, denen die Nationalsozialisten die Juden bzw. die Hutu-Extremisten die Tutsi im Zusammenhang mit ihrer systematischen Verfolgung aussetzten. Jegliche Art nach außen gerichteter Aktion, die von den Tätern durchgeführt und aus Sicht der Verfolgten beschrieben wird, gehört in diese Kategorie. »Raumschaffen« ist mein Begriff für die innerpsychischen Prozesse, die in den Interviews geschildert wurden und mittels derer die Verfolgten ihren eigenen Raum zum Denken und Handeln trotz der minimalen Voraussetzungen erzeugten.

»Perforieren« als kollektives Konzept

Die Mimik der Erwachsenen und die Atmosphäre zu Hause veränderten sich radikal. Durch die »Diskussionen« der Eltern – oder das Gegenteil: deren »Schweigen« – begriffen die Kinder, dass etwas passieren würde, wussten aber nicht, was. Generationen wurden zerstört, zersetzt, wenn der psychische Schutzschild von Sinneswahrnehmungen perforiert wurde. Die psychische Hülle wird im konkreten wie übertragenen Sinne »durchlöchert«: durch das *Durchdringen der Sinne* (etwas Zerstörerisches dringt ein, zum Beispiel eine beängstigende Stimme), durch das *Auseinanderreißen* (etwas wird weggenommen und hinterlässt ein Vakuum, zum Beispiel Familienmitglieder, wichtige Objekte und Alltägliches) und durch *körperliches Brandmarken* (sowohl reales als auch symbolisches, beispielsweise vergewaltigt zu werden und die Kleidung mit dem Davidstern oder den Ausweis mit dem »T« für Tutsi kennzeichnen zu müssen). Sinneswahrnehmungen hinterlassen »Eindrücke« in der Persönlichkeit.

»Raumschaffen« als kollektives Konzept

Die Beschäftigung der Kinder mit der Mimik der Erwachsenen stellte, abgesehen von der räumlichen Orientierung, vermutlich auch einen Weg dar, die Möglichkeit zum Raumschaffen zu prüfen und das *Leben so zurückzuerobern*, wie es in »normalen« Zeiten gewesen war. *Einen Raum schaffen* bezieht sich auf einen psychischen Raum, den eine Person als Kind entsprechend ihrer Bedürfnisse erzeugt. Dieses Phänomen kann mit einem realen Raum in Verbindung stehen, in dem sich das Kind zum Beispiel für kurze Zeit verstecken konnte. Obwohl der Raum in den während eines Genozids vorherrschenden Lebensbedingungen minimal ist, gibt es in den Erzählungen der Lebensgeschichten doch ab und zu flüchtige Spuren von Fantasien oder Tagtraumerlebnissen, die assoziativ mit den traumatischen Ereignissen verknüpft sind. Diese Erlebnisse waren vermutlich eine Voraussetzung dafür, überhaupt zu existieren, und stellen bedeutende Themen für die menschliche Existenz dar. Diese Momente hervorzuheben, vermittelt uns ein Bild davon, wie die Befragten mentale Strategien zur Erschaffung von Verbindungen zu inneren Bildern wichtiger Personen und Ereignisse genutzt haben könnten, um ein Perforieren und die Angst vor dem Sterben abzuwehren. Kultur und Religion können diesen Prozess fördern. Mit »Strategie« meine ich Situationen, in denen der strategische/kreative Prozess in erster Linie spontan auftritt und auf existenziellen Bedürfnissen fußt. *Denken/Fantasieren* und *Denken/Handeln* sind die Phänomene, die ich als Grundlage für das Raumschaffen ansehe.

Bindungsobjekte und Bindungsbestrebungen

Während des Krieges scheinen sich die Kinder an etwas oder jemandem – der verfügbaren psychologischen Betreuungsperson – festgehalten zu haben. Ich habe diese Phänomene als zentral für das kindliche Raumschaffen aufgefasst, sowohl wegen der Fülle an Einzelheiten in den Schilderungen als auch wegen der Bestrebungen der Befragten, zu fantasieren, und ihrem Verlangen. Die Befragten stellten zum Beispiel wiederholt die Beschaffenheit ihrer Schlafplätze während des Krieges bzw. unmittelbar nach der Befreiung dar: Baumstümpfe als Kissen, Bretter zum Liegen und Laken aus Papier. Sie beschrieben auch die Lieder ihrer Eltern und die bedeutungsvollen Objekte/Dinge, die sie psychisch oder physisch zu bewahren vermochten. Diese Bindungsobjekte und Bindungsbestrebungen müssen keinen symbolischen Wert haben, doch aufgrund des Bedürfnisses nach etwas, das das Selbst unterstützt, dem Überlebenswert, sind sie trotz allem wichtig.

»Altersverzerrung« als kollektives Konzept

Die Altersverzerrung beinhaltet Elemente sowohl des Perforierens als auch des Raumschaffens und kann als Aspekt des Selbstbilds angesehen werden. »Verzerrung« wird hier im Sinne von »Verkehrung« oder »Verdrehung« verwendet. Der Gedanke daran, Kinder zu bekommen, erzeugt scheinbar verwirrende Verbindungen zwischen verschiedenen Zeitdimensionen. Fragmentierte Lebensgeschichten deuten auf Schwierigkeiten dabei hin, die Vergangenheit als etwas zu erleben, das hinter sich gelassen wurde, um weiterzuleben – es fehlt das Empfinden von Kontinuität im Leben. Untergeordnete Kategorien sind *Depersonalisierung/emotionales Verkümmern* und *Verantwortung übernehmen/Frühreife*.

Ich erkenne assoziative Verbindungen zwischen *Perforieren*, *Raumschaffen* und *Altersverzerrung*, die zu einem Modell geführt haben (vgl. Tabelle 4.1), das als analytisches Instrument für die Inhalte der Interviews fungiert (Kaplan 2002a).

Perforieren	
Durchdringen der Sinne	Visuelle Ein-Drücke, Geräuscherlebnisse, Absorbieren von Atmosphäre, Mimik, Geruch und Geschmack
Auseinanderreißen	Vater wird weggeholt, Schule wird geschlossen, Zuhause löst sich auf, Freunde wenden sich ab, Familien werden zerrissen, Haare werden abrasiert/abgeschnitten
Körper brandmarken	Davidstern auf den Kleidern der Juden, »T« im Personalausweis der Tutsi (oder Hautmarkierungen), vergewaltigt werden
Raumschaffen	
Denken/Fantasieren	Wunschdenken, spielen, Bedeutungen zuordnen, Kultur bewahren, Begeisterung hervorrufen
Denken/Handeln	Eigenen Aktivitäten nachgehen können, Widerstand
Altersverzerrung	
Depersonalisierung/ emotionales Verkümmern	Apathisch werden
Verantwortung übernehmen/Frühreife	Sich um Eltern kümmern

Tabelle 4.1: Analytisches Instrument für die Inhalte der Lebensgeschichten über Traumata (Kaplan 2002a)

Kapitel 5

Kinder während der Shoah

Im Folgenden stelle ich die Lebensbedingungen von Kindern während der Shoah dar, wie sie in den Interviews beschrieben wurden. Dies gibt uns eine Vorstellung vom Blickwinkel des Kindes auf die Verfolgungen durch die Erinnerungen des Erwachsenen. Das Begriffsmodell dient als analytisches Instrument. Meine Hypothesen über die zugrunde liegenden Themen entstanden sowohl aus den Aussagen der Befragten als auch aus meinem Vorverständnis.

Die Darstellung beginnt mit Überschriften und Schaubildern, die sich auf die im Text behandelten Lebensbedingungen beziehen. Ziel ist es, das Lesen des Texts zu erleichtern und dem Leser über die Schaubilder eine Vorstellung von den aufgedeckten Phänomenen und von der Anhäufung massiver Traumata zu vermitteln. In Anbetracht der Beziehung zwischen der auf persönlichen Erlebnissen beruhenden Geschichte und der auf anderen Quellen aufbauenden Geschichte betrachte ich die Auswahl der Überschriften, welche die Erfahrungen der Interviewten in einen historischen Kontext einbetten, als grundlegend. Ich kann nicht wissen, wie die Befragten etwas zu dem Zeitpunkt erlebten, als es passierte. Was ich ermittle, ist, wie sie heute über das denken, was sie damals erlebten. Ich stelle fest, welche Erinnerungen und Vorstellungen die Befragten haben. Dies ist subjektiv und enthält gleichzeitig im Kern historische Tatsachen zu den Ereignissen, an denen sie beteiligt waren. Ich erachte es aus diesem Grund als wesentlich, Aspekte, Erfahrungen und historische Tatsachen nebeneinanderzustellen, wenn ich die Interviews analysiere.

Jeder Abschnitt beginnt mit Aspekten des *Perforierens.* Die äußere Bedrohung war dergestalt, dass mit gutem Grund davon ausgegangen werden kann, dass das Perforieren zweifelsohne den Ausgangspunkt für die von den Befragten beschriebenen Interaktionen darstellt. Ich beziehe mich in diesem Kapitel auf die überlebenden Kinder als »Befragte« oder »die Kinder«, da ich die »kindliche Perspektive« in der Erzählung des Erwachsenen erfassen möchte. Ich beziehe mich auf diejenigen, die Kindern halfen oder sie retteten, als »Helfer« – Eltern sind keine »Helfer«. Sie waren als Bezugspersonen gegenwärtig, mit denen die Kinder kommunizieren konnten.

Die folgenden historischen Situationen bzw. erfahrenen Lebensbedingungen verwende ich als Ausgangspunkte:

A Antisemitismus und Rassengesetze
B Deportation
C Das Getto
D Versteckte, Flüchtlinge, Partisanen
E Konzentrations- und Arbeitslager
F Befreiung
G Überführung nach Schweden: Die erste Begegnung mit dem neuen Land

Indem ich den Schwerpunkt auf den Generationenzerfall lege, veranschauliche ich, wie die von den Überlebenden erlebten und in den Interviews durch verschiedene Phänomene ausgedrückten Lebensbedingungen Form annahmen und in den verschiedenen geschichtlichen Phasen gehäuft auftraten. Metaphorisch gesehen kann man sich dies als *Spirale* vorstellen, die das Verhältnis der befragten Person zu den massiv traumatischen Erlebnissen darstellt. Die Spirale lässt sich, je nach Distanz bzw. Nähe der befragten Person zum Trauma, als *mehr oder weniger ausgedehnt* betrachten. Meiner Auffassung nach ist die Spirale ein Einwegprozess, bei dem ich keinerlei mögliche positive Wendepunkte erkenne; möglich sind stattdessen »Rauminseln« zum Denken oder, genauer gesagt, zeitweilige Stillstände in einer Negativspirale, die sich bis zu einem bestimmten Zeitpunkt einige Jahre im Anschluss an die Befreiung abwärts drehte. Danach scheint die Mehrheit der Befragten Erfahrungen gemacht zu haben, die positive Wendepunkte bewirkten und ein zufriedenstellendes Leben ermöglichten. Das Gefühl wurde erzeugt, »das Leben fortzusetzen«, »weiter zu überleben« – eine

Identität zu haben, die sich aus mehreren Aspekten zusammensetzt, nicht nur die Identität der/des Überlebenden.

Die Erfahrungskategorien basieren auf den Aussagen der Befragten, wurden jedoch von mir aus meinem Blickwinkel von außerhalb der von ihnen beschriebenen Interaktionsfelder formuliert. Die Kategorien sind daher, wie gesagt, Konstruktionen, die darauf ausgelegt sind, Entwicklungen zu erfassen, die scheinbar assoziativ zwischen den Phänomenen in den Lebensgeschichten vonstattengehen. Auch sollen sie den Lesern helfen, ein Gefühl dafür zu bekommen, was die Befragten erlebten. Die Literaturangaben der nachfolgenden Abschnitte stehen im Zusammenhang mit meiner Art des Arbeitens mit nachträglichen Gedankengängen.

Wie bereits betont, spiegelt die Zitatauswahl meine Interpretation dessen wider, was meines Erachtens zu einem besseren Verständnis der Erlebnisse der Interviewten beitragen kann. Ich habe mich dafür entschieden, die Zitate so nah wie möglich an der gesprochenen Sprache darzustellen. Die 40 Befragten kamen ursprünglich aus nicht weniger als neun unterschiedlichen Ländern mit unterschiedlichem sprachlichen Hintergrund. Die meisten kamen direkt bei Kriegsende nach Schweden, einige allerdings später.

Die Verwendung von Zitaten kann jedoch auch zu Schwierigkeiten führen. Da sich die Befragten in der gesprochenen Sprache nicht in ganzen Sätzen mit Anfang und Ende ausdrücken, hatte ich auch die Aufgabe, festzulegen, wo ein Zitat beginnen und wo es enden sollte. Ziel war es, den Text nicht zu lang werden zu lassen und gleichzeitig in der Darstellung den Gedankengang der Person zu erhalten.

A Antisemitismus und Rassengesetze

»... Jetzt konnte uns das Unvorstellbare passieren, was auch immer das war.«[36]

Bedrohungen von außen / **Erfahrungen**	Antisemitismus/ Rassengesetze	Deportation	Getto	Versteckte/ Flüchtlinge/ Partisanen	Lager	Befreiung	Begegnung mit Schweden/ Nachkriegszeit
Perforieren							
Raumschaffen							
Altersverzerrung							

Da die Ausgangssituation meiner Studie historische Ereignisse sind, die für das Leben der Befragten von entscheidender Bedeutung waren, habe ich auf der Grundlage von Dworks Forschungsarbeit über die Bedingungen für jüdische Kinder (1991, S. 15–40) eine Zusammenfassung erstellt. Die Zerstörung der normalen Struktur jüdischen Lebens begann 1933 mit den Wahlen in Deutschland und der Ernennung Hitlers zum Reichskanzler:

1. Die Konfiszierung und Zerstörung jüdischen Eigentums war die erste Stufe in der NS-Völkermordmaschinerie.
2. Die Zerstörung der Juden begann mit einer Legaldefinition. Die Natio-

nalsozialisten definierten jüdisch als Rasse- anstatt als Religionsbegriff. Nach der NS-Ideologie war Judentum erblich.

3. Polen war das erste von vielen Ländern, die von den Deutschen nach und nach besetzt wurden. Ähnliche Gesetze wurden in den verschiedenen besetzten Ländern verabschiedet. Die Legaldefinitionen waren umfassend. Sie spiegelten die Vorstellung von den Juden als »den anderen«, »den fremden Wesen« wider, die aufgrund ihrer Abstammung niemals Teil der arischen Gesellschaft sein konnten.
4. Die ersten Aktionen mit unmittelbaren Konsequenzen waren die vielen Gesetze und Dekrete, die erlassen wurden, um Juden aus einflussreichen Positionen zu entfernen und sie mittellos zu machen, indem man ihnen ihre Existenzgrundlage nahm und sie aus zahlreichen Positionen in christlichen Unternehmen ausschloss.
5. Die Nürnberger Gesetze traten im September 1935 in Kraft und bedeuteten eine weitreichende antisemitische Gesetzgebung.
6. Solange es sich um wirtschaftliche Verluste handelte, waren die Kinder laut Dwork (1991) nicht besonders betroffen. Ihre Familien waren intakt.
7. Die kindliche Lebenssituation wurde jedoch von den Restriktionen erschüttert, die das normale gesellschaftliche Leben umgaben. Dies geschah, als die zweite Welle antisemitischer Gesetzgebung in Kraft trat, die darauf ausgelegt war, die gesellschaftliche Ausgrenzung des jüdischen Volkes sicherzustellen. Die kindliche Subkultur wurde von diesen Verordnungen und Regeln stark beeinträchtigt. Die Konsequenzen waren bei den täglichen Aktivitäten der Kinder spürbar. Die erste und schlimmste von allen war der Ausschluss jüdischer Kinder aus den staatlichen Schulen. Der Schulbesuch war die absolute gesellschaftliche Norm für Kinder, eine feststehende Aktivität in ihrem Leben.
8. Die unmittelbaren Reaktionen hatten mit dem Ausgeschlossenwerden zu tun, was zu einem psychischen Schock führte. Die Reaktionen der Kinder konzentrierten sich um ihre jüdische Identität herum. Zum ersten Mal waren sie mit dem Konzept konfrontiert, jüdisch zu sein: Sie waren nicht länger Mitglieder der Gesellschaft, sie waren Ausgestoßene.
9. Der Isolationsprozess, dem die Kinder unterworfen waren, gliederte sich in drei Schritte:

- den Ausschluss von der Schule;
- das Verbot, an zahllosen Dingen des täglichen Lebens teilzunehmen, was auch bedeutete, von den christlichen Nachbarn und Freunden getrennt zu werden;
- den Zwang, den Davidstern mit der mittigen Aufschrift »Jude« zu tragen.

Wie erwähnt, stammten die Befragten aus neun verschiedenen Ländern, die von den Deutschen zu unterschiedlichen Zeitpunkten okkupiert wurden. Die Zeitspanne, während der die jeweiligen Länder vom Krieg direkt betroffen waren, variiert daher. Gleichzeitig scheint der Ausbruch des Krieges 1939 auch die Juden in den Ländern betroffen zu haben, die noch nicht direkt beteiligt waren, so zum Beispiel Ungarn. In der ortsansässigen Bevölkerung war Antisemitismus spürbar, und für die Befragten lag etwas Bedrohliches in der Luft. Das Zuhause, die Nachbarschaft und die Schule nehmen in ihren Erinnerungen einen zentralen Platz ein. Eltern, Freunde, die Großmutter und das Kindermädchen zählen zu den zentralen Bezugspersonen. Möbel und Räume, besonders Fenster, gehören zu den wesentlichen Attributen, genauso wie Fahrräder, Schlittschuhe und Kopfbedeckungen.

Perforieren

Das Perforieren liegt dem *generationalen Auseinanderreißen* letztlich zugrunde. Daher beginne ich diesen und die folgenden Abschnitte dieses Kapitels mit einer Darstellung der Grundlagen, auf denen meine Annahmen zu diesem Aspekt des Prozesses beruhen. Anschließend beschreibe ich, wie das Perforieren scheinbar die Aktivitäten der Befragten zum *Raumschaffen* beeinflusste und wie der Druck an der *Belastungsgrenze* – der Konfrontation zwischen dem Perforieren und dem Bedürfnis nach psychischem Raum, dem Raumschaffen – anscheinend zu einer Altersverzerrung führte. Das Perforieren stellt, wie oben angeführt, ein kollektives Konzept für das Durchdringen der Sinne, das Auseinanderreißen und das Brandmarken des Körpers dar. In den folgenden Abschnitten wird deutlich, wie sich verschiedene Arten des Perforierens bei den Befragten summierten, das heißt, wie sich das spätere Durchdringen der Sinne zu früherem Durchdringen addierte.

Durchdringen der Sinne

Die Atmosphäre aufnehmen – in die Gesichter der Erwachsenen schauen

Aus der Zeit, in der die Befragten mit den frühen Anzeichen des Antisemitismus konfrontiert waren, stammen signifikante Phänomene, die sich auf ähnliche Weise weiterhin im heutigen Alltag der Interviewten zeigen. Sie betreffen die Beobachtungen von Erwachsenen und scheinen in direkter Verbindung zur Traumatisierung während der Shoah zu stehen. Eines dieser Phänomene ist *»ins Gesicht zu schauen und daraus abzulesen«*. Während der frühen Phasen des Antisemitismus deuteten die Kinder die Atmosphäre zu Hause auf diese Weise. Wenn sie dann selbst verfolgt wurden, sahen sie in *den Gesichtern der anderen*, wie sie selbst glaubten, gesehen zu werden.

Es hatte auf die Befragten eine starke Wirkung, dass Menschen, die ihnen nahestanden, mit zunehmendem Antisemitismus und der Inkraftsetzung der Rassengesetze begannen, *anders zu handeln*. Eltern wirkten bestürzt, manchmal panisch. Einige Eltern verfielen in einen depressiven Zustand und weinten, fassten aber das, was geschah, nicht in Worte. »Mein Vater … *er weinte und sagte absolut nichts.*« Wie ich es verstehe, kamen die Kinder durch ihre Eltern schon vor der Besetzung ihrer Heimatländer indirekt in *Kontakt mit den Verfolgern*. Gesichter und Fenster schienen allgemein bedeutende Grenzen für äußere Realitäten und die innere Fantasiewelt darzustellen. Gleichzeitig trat in Form von *Schweigen* auch die gegenteilige Reaktion auf, was die Kinder als *ausbleibende Reaktion* deuteten. Sie konnten beobachten, wie »Mutter gar nichts sagte, und Vater sprach kein einziges Wort, und Großmutter saß einfach nur da«.

Dies führte zu großem Stress, da die Kinder unter anderem über die Stimmen in den Radionachrichten und die Atmosphäre unter ihren Freunden selbst bemerkten, dass ernste Veränderungen bevorstanden. Es scheint, als *dachten sie mit ihren Körpern*. »In meinem absolut kindlichen Gemüt, im Nichtvorhandensein eines Hauchs an echter Information, erinnere ich mich daran, dass ich eine so *greifbare Bedrohung für unser Leben* fühlte – ich *dachte im Prinzip mit dem Herzen eines Kindes*, denn die Erwachsenen hatten das Ausmaß der Bedrohung anscheinend noch nicht erkannt.«[37]

Die Atmosphäre aufnehmen und verdichten

Man kann sagen, die Mimik der Erwachsenen und die Stimmung zu Hause wurden von den Kindern *aufgenommen*. Die Kinder haben vielleicht die Gedanken ihrer Eltern gelesen, wenn sie in deren Gesichter sahen. Die Verzweiflung der Eltern wurde vielleicht hervorgerufen, wenn sie daran dachten, was den Kindern zustoßen könnte und wie sie selbst nicht in der Lage sein würden, mit dem Leiden der Kinder in der bedrohlichen Situation umzugehen, die für sie alle herrschte. Möglicherweise versuchten die Kinder, die gewohnte Beziehung wiederherzustellen, indem sie Sichtkontakt mit ihren Eltern aufnahmen, in der Hoffnung, dieser Kontakt würde ihnen versichern, dass nichts Gefährliches geschehen würde. Die Befragten liefern ein etwas anderes Bild als Dwork (1991), die sagt, dass sich die Kinder der Veränderungen nicht so sehr bewusst waren, solange sie nicht selbst direkt betroffen waren.

Wie ein Überlebender es ausdrückte: »Die Atmosphäre wurde immer komprimierter, *dichter*. Es hing einfach in der Luft.« Ein anderer erinnerte sich: »Wir fingen an, Angst vor unseren Nachbarn zu haben.« Was die Befragten als *verdichtete Atmosphäre* bezeichnen, kann verstanden werden als *die Luft um sie herum wurde enger, der Raum für ihr Dasein schrumpfte*. Dieses Gefühl stand im Einklang mit der Art und Weise, wie die Eltern das Geschehen leugneten, und wurde vermutlich hierdurch verstärkt. Ein anderer sagte: »Wir lebten unter wirklicher Bedrohung und gleichzeitig in einer Art Idylle, ist das nicht seltsam? Diese Dualität gab es die ganze Zeit!« Verwandte konnten vorbeikommen, und »mitten in alldem war die Stimmung sehr heiter«. Die Eltern sprachen den Kindern unter Umständen sogar die Bedeutung der Angriffe ab, denen sie ausgesetzt waren, und sagten: »Das war ein dummes Mädchen, reg dich also nicht darüber auf.« Manchmal deuteten sie vielleicht auch an, dass ihr eigenes Kind »etwas getan« haben müsse, »um den Kampf herauszufordern«. Es kam vor, dass Kinder die Eltern bitten mussten, ihnen auf dem Schulweg zu folgen, damit sie mit eigenen Augen sahen, was vor sich ging.

Falsches Sicherheitsempfinden in jüdischen Kreisen

Das jüdische Netzwerk war offenbar eng. Unabhängig davon, ob die jüdische Identität einer Familie stark oder schwach ausgeprägt war, lebte sie normalerweise in einem »jüdischen« Viertel. Vielleicht wiegten sich die Familien in ein »falsches« Sicherheitsgefühl, da sie sich gegenseitig hatten. Parallel zur Isolation jüdischer Familien durch Nichtjuden schlossen sie die Außenwelt aus. Zusammengefasst: Die Schilderungen der Befragten könnten darauf hinweisen, dass sie als Kinder für eine veränderte Atmosphäre in ihrer häuslichen Welt und ihrer Umwelt uneingeschränkter empfänglich waren als die Erwachsenen.

Geräusche aufnehmen: Hören, über was sich die Erwachsenen unterhalten

Neben der Mimik der Erwachsenen scheint die offensichtlichste Form des Perforierens das empfundene Eindringen neuer Geräusche in einer ansonsten relativ sichere häusliche Atmosphäre gewesen zu sein, als deren Teil sie sich als Kinder fühlten. Das Eindringen neuer Geräusche führte zu deutlichen auditiven Erinnerungen. Sich wiederholende Diskussionen unter den Erwachsenen blieben bei der Mehrzahl der Befragten fest in der Erinnerung haften. Als Kinder nahmen sie sensibel wahr, wie die Erwachsenen redeten, aber meist verstanden sie die Inhalte nicht. Sie konnten die Geräuschfragmente nicht zu einem schlüssigen Sinn zusammensetzen, sondern hatten »einfach das Gefühl, dass uns etwas bedrohte und dass es schlimmer werden könnte«. Julia hörte jemanden sagen: »Rede nicht vor dem Kind darüber.«[38] Manchmal waren sich die Eltern nicht einig, wie mit der Situation umgegangen werden sollte. Eva erinnert sich, wie sie sich »die ganze Nacht gestritten haben, und ich habe sie belauscht«.[39] Unter solchen Umständen konnten die Kinder unter Umständen zugleich Angst empfinden und ein Erfolgserlebnis haben, wenn sie die Wahrheit erfuhren.

Aus der *Sicht der Eltern* versteht sich deren Position zwischen beängstigenden Neuigkeiten und aufgewühlten, manchmal schwierigen Kindern als extrem belastend. Aus der *Sicht der Kinder* ließ sich wahrnehmen, dass sich die Erwachsenen veränderten, und das machte die Kinder noch ängstlicher. Oscar sagte: »Viele Männer besuchten meinen Vater, und sie machten die Tür zu, und sie redeten und flüsterten.«[40] Die Kinder verstanden zum Teil, indem sie »aufschnappten, … was die Erwachsenen sagten«. »Ich war sehr neugierig, und oft blieb ich in der Nähe der Erwachsenen und hörte zu, was sie sagten und so, also war ich dafür, dass ich so klein war, irgendwie ziemlich gut informiert«,[41] sagte Leon: »Wir waren bei meiner Großmutter und meinem Großvater zum Abendessen, saßen *um einen großen Tisch herum*, und wir waren alle dort versammelt … und dann fingen sie an, zu reden … Ich erinnere mich daran, dass, dass sie von Massengräbern sprachen und von Menschen, die in den Massengräbern niedergeschossen wurden; sie sprachen von Löschkalk, der über die Menschen gestreut wurde … Und dann erinnere ich mich, dass irgendjemand sagte: ›Rede nicht vor dem Kind darüber.‹ Aber das ist mit Sicherheit etwas, an das ich mich sehr, sehr genau erinnere, ja, und dass ich, ich verstand, dass dies etwas Schreckliches war, das passieren konnte.«[42]

Dass die Eltern mit den Kindern nicht über das redeten, was vor sich ging, scheint mit mehreren Faktoren zusammenzuhängen. Die Befragten glauben, dass die Eltern meinten, ihre Kinder zu beschützen, indem sie ihnen nichts erzählten. Ein Teil der Erklärung ist höchstwahrscheinlich, dass die Menschen in den 1930er Jahren die Kinder nicht so über die Dinge informierten, wie wir es heute machen. »Damals war es nicht wie heute, wo Eltern mit ihren Kindern über alles reden; nein, damals diskutierten die Leute ernste Themen nicht in der Anwesenheit von Kindern.«[43] Viele der Befragten glauben auch, dass das Schweigen der Erwachsenen mit ihrer eigenen Verleugnung der Umstände zu tun gehabt haben kann – eine Art, sich selbst zu schützen, von der sich die Befragten als Kinder nicht täuschen ließen. Die Angst, *die Kinder würden gegenüber den Nachbarn nicht den Mund halten können* und dadurch zum Beispiel eine geplante Fluchtroute gefährden, hielt einige Eltern davon ab, ihre Kinder über das, was sie wussten, und über ihre möglichen Pläne zu informieren. Es war vor den Nachbarn auch geheim zu halten, dass jemand »zur zionistischen Bewegung gehörte«. Manchmal war den Kindern bewusst, dass man etwas mit ihnen vorhatte. »Natürlich kam ein furchtbares Gefühl der Angst hoch, wenn die Erwachsenen miteinander sprachen.« Die Mütter sagten einfach, dass wir jetzt »hierhin gehen und dorthin gehen«; »ich hatte keine Ahnung, was das alles bedeutete.«[44] Die Eltern erwiderten meist: »Das ist einfach so«, ohne Erklärung.

Bisweilen bringen die Befragten ihre Erleichterung darüber zum Ausdruck, nicht alles gehört zu haben, worüber ihre Eltern sprachen. Später wurde bekannt, dass einige Leute glaubten, die Kinder sollten aufs Land geschickt werden. Hätten die Befragten das gehört, sie wären sehr verzweifelt gewesen.

Eindringende Geräusche: »Hasstiraden im Radio«[45]

Die meisten der Befragten erwähnen direkt oder indirekt, dass, nachdem die deutsche Besatzung ihrer Heimatländer begonnen hatte, ihre erste Erinnerung an etwas Traumatisches »die *Stimme im Radio*« war, »vielleicht die Stimmung unter den Leuten, die Panik, die im Haus ausbrach.«[46] Julia erinnert sich: »Als Kind sagte ich meiner Mutter oft, sie solle ihre Stirn nicht runzeln. Sie konnte manchmal streng sein, ohne Zweifel, aber ich glaube, diese Falten hatten eher mit dem zu tun, was sie im Radio hörte.«[47] Die Nachrichtensendungen im Radio wurden anscheinend ebenfalls als in die häusliche Welt *eindringende Geräusche* erlebt. Als die Befragten diese Erinnerungen wieder an die Oberfläche brachten, wiederholten sie die Geräusche, als hätten sie sie erst kürzlich gehört: »Hitlers Reden wurden im Radio und über Lautsprecher übertragen. Und ich dachte, dass es wirklich grauenvoll war, sein Gejohle zu hören … Er johlte das *Sieg Heil* und der Chor … der Chor des Bösen im Hintergrund, wenn die Menge es ihm nachmachte. *Und es war dieses Geräusch, allein seine Stimme war Furcht einflößend genug, ohne verstehen zu müssen, was er sagte.*«[48] »Wir hatten ein Kurzwellenradio, das wir anschließen konnten. Und diese Stimme, *das ist nichts, was man so einfach vergisst*. Wir wussten damals also natürlich, dass diese dunklen Wolken, sie waren da und sie zogen die ganze Zeit herum.«[49] Diese Überlebende formte *von dem, was sie als kleines Mädchen hörte, ihre eigenen Bilder*. »Die Rundfunksendungen der BBC *dingdingdingding … dingdingdingding* … Ich war noch nicht sehr alt, als es passierte. Es passierte zuerst zu der Zeit, als alles sozusagen in eine Krise mündete, es war im Herbst 1943, dass *ich aufwachte und mich eher wie eine Erwachsene fühlte. Wissen Sie, ich war 14 Jahre alt* «[50] Wenn die Befragten wichtige Geräusche imitierten, scheint dies meiner Meinung nach im Allgemeinen zu bedeuten, dass sie in das Ereignis des Traumas hineinversetzt werden. Sie wiederholen die Situation, die sie durchlebt haben, ohne dass in der psychischen Realität eine Veränderung vollzogen würde. In bestimmten Fällen kann dies bedeuten, dass das Ereignis nachträglich, aufgrund von Erfahrungen und Wissen, die die Person später erworben hat, eine Bedeutung angenommen hat.

Gleichzeitig stellten das Radio und das Telefon auch ein Gefühl der Sicherheit dar, einen Kontakt mit »der Außenwelt«. »Wir konnten immer noch ein Telefon bekommen, und *ich fühle immer noch mein Herz höher schlagen, wenn ich diese vertrauten Töne höre, dadada-da* [im Radio]. Die Titelmelodie war aus Beethovens 5. Symphonie, denn es gab bei … es gab absolut die meiste Stärke und den meisten Trost.«[51] Am 20. September 1939 wurde beschlossen, dass es Juden verboten war, ein Radio zu haben (Bruchfeld/Levine 1999). In bestimmten Gegenden, zum Beispiel in bestimmten Bereichen der Tschechoslowakei, waren die Möglichkeiten, Nachrichten mitzubekommen, im Allgemeinen gering. Vorbeiziehende Soldaten sowie der Postbote und der Priester – die Menschen, die »herumkamen« – brachten einiges an Informationen mit. »Wir hörten, aber *niemand glaubte es, das war unsere Tragödie.* Wir glaubten nicht, dass solche Dinge geschehen könnten. Wir erwarteten, dass sich die Lage bessern würde.«[52]

Eindringende Geräusche: Flugzeuglärm

Geräusche durchdrangen aus vielen verschiedenen Richtungen die auditiven Grenzen der Kinder. Edith sagt: »Ich erinnere mich, dass wir morgens aufwachten, während eine Welle von Flugzeugen nach der anderen über das Haus hinwegflog, und gleichzeitig lief unser Radio, und wir empfingen verschiedene Meldungen … Es herrschte allgemeines Chaos.«[53]

Andere Geräusche

Spott und Beschimpfungen stellen starke auditive Erinnerungen dar.[54] Sie perforierten, sie rissen das Identitäts- und Kontextempfinden auseinander. Die Isolation nahm zu. Andere Kinder riefen »lauter und lauter, dass wir Juden waren«, und »diese antisemitischen Worte, die von anderen Kindern gesprochen wurden, hatten eine gewisse *trällernde Melodie*«[55] – »stinkende Ju-hu-den«.[56] Noch bevor jüdischen Kindern verboten wurde, zur Schule zu gehen, wirkte sich die Verfolgung so aus, dass sie sich nicht zur Schule zu gehen trauten oder es nicht wollten. »Ich hasste es, zur Schule zu gehen … Ich fand es furchtbar, dorthin zu gehen. Ich hatte die ganze Zeit das Gefühl, *dass ich nicht sagen konnte, was das war.*«[57]

Wir können uns sowohl für die Welt eines Babys als auch bei einem Trauma fragen, welches Phänomen sich als Erstes entwickelt. Winnicott legt den Schwerpunkt auf die visuellen Signale des Gesichts der Mutter und erklärt, dass das Kind das Selbst aus diesen aufbaut, während Anzieu (1985)

Belege für *eine noch frühere Spiegelung von Geräuschen* – oder einer Haut aus dem Hören und Geräuschen – und ihre Funktion für die Fähigkeit des psychischen Apparats vorlegt, etwas zur Kenntnis zu nehmen und später zu symbolisieren. Die akustischen Interventionen der Erwachsenen können den ersten Anfang und vielleicht einen *Prototyp* für zukünftige Differenzierungsfähigkeiten darstellen.

Die Welt beobachten: Aus dem Fenster sehen

Aus dem Fenster heraus das zu beobachten, was vor sich ging, erwies sich – wie das »ins Gesicht schauen« – als besonders bedeutsames Phänomen, auf welches die Befragten in allen geschichtlichen Phasen ihre Aufmerksamkeit lenkten.

Viele erinnern sich an die Besetzung ihres Heimatlandes, und das in der Regel über irgendein Detail, das ihre Aufmerksamkeit erregte und mit dem Trauma assoziiert wurde: »Ja … ich muss etwa vier Jahre alt gewesen sein oder so ungefähr, glaube ich. Und ich erinnere mich sehr genau … der 9. April 1940, weil ich mich daran erinnere, dass ich mit meiner Mutter *am Fenster stand und hinausschaute*, und der Himmel war ganz schwarz durch diese riesigen schwarzen deutschen Kampfflugzeuge mit den Hakenkreuzen. Ich erinnere mich ganz deutlich. *Ich stand da und hielt ihre Hand, und sie hatte einen kleinen schwarzen Hut auf dem Kopf*, einen Pillbox-Hut, einen von denen mit einer Schleife, und ein schwarzes Kostüm, und wir wollten schnell rausgehen und meine Schwester von der Schule abholen. Ich erinnere mich, ich erinnere mich sehr genau, dass wir dort standen und *hinaussahen.*«[58]

Die *früheste Erinnerung* einer der Befragten ist, wie sie buchstäblich fast hinausfiel, hinaus auf die andere Seite: »Ich beobachtete aus dem Fenster heraus ein rotes Auto, und ich lehnte mich so weit hinaus, dass ich fast hinausfiel, und meine Mutter hat mich gerade eben so festgehalten.«[59] Aus dem Fenster zu schauen, konnte bedeuten, außerhalb der häuslichen Welt und außerhalb der Schule Gewaltakte mitzuerleben. »Ich sah es vom Fenster aus, als die Polizei Milchflaschen und Eier und alles zerschlug, was man sich vorstellen kann … Die ukrainischen Frauen trugen *weiße Kopftücher auf dem Kopf.*«[60] »Ich erinnere mich an ihre *schönen Hüte mit Hahnenfedern* … im Hut. Es war die ungarische Polizei.«[61] Kopfbedeckungen, die das

Interesse des Kindes weckten, können als Ablenkungsmanöver von den Gräueltaten fungiert haben, die sich vor ihren Augen abspielten; etwas, worauf »*sich die Gedanken stützen konnten.* Und *ich weiß nicht, ob wir die Ernsthaftigkeit der Lage erkannten* … Ich hatte gerade *meinen elften Geburtstag* gefeiert.«[62] Am Fenster *waren* sie allein oder *fühlten* sich in Anwesenheit ihrer Eltern allein. Die Kinder beobachteten die Reaktionen ihrer Eltern am Fenster. Die Eltern weinen zu hören, verstärkte das Gefühl, dass die Sicherheit in ihrem Leben weggesaugt wurde, durch das Fenster hinausgesaugt durch die Macht der Brutalitäten, die sie direkt vor ihrer Haustür sahen. Eltern ermahnten sie, nicht zu nah ans Fenster zu gehen, für den Fall, dass es bersten sollte. In der Schule »*lehnten sich alle Kinder aus dem Fenster hinaus* und beobachteten die Flugzeuge«. In den meisten Fällen gab es noch Sicherheit *innerhalb der Fenster und der Wände des Hauses.* Alleine in einem Luftschutzkeller zu sein, war jedoch eine sehr bedrohliche Situation. »Ich kam von der Schule nach Hause und niemand war da. Dann ging der Fliegeralarm los, und ich musste hinunter in den Keller gehen, und die Nachbarn waren auch nicht zu Hause, also saß ich alleine da unten in der Waschküche. *Vor den Fenstern waren Sandsäcke aufgeschichtet*, und ich hatte furchtbare, furchtbare Angst … dass ich da vielleicht nicht mehr hinauskommen würde und dass niemand wusste, dass ich dort war – das machte mir furchtbare Angst. Und dieses Gefühl *hatte ich noch viele, viele Jahre lang*, und *es führte zu Klaustrophobie*.«[63]

Auseinanderreißen

Das Kindermädchen wird gezwungen, zu gehen

Bezugspersonen, Spielsachen und Haustiere wurden brutal aus dem Leben der Kinder herausgerissen. In manchen Familien lebten christliche Kindermädchen, und laut den Rassengesetzen war es ihnen verboten, bei einer jüdischen Familie zu bleiben. Diese Kindermädchen waren häufig »stellvertretende Mütter«, und ihr plötzliches, erzwungenes Fortgehen wurde als »große Tragödie« erlebt.[64] Vielen der Befragten zufolge war das »die erste wirklich große persönliche Tragödie«: »ein sehr großer persönlicher Verlust«, dass sie nicht mehr da war. Eine Befragte sagte, ihr Kindermädchen hatte »großen

Einfluss im Leben von uns allen … sie lebte bereits bei uns, lange *bevor ich geboren wurde*, also war sie Teil meiner Welt und meiner Familie.«[65]

Henry sagte: »Wir hatten eine Hilfe zu Hause, eine ›Jadzia‹. Das ist eine Person, die … *bei meiner Geburt dabei war.* Sie war Katholikin, und *sie betrachtete uns als ihre eigenen Kinder.*«[66] Manchmal scheint das Kindermädchen den Platz der Mutter eingenommen zu haben. »Ich habe sie vergöttert«, sagte Emilia.[67] »Ich glaube, das war die größte Liebe, die ich jemals gegenüber einer Frau, die ich liebe, empfunden habe«, sagte Eva.[68]

Das Wiedersehen mit einem Kindermädchen nach dem Krieg war vielleicht die *einzige Verbindung zur Vergangenheit* – die einzige noch lebende Person, die die Eltern getroffen hatte und den überlebenden Kindern von ihnen erzählen konnte. Sandor sagt: »Und dann fanden wir sie, und sie holte eine kleine, ich glaube eine Mesusa hervor, eines dieser kleinen heiligen Objekte, die meine Eltern ihr gegeben hatten, als sie zum Judentum konvertierte (was sie geheim hielt) … Sie wies darauf hin, dass sie sie oft hervorholte und an meine Eltern dachte.«[69] Die Handlungen des Kindermädchens und die Haltung, die es einnahm, veranschaulichen die positive Kraft des Netzwerks, in dem Sandor aufwuchs und dessen Teil das Kindermädchen ebenfalls war.

Verrat: Freunde wenden sich ab, werden »fortgerissen«

Auditive Erinnerungen an Spott und Beschimpfungen wurden bereits beschrieben. Die Zeit war gekommen, dass nichtjüdische Freunde und Nachbarn nicht länger Teil des täglichen Lebens waren. »Das bedeutete ein großes Risiko, wenn die Dämmerung hereinbrach, als wir die Schule nachmittags verließen …, um zusammen mit den anderen Kindern, die Christen waren, *Schlittschuh zu laufen*; ich traute mich das nicht … Ich musste mit allem aufhören, was ich mit jemandem machte, der kein Jude war«, sagte Lisa.[70] Die Kinder konnten nicht mehr »zu Feiern gehen, wenn Weihnachten war, weil ich Jüdin war. Ich konnte nie bei ihren Aufführungen mitmachen, weil ich Jüdin war«, sagte Ella.[71] Die Isolation verstärkte sich rasch. Nur unter Juden konnte sich ein jüdisches Kind sicher fühlen. Meiner Auffassung nach ist die Erinnerung an das Schlittschuhlaufen mit einem Gefühl der Sicherheit und der ausgelassenen, freudigen Zeit vor den Verfolgungen verbunden – *der Freiheit, sich schnell und frei zu bewegen!*

Als reflektierender Erwachsener kann die befragte Person sagen, dass »es da dieses Gefühl gab, *außerhalb zu stehen, abseits*«. Veränderungen im Verhalten ihrer Freunde waren ein Schock für die Kinder: »Es war unmöglich, zu begreifen, was mir angetan wurde, einfach gesagt.«[72] Über das, »was sie damit meinten, dass sie« auf die jüdischen Kinder »herabsahen«, die vor Kurzem ihre Freunde waren, drückten sie Befremdung aus.[73] Das frühere Selbstbild, das die jüdischen Kinder von sich als zur Gruppe zugehörig hatten, musste aufgegeben werden. Den Kindern wurde schnell bewusst, dass ihre Erscheinung ihr Jüdisch-Sein verraten konnte – so zumindest empfanden sie es: Sie hatten das Gefühl, von ihnen ginge etwas Besonderes aus. Sie schlossen dies aus der veränderten *Stimmung zwischen ihnen und den anderen Menschen*. Freunde wurden fortgerissen, weil sie sich veränderten: »Siebenjährige Erstklässler sagten mir, ich sei ein dreckiger Jude, und ein verdammter Jude, und dass ich nach Palästina gehen solle … Sie *drohten mir, mich die ganze Treppe hinunterzustoßen.*«[74] Liv fand »Zeichnungen in [ihrem] Tisch in der Schule, Karikaturen von Juden, mit Darstellungen von Früchten, die vielleicht Früchte aus Palästina zeigen sollten. Es gab einen Reim in Polen, ungefähr so: ›Äpfel hier oben, Zitronen da unten – geh weg von hier, Jude, in dein Palästina‹.« Der für Juden verwendete polnische Begriff war ein besonders unanständiges Wort, das nicht übersetzen werden kann. Das Perforieren des psychischen Schutzschilds ließ sich in Körpermetaphern ausdrücken. Sandor sagt: »Die Außenwelt fühlte sich allgemein bedrohlich an, und ich *fühlte den Antisemitismus am eigenen Körper* recht *früh*.[75] Die Schlinge zog sich mehr und mehr zu, je näher die deutsche Besatzung rückte.«[76] *Freundschaften überprüfen zu müssen, war extrem schmerzlich, »mit der schlimmste Verrat«:* »Zu dieser Zeit hatte ich einen guten Freud … seit zwei Jahren … und das war mit der schlimmste Verrat, von einem ungarischen christlichen Jungen, der *eine Hand auf meine Schulter legt und mit der anderen auf mich einschlägt,* ins Gesicht, und weil wir seit zwei Jahren gute Freunde waren *und ich ihm keinen, er hatte keinen unmittelbaren Grund, ich hatte ihm keinen Grund gegeben, das zu tun, mich ein Judenschwein zu nennen.* Als meine Mutter mit mir zu seiner Mutter geht, um sich darüber zu beschweren, wird sie eine Judenhure genannt, und ihr wird gesagt, sie solle abhauen. Und so wird es mir nach und nach bewusst und ein Gefühl der Angst steigt in mir hoch; ich erkenne, dass wir Freiwild für die Ungarn und Rumänen sind, die um uns herum leben. So etwas konnte mir im Alter von zwölf Jahren passieren.«[77]

Die Befragten haben scheinbar Körpererinnerungen, sowohl daran, berührt (der Freund hatte seine »Hand auf meiner Schulter«), als auch daran, geschlagen zu werden – das Brandmarken des Körpers (vgl. auch weiter unten).

Die Schule wird geschlossen

Die Schule war geschlossen, während alles andere ganz normal weiterlief. Anscheinend machte die Schließung der Schule als *entscheidendes Ereignis* den Kindern bewusst, dass etwas sehr Ernstes passieren würde. Sie selbst waren *direkt betroffen*, wurden aus der Schule nach Hause geschickt. Der Schrecken in den Gesichtern der Eltern wurde von den Kindern offensichtlich aufgenommen: »Ich glaube, dass ich bis zu diesem Punkt gar nichts gefühlt habe, aber dann wurde es mir sehr schnell bewusst, und der große Schock, das weiß ich, dass wir genau an diesem Tag von der Schule nach Hause geschickt wurden; und ich weiß, dass Vater sehr aufgebracht nach Hause kam, und dann, dann weiß ich, dass das Gefühl in der Stimmung war wie zu Hause, dass jetzt, jetzt die Zeit gekommen war, jetzt konnte das Unvorstellbare passieren, unvorstellbar für mich, es konnte uns passieren. Ich verstand nicht wirklich, was das war, aber jetzt, jetzt war die Zeit da, jetzt konnte es passieren, die Sache, vor der wir Angst hatten, was auch immer das war [lacht]. Und *dass ich das Entsetzen sah*, das dies für meine Eltern bedeutete, ich nahm das auf, aber … ja, als Kind kann man da nicht viel machen, oder … Und danach wurden die Dinge so, zum Beispiel, zur Schule zu gehen, war gefährlicher, mit der Zeit gab es überhaupt keine Schule, wissen Sie, aber es gab eine kurze Zwischenpause.«[78]

Die Befragten erzählten, wie überrascht sie waren, dass alles in der Gesellschaft draußen *so normal wirkte*: »*Die Menschen lebten, wie wir zuvor auch*, und ich sah Kinder, die aus der Schule kamen, und sie hatten diese typischen Rucksäcke auf dem Rücken … Und ich war wirklich sehr neidisch, dass sie zur Schule gehen konnten.«[79] Gleichzeitig betont die Befragte, dass es eine »kurze Zwischenpause« gab, einen kleinen Zeitraum, um sich zu sammeln, bevor die wirkliche Gefahr eintrat.

Der Raum zum Spielen schwindet

Schlittschuhlaufen war beliebt, aber die gute Eislaufbahn in der Nähe der Schule konnte nicht genutzt werden. Damals mussten die Kufen fest an die Schuhe geschraubt werden; »hatte man vielleicht zwei Schritte gelaufen, fielen sie ab und man musste sie wieder festschrauben … Es gab auch nicht viel Eis, also lief man auf den kleinen Fleckchen, die man finden konnte«.[80]

Fahrräder werden weggenommen

Es wurden Vorschriften erlassen, die es Juden verboten, bestimmte Transportmittel zu benutzen. Die für die Kinder greifbarste war, dass sie nicht mehr Fahrrad fahren durften! *Fahrradfahren* und *gemeinsames Fahrradfahren treten wiederholt als bedeutende Phänomene* in verschiedenen Phasen der Lebensgeschichten der Befragten auf. Sowohl das Fahrradfahren als auch das Schlittschuhlaufen können, wie oben erwähnt, als Symbole dafür gesehen werden, sich schnell fortzubewegen, als *Symbole der Freiheit*.

Vor dem Krieg konnte all das Spielzeug sein, was man dazu machte. Man nahm zum Beispiel einen Fahrradreifen, trieb ihn mit einem Stock an und rannte damit los. Die älteren Kinder lasen viel, solange Bücher zur Verfügung standen, aber das Fahrrad nahm offensichtlich eine Sonderstellung ein; Sofia sagt: »Ich las so viele Bücher, wie ich in die Finger bekommen konnte.« »Das Leben war sehr eingeschränkt, und mein kleiner Bruder, er fuhr gerne Fahrrad und ich auch«, sagt Marysia.[81] »Ich bekam ein Fahrrad, das rot und blau war und sehr hübsch aussah, und *das war das einzige Mal in meinem Leben, dass ich Fahrrad fuhr. Es waren … zwei Monate im Sommer '39.* Warum ich das erzähle, ist nur, weil uns *später die Deutschen unsere Fahrräder wegnahmen.*«[82] Und Marianne erinnert sich, »dass wir mein Fahrrad abgeben mussten. Mein Vater ging und gab mein … unser Fa … mein Fahrrad ab … und dann ein Radio … [das sind] verschwommene Bilder in meiner Erinnerung, von einem Tag zum anderen. Und ich liebte Fahrradfahren!«[83]

Verschiebung des Gefährdungsempfindens

Das Gefährdungsempfinden verschob sich von der echten Bedrohung auf das Eigentum, das Spielzeug und die Haustiere der Kinder, also das, was zum *alltäglichen Leben der Kinder* und ihren Lebensgrundlagen gehörte. Fanny erzählt von einer Erinnerung: »Ich war vielleicht sechs Jahre alt, es war kurz nach meinem Geburtstag im Mai und ich hatte einen *Ball* bekommen … Ich freute mich sehr darüber … über diesen Ball; [mein] Onkel und ich gingen in den Park in der Nähe von uns, und plötzlich wurden die Tore geschlossen … hatten Soldaten die Tore geschlossen, und sie trieben die Leute an den Toren zusammen, wo sie sie in Arbeitslager- und Verhörgruppen einteilten, alle standen in einer Reihe, und sie hatten alle große Angst, ob sie inhaftiert werden würden oder nicht, und ich hatte auch große Angst, ob sie mich mitnehmen würden oder nicht und ob sie [meinen Onkel] mitnehmen würden; *ich fürchtete, dass sie mir meinen Ball wegnehmen würden, und das zeigt sehr gut …*«[84]

Körper brandmarken

Kämpfe unter Kindern

Die Kinder begannen, den Antisemitismus meist als Folge des Durchdringens ihrer Sinne und der ihnen weggenommenen Sachen am eigenen Leib zu spüren. Als das Klima für die Juden rauer wurde, erlebten die Kinder häufig das Perforieren des eigenen Körpers. »Ich hasste den Winter, denn dann … bewarfen sie mich mit vielen Schneebällen … Sie warfen sie auf jeden, aber besonders auf mich.«[85] Der Körper wurde verletzt; »hatte nie gelernt, zurückzuschlagen«, wurde von Kindern auf der Straße »angegriffen«. »Wir waren nicht eingerichtet auf … Straßenkämpfe … Niemand von uns wurde dazu erzogen, kämpfen zu können.«[86] Einige betonen, dass »es immer von den Kindern ausging … Meistens sind es die Kinder, die am grausamsten sind!«[87] Wie zuvor beschrieben, stellte sich ein tiefgehendes Gefühl des Verrats ein, wenn Menschen, die man als gute Freunde kannte, jetzt die Kinder und ihre Familien angriffen.

Das *Brandmarken des Körpers* lässt sich mit Anzieus (1985) Darstellung von der Verletzlichkeit der Haut vergleichen. Anzieu zufolge ist die Haut ein System, das unterschiedliche Sinnesorgane umfasst (wie Berührung, Druck, Schmerz, Wärme). Es hat Verbindungen nach außen zu anderen äußeren Sinnesorganen (Hören, Sehen, Riechen, Schmecken) und zur Bewegungs- und Gleichgewichtswahrnehmung. Die Haut vereint die Dimensionen von Raum und Zeit. Daneben führt Anzieu aus, dass die Haut fleischig und leicht verletzbar ist; sie trennt und vereint andere Sinnesempfindungen und nimmt eine Mittlerposition ein, eine Übergangsrolle.

»Die Haut« brandmarken: Den Davidstern auf der Kleidung tragen müssen

Die Demütigungen verschärften sich. Eines der Rassengesetze zwang die Juden, auf ihrer Kleidung den Davidstern zu tragen. Von den Befragten wurde dies als »Aussatz« und plötzliche Erniedrigung zum »Nichtmenschen« empfunden.[88] »Wir gehörten sozusagen zu einer anderen Gattung.«[89] Die Prozeduren rund um den Stern werden in allen Einzelheiten im Gedächtnis bewahrt: »Er musste das Gelb einer Zitrone haben«; »Kanariengelb, nicht einfach irgendein Gelb«; »schreiend gelb«; und »es musste auf den Millimeter genau sein«. An bestimmten Orten gab es zunächst »weiße Binden am linken Arm mit einem blauen Judenstern«, und damals galt das Gesetz für alle, die älter waren als zwölf Jahre. Später waren sogar jüngere Kinder gezwungen, einen Stern zu tragen. Der gelbe Stern musste aufgenäht sein. Maria hat ein Bild in ihrer »Erinnerung von meiner Mutter, die den Judenstern auf meine Wintermäntel und -kleider nähte. Und sie nähte ihre auch, und ich kann Nadel … und Faden vor meinem Auge sehen«.[90] Kleidung wurde perforiert wie Tierfell, das mit einem Brandzeichen versehen werden muss. Bislang gab es jedoch immer noch einen Platz für dieses Mädchen zu Hause bei seiner Mutter, die ihre Näharbeiten erledigte.

Raumschaffen

Die hier vorgestellten Interviewsequenzen zeigen das Erleben traumatischer Vorfälle und die Verwendung von bedeutsam werdenden Gegenständen auf. Wenn die Kinder den Gesprächen der Erwachsenen zuhörten und deren Mimik deuteten, empfanden sie Verzweiflung. Die von den Gesichtern ausgesendeten Signale führten dazu, dass die Kinder das Bedürfnis hatten, einen Raum für sich selbst zu schaffen. Winnicott beschreibt einen potenziellen psychischen Erfahrungsraum *zwischen* der inneren Welt und der äußeren Realität: »daß kein Mensch frei von dem Druck ist, innere und äußere Realität miteinander in Beziehung setzen zu müssen, und daß die Befreiung von diesem Druck nur durch einen nicht in Frage gestellten *intermediären Erfahrungsbereich* [...] geboten wird« (1971, S. 23–24; Hervorhebung des Autors). Das Konzept des »Erfahrungsbereichs« ähnelt dem, was ich als »Raumschaffen« bezeichne.

Wie zuvor erwähnt, betont Winnicott (1967) die visuellen Signale und erörtert die Reaktionen des Kindes, wenn es mit der »Härte« mütterlicher Abwehr konfrontiert wird, und sagt, *dass Kinder sich nach anderen Wegen umsehen, etwas für sich selbst zu erreichen*. Die Interviewsequenzen der folgenden Abschnitte zeigen, wie Gedanken um Ereignisse und Gegenstände herumgewoben wurden, wobei sie *Material für Handlungen des Raumschaffens lieferten*. Diese kreativen Handlungen ermöglichten es den Kindern, ihr persönliches Daseins- und Integritätsempfinden zu wahren.

Solange sich der Antisemitismus im Anfangsstadium befand, war der Bewegungsspielraum natürlich bedeutend größer, als er in den späteren Phasen der Shoah sein würde, in denen die mit den angeführten Ereignissen und Gegenständen verbundenen Phänomene über *bedeutungsvolle Aktivitäten* – Spiele, Traditionen – hinausgingen und zu *Abwehrstrategien* wurden. An ein Schmuckstück, das ein Mädchen von seiner Großmutter bekommen hatte und das es gelegentlich trug, klammerte es sich später und versteckte es. Gebete, die ein Junge an Freitagen las, sagte er später täglich mehrmals auf. Die Art und Weise, sich mit Gegenständen bzw. Aktivitäten zu identifizieren, veränderte sich höchstwahrscheinlich entsprechend dem *Ausmaß der Bedrohung von außen*. In den gefährlichsten Phasen der Shoah war Schmuck nicht länger zugänglich und das Kind war zum Schweigen gezwungen. Man kann sagen, dass es dem Kind unter diesen Umständen *praktisch nicht möglich* war, für sich selbst Raum zu schaffen, nicht einmal einen kleinen Raum. Indem ich mich trotzdem auf das Raumschaffen konzentriere, möchte ich den kreativen Prozess hervorheben, der wie eine Kerze, die mit kleiner Flamme weiterbrennt und so vor dem Verlöschen bewahrt wird, am Leben erhalten werden konnte. Dieser Prozess konnte einen völligen Zusammenbruch verhindern und stattdessen als *Element* im Prozess der Generationalen Verbundenheit fungieren. Gelegentliche Gedanken und Handlungen der Kinder können als Aspekte kultureller Handlungen angesehen werden, die in späteren Lebensphasen in produktive Arbeit und kreative Bestrebungen umgewandelt werden konnten und so für die wenigen Überlebenden als Verbindung, als Aussöhnung mit der Zerstörung der Generationenfolge dienten.

Denken/Fantasieren

Die Befragten geben an, dass sie als Kinder wenig oder nicht darüber nachdachten, was Krieg bedeuten könnte. Sie hatten »andere Dinge im Kopf«, oder: »Ich hörte die Leute sagen, dass jetzt der Krieg kommt, aber ich glaubte nicht, dass das irgendetwas mit mir zu tun hätte.«[91] Einige erläutern jedoch sehr deutlich, wie »es für mich genauso schrecklich war, auch wenn ich es mit Kinderaugen sah«.

Räumliche Orientierung

Die Befragten beschreiben unterschiedliche Nähe- bzw. Distanzgrade zu ihren Eltern. Wie zuvor erwähnt, schienen sie sich die *neuen Geräusche* in ihrem Umfeld genau zu merken, sie merkten sich aber auch, *welches* Verhältnis sie zu ihren Eltern hatten, *was* die Eltern machten und *wie* die Eltern in traumatischen Situationen reagierten. In vielen Lebensgeschichten wiederholen sich ungewöhnlich detaillierte Beschreibungen von der häuslichen Welt in der Kindheit und von »Unterbringungsarten« während der späteren Kriegsphasen sowie Berichte über Phänomene wie *»aus dem Fenster schauen«*. Die Jüngeren erinnern sich an einzelne Gegenstände und daran, wie groß sie waren. Man kann vermuten, dass diese Gegenstände eine gewisse Bedeutung hatten. Alice beschreibt ihre Erinnerungsbilder von einigen Möbelstücken: »Eine große Truhe, großes Buchregal; ich erinnere mich an das Radio, ein großes Radio, das später verschwand … abgegeben werden musste. Es war riesig, und ich hörte gern Radio, daran erinnere ich mich. Aber das ist nur ein Bild.«[92] *Auditive Erinnerungen*, *Erinnerungen zur räumlichen Orientierung* und *visuelle Erinnerungen* sind bleibende

Erinnerungen, die offensichtlich als *Bausteine* in den Erinnerungssequenzen fungieren. Viele Erinnerungen an Momente in Begleitung der Eltern werden, was die räumliche Orientierung betrifft, genauestens geschildert und geben uns einen Einblick, wie sie *als Kinder ihre Distanz zu ihren Müttern und Vätern regulierten*, um sich sicher zu fühlen. Sandor erzählt von einem Vorfall, bei dem seine Familie von einem antisemitischen Jugendlichen angegriffen wurde. »Und Mutter und Vater hatten ihre feinste Sabbatkleidung angezogen, und ich ging zusammen … und Vater war am weitesten außerhalb, dann kam meine Mutter und dann ich, und ich *hielt auf dieser Seite die Hand meiner Mutter* … Ich erinnere mich, dass ich ihn kommen sah, und als wir aneinander vorbeigingen, ging er auf die Seite meines Vaters und rammte seine Schulter mit voller Wucht in die Schulter meines Vaters. Er sagte: ›Hast du dein Kostüm angezogen, du Drecksjude?‹«[93] Eva erinnert sich daran, dass »sich eine deutliche Veränderung vollzog, teils, weil wir in andere Waggons umsteigen mussten [die gezogen wurden], und wir mussten an anderen Orten schlafen. Das Bett war groß, und *ich musste mir ein Bett mit meiner Mutter teilen*«.[94] »Oft, sehr oft redeten sie vom Krieg, und es … Ich hatte kein Interesse daran, zuzuhören, also zog ich immer mit einem meiner jüngeren Cousins los. Aber ich hatte das Gefühl, etwas wirklich Schreckliches würde passieren, und den letzten Sommer, der sozusagen normal war, der Sommer 1939, diesen Sommer verbrachte ich auf dem Land.«[95]

Die von den Befragten in den Mittelpunkt gerückten Phänomene ähneln Anzieus (1989) Darstellung dessen, wie Babys das Selbst zur Strukturierung auf Grundlage der dritten Dimension des Raums (Orientierung und Distanz) sowie auf Grundlage von Zeit vorbereiten. Von der Beschaffenheit des häuslichen Umfelds in der Kindheit wurde zumeist in großer Detailfülle berichtet, was vermutlich einen starken und symbolischen Hinweis auf die Verbindungen zu den eigenen Wurzeln und Familien der Befragten darstellt. Ein vordringliches Element in den Erinnerungen der Befragten war ihr Bedürfnis, den Raum »ihrer eigenen Welt« zu begrenzen. Die Kinder zogen allein zum Spielen los.

Die Bedeutung von Gegenständen bestimmen

Wie wir in den geschilderten Sequenzen gesehen haben, waren Fahrräder und Schlittschuhe wichtige Gegenstände. Puppen und Babys, die für Fantasien über die Zukunft und über Wachstum stehen können, sind in einer Reihe von Erinnerungsbildern präsent. Marysia sagt: »*Ich würde Mutter werden und viele Kinder haben …* Ich hatte Puppen, und ich machte schöne Sachen für meine Puppen … Und wenn der Koch nicht in der Küche war, ging ich und holte Sachen aus dem Kühlschrank, und ich schnitt das Fleisch klein, schnitt es in kleine Fleischbröckchen, die ich meinen Puppen gab.«[96] In dieser Geschichte können wir auch ein in den verschiedenen Lebensgeschichten wiederkehrendes Thema erkennen, nämlich das Stehlen von Essen für die Familie. Das Stehlen von Essen kann in Winnicotts Terminologie auch als Übergangsphänomen betrachtet werden, das heißt auch als eine psychische Verbindung zur Mutter.

Der Davidstern, der in erster Linie mit Erniedrigung und Ausgestoßensein assoziiert wurde, konnte in vielen Fällen als Bestätigung des Alters und der Existenz eines Kindes gelten. Für einige Kinder war offenbar das Wichtigste die Unterscheidung, wer jünger und wer älter war als zwölf Jahre. Ihnen schien dies mehr zu bedeuten als der eigentliche Grund dafür, eine Kennzeichnung tragen zu müssen. »Solange man keine zwölf war, musste man keine Armbinde tragen, also war ich sehr stolz, als ich losziehen und mir eine eigene Armbinde kaufen konnte. Darum habe ich sie immer noch, weil sie so neu und sauber war.«

»Normalisierung«: Die Geburt und der Geburtstag eines Kindes

Als das Schaffen von Raum deute ich die Assoziationen, die die Befragten im Rahmen der Erinnerungen an Traumata häufig zu ihrer eigenen Geburt und ihren Geburtstagen hatten, so zum Beispiel: »Es war einige Tage nach meinem Geburtstag.« Dies spiegelt das Bedürfnis des Menschen wider, *sich seines eigenen Daseins zu versichern; eine Erinnerung, dass er damals existierte und heute existiert*. Das erwähnte Beispiel kann als Weg gesehen werden, dem aus der Shoah resultierenden generationalen Auseinanderreißen entgegenzuwirken. In Teil IV zur Traumabindung und Generationalen Verbundenheit werde ich auf dieses Thema zurückkommen. Berichte der Befragten über Geburtstagsfeiern vor Kriegsausbruch lassen sich mit anderen wiederkehrenden Shoah-Thematiken in Verbindung bringen, die offensichtlich im Zusammenhang mit den Bemühungen stehen, auch unter den unerträglichsten Umständen weiter ein »normales Leben« zu führen. Oscar erzählt: »*Ich erinnere mich gut an meine Geburtstage.* Es waren außerordentlich festliche Anlässe, mit vielen Kindern, und *weil mein Vater mich offensichtlich mehr liebte als alles andere … auf der Welt,* erinnere ich mich an einen bestimmten Geburtstag, an dem er eine Drehorgel gemietet hatte, und er hatte sich als italienischer Leierkastenmann verkleidet, und er kam in unser großes Wohnzimmer. Und da stand er in seinem Kostüm, und ich erkannte meinen Vater nicht. Und es gab Ballons, es gab alles. Das Übliche, was es an einem Geburtstag zu essen gab, war gar nicht der Geburtstagskuchen. Wir hatten Gebäck, aber dieses Mal gab es auch herrliche süße Brötchen mit einer dicken, reichhaltigen Glasur und Unmengen von Nüssen. *Da ich klein war, dachte ich, das alles sei ziemlich gigantisch.* Es gab einen dieser gedrehten Zöpfe, die man manchmal in Bäckereien sieht. Es sah aus wie einer, und jeder musste davon essen, und in der Mitte war … ein Loch in der Mitte, wo immer *eine Kerze mehr war, als die Lebensjahre des Geburtstagskinds.* Und dann musste man alle Kerzen ausblasen, aber diese eine Kerze wurde nicht angezündet. Sie sollte … sie sollte Glück für das nächste Jahr bringen und wurde aufgehoben, um im nächsten Jahr angezündet zu werden. Ich weiß nicht, ob das eine verbreitete Tradition war, jedenfalls haben wir das so gemacht.«[97]

Oscar hat diesen Geburtstag, an dem er seinen Vater nicht erkannte, in besonderer Erinnerung. Das kann eine Deckerinnerung – ein Ersatz – für die Entstellung sein, die er später in seinem Vater als Folge der Aufenthalte in Konzentrationslagern erlebte. Diese Art Phänomen ist von Jucovy (1992) beschrieben worden. Außerdem erinnert sich Oscar detailliert an köstliche Backwaren von der Art, wie sie ihm später vorenthalten wurden, sowie an die Tradition, »eine Kerze mehr … als die Lebensjahre des Geburtstagskinds« auf dem Kuchen zu haben, um »Glück für das nächste Jahr [zu] bringen«. Später würde er seine Altersangabe ändern und einige Jahre hinzufügen, um zu überleben.

Kultur und Religion bewahren

Die Erinnerung daran, dem Vater nahe zu sein, und an die Gespräche, die sie hatten, was im Rückblick zu einem gewissen Grad vielleicht idealisiert wurde, war für viele der Befragten offenbar elementar. »Er redete ziemlich viel mit mir. Wir unternahmen oft lange Spaziergänge zusammen.« Für die Mehrheit der Befragten stellt die Zeit, die man mit der Familie am Esstisch verbrachte, eine positive Erinnerung dar. Diejenigen, die aus einem jüdisch-orthodoxen Umfeld stammten, erinnern sich, Seite an Seite mit ihren Eltern am Sabbat zur Synagoge gegangen zu sein. Gedanken an jüdische Traditionen zu Hause waren etwas, worin sich einige von ihnen für kurze Zeit während der späteren Phasen der Shoah »ausruhen« konnten (vgl. weiter unten).

Einige der Befragten führten ein weltliches Leben. Obwohl sich 98 Prozent ihres gesellschaftlichen Lebens mit anderen Juden abspielten, befolgten sie selbst keine der Traditionen. »Wir zogen mit, nahmen aber selbst nicht an den Ritualen teil. Es war einfach Teil unseres gesellschaftlichen Lebens.« Viele betrachteten ihre Eltern als Intellektuelle, die danach strebten, »sich selbst aus einem eingeschränkten jüdischen Leben zu befreien« und »Weltbürger« in einer Welt zu werden, in der »alle gleich waren« und sich die Menschen für verschiedene Religionen und Ideologien interessierten. Die jüdischen Traditionen und die damit verbundenen *Familienzusammenkünfte* bedeuteten für die meisten jedoch ein *Gefühl der Sicherheit.*

Denken/Handeln

Widerstand: Ein »schwieriges Kind« sein

Die meisten beschreiben sich als schwierige, aktive, neugierige, schelmische Kinder oder als Essensverweigerer. Julia erinnert sich: »Ich war ein schwieriges und verwöhntes Kind.«[98] Eva bemerkt: »Ich war ohne Zweifel eine Plage, als ich klein war.«[99] Eine Reihe von Kindern klaute Äpfel und tat nicht das, was ihnen gesagt wurde. Das lässt sich auf verschiedene Weisen interpretieren. Es kann mit der *Schuld des Überlebenden* zu tun haben; wenn eine Person ihre Lebensgeschichte damit verknüpft, ein schwieriges Kind gewesen zu sein, lassen sich die Gefühle gegenüber dem eigenen Überleben leichter »ertragen«. Dass ein Mensch überleben konnte, weil er schwierig war, kann sogar ein *Erklärungsversuch* sein.

Wenn die Realität tatsächlich so war, wie die Befragten sich an sie erinnern, wenn sie selbst tatsächlich schwierig waren, könnte man dies als *natürliche Reaktion* verstehen. Es war eine Möglichkeit, die Aufmerksamkeit – und somit *den Raum* – zu erhalten, von der sie als Kinder (unbewusst) fühlten, dass sie ihnen zustand. Vielleicht forderten sie eine Krise heraus, sodass sie getadelt und somit geheilt werden konnten (Winnicott 1956) – dies war also eine Widerstandshaltung.

Den Kontakt mit Freunden aufrechterhalten

Einige der jüdischen Kinder versuchten, den Kontakt zu nichtjüdischen Freunden aufrechtzuerhalten. »Ich war sehr klein und dünn, aber ich habe es geschafft«[100] (und wurde von den anderen akzeptiert). Die Bedeutung der Aufrechterhaltung des Kontakts zu Freunden konnte darin liegen, dass es ein Weg war, den *Kontakt zum Leben aufrechtzuerhalten* – zu dem, was *normal* war.

Gegen das »Brandmarken« protestieren

Unter den polnisch-jüdischen Jugendlichen gab es Versuche, für sich selbst Raum zu schaffen, sich zu widersetzen, indem zum Beispiel die Kennzeichnungspflicht unterlaufen wurde. Manchmal wurde der Stern mit »Nadeln oder Sicherheitsnadeln« angesteckt und »dann erinnere ich mich, dass Jagd auf sie gemacht wurde, *das habe ich selbst gesehen.* Es gab einige, die Druckknöpfe benutzten, so konnte er leicht abgenommen und wieder angebracht werden, aber das war streng verboten.« »Und wenn es Razzien gab, dann rissen sie ihn schnell herunter, sodass sie nicht erkennen konnten, dass sie Juden waren, und *sie versteckten ihn in ihren Taschen* oder etwas in der Art. Natürlich kamen die Deutschen ihrem Treiben schnell auf die Schliche, also war es nicht praktikabel. Dann beschlossen sie, dass wir den Judenstern tragen müssen, stattdessen einen gelben Judenstern mit schwarzem Text, auf der linken Seite genau unterhalb der Brust [schluchzt].«[101] »Also nahmen wir den Davidstern ab, und man konnte es sehen, der Abdruck war sichtbar, weil der Mantel schmutzig war, und die Stelle, wo der Stern gesessen hatte, war hell.«[102] Dieses Verhalten war riskant. Darüber hinaus war es nicht möglich, die Kennzeichnung loszuwerden, wenn sie erst einmal angebracht war. Man konnte einen Abdruck sehen, wo der Stern gewesen war.

Soldaten »hereinlegen«

Die Befragten, die als Flüchtlingskinder aus Dänemark gekommen waren, erzählten von »einer Art Widerstand«, den sie »in ihrer Kindlichkeit« zu leisten versuchten. Die Kinder »hassten es«, wenn sie deutsche Soldaten durch die Straßen Kopenhagens marschieren und *»ihre Lieder hinausbrüllen«* sahen, also nahmen sie Umwege, um den Soldaten aus dem Weg zu gehen. »Manchmal waren wir so glücklich, dass sie uns nach dem Weg fragten, denn dann war es ziemlich lustig, sie *in die entgegengesetzte Richtung* zu schicken. Das war unsere Art des Widerstands.«[103] Es gab sogar einen organisierten Widerstand unter den Kindern in Dänemark: »Man nahm eine Fünf-Pfennig-Münze, eine Zwei-Pfennig-Münze und zwei Ein-Pfennig-Münzen aus Kupfer. Das waren die dänischen Münzen. Sie hatten ein Loch, also konnte man diese vier Münzen mit einem roten und einem weißen Band zusammenbinden, und dann konnte man herumlaufen, man polierte sie hübsch auf und lief mit ihnen herum. Das waren neun Pfennig in vier Münzen, der 9. April. Und na ja, das war eine Art Widerstandssymbol. Alle Kinder hatten diese Kupfermünzen. Auch liefen wir oft mit kleinen Kappen auf dem Kopf herum, fast wie Jarmulken. Wir strickten oder häkelten sie, und sie waren, wissen Sie, in den Farben der Royal Air Force. Rot innen und blau … nein, rot innen und blau und weiß außen. Diese drei Farben, die jeden Amerikaner ausmachten … alle britischen Flugzeuge waren als Royal Air Force gekennzeichnet. Wir waren so viele wie nur irgend möglich. Das also war … das war eine primitive Möglichkeit, Widerstand zu leisten, die die Kinder nutzten.«[104]

Die eigene Identität verbergen

Verwandte der Befragten wählten manchmal nichtjüdische Nachnamen, um ihre jüdische Identität zu verbergen: »Ja, sie hofften auf ein besseres Leben mit einem nichtjüdischen Namen. – Hm … – Weniger Diskriminierung und …«[105] Kinder verschleierten ihre Identität, indem sie den gelben Stern abnahmen. »Ich nahm ihn [den Stern] ab und lief trotzdem herum. Es war mir egal, ich kam durch, also ging ich zu dem Platz und versuchte, Lebensmittel zu kaufen, und … ja, ich lief ziemlich viel herum. Ich war klein, mein Haar war ziemlich hell; meine braunen Augen verrieten mich zwar, aber ich kam durch.«[106]

Altersverzerrung

Das Alter betreffende Aspekte nehmen in den Lebensgeschichten der Befragten und auch im Text dieses Buchs einen beträchtlichen Raum ein. Ich halte dies für eine direkte Folge des Umstands, dass sich die Studie mit *Kindern* beschäftigt, die in einer Phase des Lebenszyklus verfolgt wurden und einem Krieg ausgesetzt waren, in der die Entwicklung am ausgeprägtesten ist. Die Altersverzerrung kann als unmittelbare und affektbedingte Reaktion auf die Belastungen angesehen werden, denen die Kinder ausgesetzt waren. Weitere affektbedingte Reaktionen waren gewöhnlich somatische Symptome. Eine Frau erinnert sich, dass sie sich in die Hose machte. Andere weigerten sich, zu essen. Eine andere Form der Verzerrung hat damit zu tun, sich »wie ein Freak«, wie ein Objekt des Gespötts zu fühlen. Die Altersverzerrung, wie oben erwähnt, und die Vorstellung eines Menschen von seinem eigenen Erscheinungsbild sind beides Aspekte des Selbstbilds. Die Altersverzerrung umfasst sowohl Aspekte des Perforierens als auch des Raumschaffens. Kinder fühlten sich wegen der Anforderungen, mit denen sie konfrontiert waren, auf einmal älter. Manchmal kleideten sie sich so, dass sie älter aussahen, um der Deportation zu entgehen. Die Erfahrung, *selbst einem Depersonalisieren* oder *emotionalen Verkümmern unterworfen zu werden* oder dies bei den Eltern bzw. anderen Erwachsenen zu beobachten, bezeichne ich als Perforieren. Ich betrachte das Übernehmen von Verantwortung und die Frühreife als Möglichkeiten, Raum zu schaffen, auch wenn sie an enorme Angst gekoppelt sind.

Depersonalisierung/emotionales Verkümmern

Sich alleine fühlen

Als anders herausgestellt zu werden, indem die Kleidung mit dem Davidstern gekennzeichnet und der Schulbesuch verboten wird, bedeutet für Kinder, wie oben beschrieben, dass ein Perforieren stattfindet: Sie werden *von ihrer eigenen Generation losgerissen*. Unter den gegebenen Lebensbedingungen brachte dies höchstwahrscheinlich statt des Depersonalisierens vielmehr das Gefühl mit sich, klein und »allein« zu sein; ein Gefühl, das sich in den

Phasen verschärfte, die noch kommen würden. Eltern und Kinder waren nicht immer zusammen, und die Kinder konnten gezwungen sein, mit der veränderten Beschaffenheit ihres Umfelds und mit den aufkommenden Bedrohungen alleine zurechtzukommen, wie ebenfalls bereits beschrieben.

Aus Sicherheitsgründen von der Schule abgeholt werden

Die Kinder konnten mit dem Fahrrad abgeholt werden, solange es den Familien erlaubt war, Fahrräder zu besitzen. »Ich fragte mich, warum, weil ich dachte, ich könnte alleine nach Hause gehen, aber die Antwort war, es sei aus Sicherheitsgründen.«[107] Wiederum trug das Fahrrad zum Schaffen von Raum bei; es ermöglichte eine Abkürzung.

Verantwortung übernehmen/Frühreife

Alterskennzeichnung

Das verstärkte *Übernehmen von Verantwortung* und vermehrte *Frühreife* lassen sich als Anpassungen auffassen, die auftraten, als die Kinder mit einer – wie sie es erlebten – unzureichenden Reaktion der Erwachsenen konfrontiert waren. Dass die Befragten eine *dezidierte Angabe zu ihrem eigenen Alter* in Verbindung mit dem Ereignis machen, von dem sie erzählen, kann als ein *Orientierungspunkt* – ein Raum – zur Erinnerung gedient haben. Anscheinend war es für sie auch bedeutsam, ihr eigenes Alter festzuhalten, um ihre *Existenz* und das Erwachsensein zu unterstreichen. Darüber hinaus scheinen sie auf diese Weise auch die Vorstellung zu ermöglichen, dass sie im Zusammenhang mit dem Trauma trotz ihres Alters *»die Situation unter Kontrolle«* haben konnten. Viele von ihnen betonen, wie wichtig es ist, zu vergleichen, was von Kindern gleichen Alters heute erwartet wird. Scheinbar jedoch betrachteten die Kinder ihre Situation häufig im Hinblick darauf, dass sie diejenigen waren, die ihre Eltern über die direkten Gefahren im alltäglichen Leben im Viertel, in der Schule und unter Freunden informierten: »Als der Krieg ausbrach, hatte ich genau an diesem Tag Geburtstag, am 1. September 1939; ich wurde zehn. Was konnte man von einem Kind erwarten? Denken Sie nur, wenn ich Anna [ihre Enkelin], die zehn geworden ist, mit mir als Zehnjähriger vergleiche. Denken Sie daran, was ich bereits alles durchgemacht hatte. Man kann das nicht vergleichen.«[108]

Zusammenfassend gesagt: Ein grundlegendes Ziel meiner Darstellung ist es, die große Bedeutung aufzuzeigen, die das Erleben des eigenen Alters für die Befragten in der Wahrnehmung ihrer Stellung in der Generationenfolge offenbar hatte. Ein wesentlicher Aspekt des Erlebens von Alter ist das, was ich als Altersverzerrung interpretiert habe. Sowohl die Depersonalisierung/das emotionale Verkümmern als auch das Übernehmen von Verantwortung/die Frühreife können als Störung im Lebenszyklus auf individueller Ebene und als eine Zerstörung der Generationenfolge auf interpersoneller und struktureller Ebene verstanden werden.

B Deportation

»Sie versuchten, so darüber zu reden, dass wir Kinder es nicht hörten. Aber wir hörten es trotzdem. Wir hörten schreckliche Dinge, und dann bekamen wir richtig Angst.«[109]

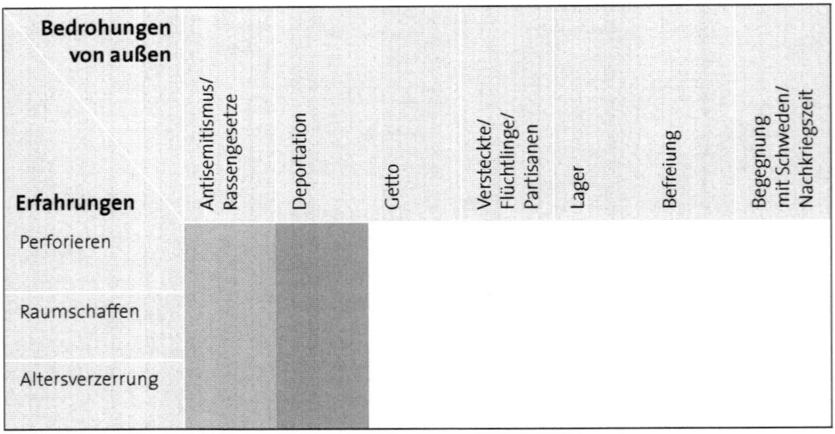

»Die Deportationen von Millionen jüdischer Europäer bildeten eine organisatorische Voraussetzung für den Holocaust. [...] In oder neben den Ghettos gab es einen ›Umschlagplatz‹, meist ein Marktplatz oder eine größere freie Fläche. [...] In den größeren Ghettos lag dieser Platz oft an einer Eisenbahnlinie« (Bruchfeld/Levine 1999, S. 63).

Die Phase der Deportationen brachte es mit sich, herumgeschoben zu werden oder fortwährend vom Herumgeschobenwerden bedroht zu sein. Alle Kinder waren dieser Erfahrung ausgesetzt. Aggressive Handlungen gegen Juden fanden in ihrem Viertel und im Getto statt. Man drang in das häusliche Umfeld ein. Es wurde für die Menschen immer alltäglicher, an Orte gebracht zu werden, wo sie »zusammengetrieben« wurden. Konfrontationen mit Tätern wurden somit häufiger. Noch kurze Zeit würden Eltern und Helfer für die Kinder da sein. Bedeutende Bindungsobjekte waren Fenster, Rucksäcke, Haustiere, Zöpfe, kleine Objekte, Kleidung und Schuhe.

Perforieren

Die Eltern wurden zunehmend verwundbarer. Die Kinder begannen, sich mehr und mehr *alleine* zu fühlen. Sandor hebt das »systematische und psychologische *Zersetzen* jeglicher Form von Widerstand« des Antisemitismus und »all diese *Vergewaltigungen des normalen Lebens*« hervor.[110] Die permanenten Trennungen von Familien bilden zusammen mit aggressivem Handeln und Deportationen sowie dem folgenden Aufbürden nicht altersgerechten Verhaltens auf die Kinder die Grundlage für die Intensivierung dessen, was ich als das Erleben des *Generationenzerfalls* bezeichnet habe. Sandors Erfahrung war, dass »die ganze Verfolgung und der Antisemitismus *die Angst tief in mich, in das tiefste Innere meines Daseins* eingepflanzt haben«.[111] Er ist auch davon überzeugt, dass seine Gedanken als Kind über das, was vor sich ging, logischer waren als die der Erwachsenen. »*Kinder denken mit ihren Gefühlen*, was zu logischeren Ergebnissen führt als die vorgefassten Ansichten der Erwachsenen. Deswegen ist es so schwierig, Kindern etwas vorzumachen. Sie spüren es, wenn Erwachsene nicht aufrichtig sind.«[112]

Durchdringen der Sinne

Wenn Menschen unter solchen Lebensbedingungen leben, wie sie hier untersucht werden, wird es immer schwieriger, zwischen dem Durchdringen der Sinne und dem Auseinanderreißen zu unterscheiden. Die Verwundbarkeit der Eltern und ihre Reaktionen auf die Aggressionen der Täter vor den Augen ihrer Kinder wirkten sich so aus, dass sie ihren

Kindern in ihrer Funktion als fürsorgliche Eltern »entrissen« wurden, selbst wenn sie physisch noch da waren. Mirjam erinnert sich daran, dass sie eine »unbestimmte Gefahr« empfand. Sie sagt: »Ich konnte die Tragweite nie wirklich begreifen … *Ich glaube nicht, dass ich das* [als Kind] *zusammenfügen konnte*. Ich hatte einfach das Gefühl, dass es da etwas Bedrohliches gab, das schlimmer werden konnte.«[113] Die Kinder »konnten es nicht ertragen«, das »Weinen« ihrer Mütter zu hören. Noa erinnert sich, dass seine Mutter »sehr aufgewühlt« war, »und sie weinte und weinte heftig im [Bahn-]Waggon. Aber ich konnte das nicht hören, dieses Weinen und dieses Leid; die Art, wie sie sagte, dass jetzt alles vorbei war. Ich selbst, ich konnte nicht weinen. Ich versuchte, meiner Mutter zu sagen, dass alles ganz sicher gut werden würde.«[114] Sandor beschreibt eine »vage Erinnerung an das, was inhaltlich gesagt wurde, aber eine deutliche Erinnerung an das starke Gefühl: ›Lieber Gott, bitte lass den Krieg nicht kommen.‹«[115]

»Plötzlich wurden alle Fenster geöffnet«

Henny erinnert sich, dass »plötzlich alle Fenster geöffnet wurden, und die Menschen riefen: ›Der Krieg hat begonnen!‹«[116] Maya entsinnt sich: »Durch das Fenster sahen wir die Russen marschieren … Wir hatten alle einfach Angst, und die Eltern hatten auch Angst; sie sahen aus ihren Fenstern heraus, alle Leute saßen in ihrem Häusern und schauten hinaus.«[117] Sandor schaute in die Gesichter der Erwachsenen und hat das Bild der Körpersprache seiner Familie sowie der Merkmale und Brutalität der Täter anscheinend in sich aufgenommen: »ihr Anblick mit den Totenköpfen überall, auf ihren Hüten und wo auch immer«.[118] Gleichzeitig versuchten die Kinder, ihr eigenes Leben zu leben – sie versuchten einfach, von der Unruhe zu Hause wegzukommen.

Panik

Nachts wurde häufig in die Häuser eingebrochen. Das Zuhause wurde »vergewaltigt«. Bella erinnert sich: »Um fünf Uhr morgens hämmerten sie an unsere Tür … ungarische Gendarmen. Sie wiesen uns an, aufzustehen und zu packen, in einer Viertelstunde fertig zu sein und Essen für drei Tage mitzunehmen. ... Alle hatten *Panik!*«[119] Die »Soldaten« schlugen Fenster und auf Familienmitglieder ein, die in einen Schockzustand verfielen. Die Kinder erlebten dies mit. Sandor erzählt davon, wie er sich versteckte und was er sah – Erinnerungen, die ihn nicht loslassen: »Meine allererste wirklich beängstigende Erfahrung war aus einer Nacht, irgendwann im Winter, als wir alle da lagen und schliefen, die ganze Familie. *Zwei halb betrunkene deutsche Soldaten brechen ein*, zertrümmern das *Fenster* und die Türen und brechen in die Wohnung ein. Natürlich *war unsere Wohnung vermutlich ein Tipp von irgendeinem ungarischen Nazi oder Pfeilkreuzler** *gewesen*. Und fürchterliche *Panik* bricht aus. Und was tun sie, sie fangen an, zusammenzuschlagen ... *meinen Onkel zusammenzuschlagen, der einen Bart hatte*. Alle waren natürlich noch im *Nachthemd und Pyjama*, und sie schlagen weiter auf ihn ein. Ich finde mich – ich weiß nicht, wie ich dahinkomme – *ich finde mich versteckt unter einem Bett wieder, und ich höre fürchterliche Schreie und so weiter.* Und als sie sowohl meine Tante als auch diesen Onkel zu ihrer Zufriedenheit geschlagen hatten, gingen sie ... Und dieses Bild, das ich in meiner Erinnerung habe, *als ich unter dem Bett herausschaue, ist von meiner Tante, wie sie in einem großen Nachthemd mitten im Raum steht und Urin mitten auf den Boden herunterrinnt.* Sie waren, das kann ich Ihnen sagen, in einem völligen Schockzustand. Dies ist die erste Erinnerung, die ich an physische Gewalt habe, an die Brutalität, zu der die Nazis fähig waren.«[120]

Das Bild des Vaters ändert sich

Die Befragten betonten durchweg die große Bedeutung der Beziehung zu ihrem Vater. Sie erinnern sich an die Fertigkeiten des Vaters und das Gefühl der Sicherheit, das er vermittelte. Jetzt sahen sie den Vater zum ersten Mal weinen. Es machte einen schockierenden Eindruck auf die Kinder zu sehen, wie ihr Vater gedemütigt, am Bart gezogen, zum Gehorsam gezwungen, geschlagen und sogar direkt vor ihren Augen ermordet wurde. Solche Dinge überstiegen ihre Vorstellungskraft in jeder Hinsicht, genauso wie der Anblick von anderen Erwachsenen, die diese Handlungen ausführten. Marysia entsinnt sich: »Und einmal kamen die Deutschen und ohrfeigten

* Anm. d. Ü.: nationalsozialistische Partei Ungarns

meinem Vater, und das war etwas, das wir Kinder noch nie gesehen hatten, und wir konnten nicht glauben, dass jemand unseren Vater ohrfeigen würde.«[121] Die Gesichter der Erwachsenen sahen *»verquollen«* aus. Sie hatten die *»hasserfüllten Blicke«* der Täter gesehen, die sich zusammen mit ihrer Unberechenbarkeit *»fest in die Erinnerung einbrannten«*. Gleichzeitig erlebten sie den Mut ihrer Eltern mit.

Oscar berichtet Folgendes über die Selektionen: »Mein Vater hatte mich an die Hand genommen, und so gingen wir zu den Bussen. Da standen Letten mit Gewehren und SS-Männer. Ich sehe den Mann tatsächlich vor mir, *sein Gesicht*. Wenn man klein ist, sieht natürlich jeder riesig aus, aber *er war riesig*, und er hatte eine SS-Uniform an. Er trug einen schwarzen, ledernen Soldatenmantel und einen Hut mit Totenköpfen drauf ... Er war offensichtlich der Chef. Er stand da mit einer Peitsche, *mit der Hand, so* [zeigt es], und [Pause] er schlug auf seine Stiefel. Ich nehme an, er war der Leiter dieses Vernichtungslagers. Und ich weiß nicht, was passierte. Mein Vater zerrte mich an der Hand mit und rannte zu dem Mann hin ... *Ich sehe diese Szene genau vor mir.* Er hebt die Hand und sagt ... [fängt an, zu weinen]: ›Dies ist mein Sohn; er ist alles, was ich habe, lassen Sie ihn leben.‹ Und dann sagt der SS-Mann: ›Ja, immerhin, er sieht nicht jüdisch aus. Wie viel Uhr ist es? – Ah ja, es ist ein Uhr, wir hören mit dem Prozedere fürs Erste auf. *Lasst ihn leben.*‹«[122]

Das Bild der Mutter ändert sich

In dem Durcheinander, das ausbrach, nahmen die Kinder die Veränderungen im Verhalten ihrer Mutter genau zur Kenntnis. In einigen Fällen werden die anfängliche Stärke und der Mut der Mutter betont. Sie war »kreativ« und »erfinderisch«. Marysia erinnert sich: »Mutter nahm ihren Schmuck ..., und sie machte kleine Beutel, die wir um den Hals trugen, für den Fall, das uns etwas passieren sollte.«[123] Aus ihrer Arbeit in ihrem Friseursalon erinnert sich Sandor an seine Mutter als »eine intelligente und hoch geschätzte Künstlerin, kann man sagen. Sie hatte einen außergewöhnlich guten Geschmack und war eine Ästhetin großen Formats.«[124] Rubens Mutter »hatte Angestellte, die Hüte herstellten und verkauften, ... was zur damaligen Zeit für eine Frau ungewöhnlich war.«[125]

Lisa hebt hervor, dass ihre Mutter »eine sehr starke Frau war ..., weil sie auch nie aufgab«.[126] Lisa glaubt, die Stärke ihrer Mutter wurde an sie weitergegeben und gibt ihr heute das Gefühl, dass niemand sie herabwürdigen kann. Das vorherrschende Bild der Mütter zeichnete sich jedoch durch Schwäche aus – entweder eine schwache Erinnerung, bei der man sich nicht an das Gesicht der Mutter erinnert, oder stattdessen eine Schwäche der Mutter, dass sie durch die Verfolgungen schwach geworden war. Dies scheint extrem beängstigend gewesen zu sein.

Mütter werden »wie gelähmt«, »sprachlos«, »ratlos«, »blind«

In sehr vielen Lebensgeschichten finden sich Erinnerungen an Mütter, gelähmt vom Schock, den die Angriffe auf das Zuhause und die Deportationen mit sich brachten. Dadurch werden die Belastungen vorstellbar, die auf die Mutter-Kind-Beziehung einwirkten. Gleichzeitig erinnern sich die Befragten deutlich, wie und wo sie im Verhältnis zu ihrer Mutter standen, und sie erzählen davon, wie distanziert – wenn überhaupt – sie sich von den bedrohlichen Ereignissen fühlten. Marianne berichtet, wie sie als 13-Jährige reagierte: »Und ich erinnere mich so gut daran. Wir standen ein bisschen weiter unten, und *meine Mutter stand auf ... ich weiß nicht, etwas weiter oben.* Da war ein Hügel oder so etwas. Und *ich fing an zu weinen, als ich von meiner Mutter getrennt wurde,* und dann weinte ich so sehr, *dass ich nicht atmen konnte. Und mein Gesicht lief ganz blau an, und ich war kurz davor zu ersticken.* Und dann sah mich meine Mutter, und ich vermute, sie *wusste nicht mehr weiter, also blendete sie ihr Umfeld völlig aus.* Auf dem Hügel standen ein Deutscher und ein Pfeilkreuzler. Und auch ein ... Und dann sah mich meine Mutter an und dann ... Sie ging einfach wie in Trance zwischen diesen beiden Männern hindurch und kam herunter und reihte sich ein. Bekannte versteckten sie. Sie musste aus zwei Gründen versteckt werden. Wegen dem, was gerade passierte, aber auch, weil sie ganz besonders schön war, und die Deutschen und ... die Ungarn versuchten, sich ständig Freiheiten herauszunehmen, ständig, ständig. Um dem zu entgehen, nahm sie ein kleines Kissen, und dann verpasste sie sich den Bauch einer Schwangeren, und das war es, was sie rettete. Es war sehr lustig, wie viele, viele Menschen nach dem Krieg auf sie zukamen und fragten, wie es dem kleinen Kind gehen würde. Es gab kein Kind. Und ...

und so rettete meine Mutter mich – und ich rettete meine Mutter ..., aber es war vollkommen unfassbar, dass das klappte.«[127]

Marianne war von ihrer Mutter getrennt worden, weil ihre Mutter vom Schock gelähmt war, sie »wusste nicht mehr weiter« und *»blendete ... ihr Umfeld völlig aus«*. Von der Mutter *weggerissen* zu werden, wurde vom Kind anscheinend als tödliche Gefahr wahrgenommen. Meine Interpretation dieses Ereignisses lässt sich mit Anzieus (1985) Theorie über die psychologische Bedeutung der Haut vergleichen. Besondere Aufmerksamkeit schenkte er der Bedeutung der Trennung, die sich als Vorstellung von einem Bruch in der gemeinsamen schützenden Hülle zweier Personen widerspiegeln kann. Irgendwie schaffte es Marianne zusammen mit ihren Mitgefangenen, ihre Mutter, indem diese ein Kissen benutzte, schwanger wirken zu lassen, was ihnen *Raum zum Handeln* gab. Gleichzeitig konnte gerade durch eine »Schwangerschaft« die Urbeziehung zwischen Marianne und ihrer Mutter wiederhergestellt werden. Verwendet man Anzieus (1985) Terminologie symbolisch, ließe sich dies als die *Wiederherstellung der gemeinsamen schützenden Hülle* beschreiben.

Liv erzählt, wie sie als Achtjährige *ihrer Mutter den Weg zeigen musste*: »Jetzt stand ich mit meiner Mutter oben, ganz oben, und wir sahen in den Innenhof hinunter. *Meine Mutter hielt meine Hand*, und die Deutschen rannten mit ihren Hunden auf unserem Treppenflur herum ... Und dann war da *jemand, der pfiff*, und sie wandten sich ab. Sie hatten die Order erhalten, rauszugehen, dort ging etwas anderes vor sich. In dieser speziellen Situation waren wir also gerettet. *Warum ich das erzähle, ist, meine Mutter konnte plötzlich nichts mehr sehen. Sie wurde blind, vermutlich als Folge des Schocks.* Ihr Augenlicht kehrte später zurück, aber zu diesem Zeitpunkt sagte sie nichts. Ich musste sie die Treppe hinunterführen. Es war furchtbar, denn ich war nicht wirklich sicher, wie man von dort, wo wir standen, zurück zu unserer Wohnung kam. Ich hatte immer einen schlechten Orientierungssinn, aber irgendwie schaffte ich es. Sie sagt absolut gar nichts. Das blieb einige Tage lang so.«[128]

Liv erinnert sich an die Nähe zu ihrer Mutter und wie sie ihr als fürsorglicher Elternteil entrissen wurde, als sie »durch den Schock erblindete«. Liv wurde zur verantwortlichen Person und führte ihre Mutter, obwohl sie den Weg nach Hause nicht kannte. Die Rollen waren vertauscht. Liv schuf einen Raum: »Irgendwie schaffte ich es.« Anzieu, der die Containerfunktion erforschte, zitiert Bion (1962), der drei wichtige Konzepte bezüglich des Übergangs des Babys vom Nicht-Denken zum Denken – *Wahrnehmungen,*

Affekte und *Erinnerungsspuren* – und der Möglichkeiten der Mutter nannte, *diese zu containen*, wenn sie in die erwachende Psyche eindringen. Ich bin davon überzeugt, dass diese Konzepte als Vergleich zu meiner Deutung der oben genannten Interviewsequenzen relevant sind, in denen offensichtlich während des Interviews ein perforierendes Trauma ablief, als Verbindungen zu beängstigenden Geräuscherlebnissen geknüpft wurden. Verbindungen zum Trauma bzw. zu den Generationen werden in Teil IV erörtert.

Das wiederkehrende Thema einer schwachen Mutter kann, wie oben erwähnt, Ausdruck einer unbewussten Rache gegenüber der Mutter dafür sein, dass sie außerstande war, ihr Kind vor der Verfolgung zu beschützen. Gleichzeitig ist das Bild der Mutter bei einigen der Befragten wegen der darauf folgenden langen Trennung verblasst, was es unmöglich machte, eine innere Repräsentanz von ihr aufrechtzuerhalten. Winnicott (1967) verdeutlicht, wie lange Phasen fehlender Reaktionen der Mutter dazu führen können, dass die kreative Fähigkeit des Kindes verkümmert. Kinder werden sich dann, wie oben beschrieben, nach anderen Möglichkeiten umsehen, von ihrer Umwelt etwas von sich zurückzubekommen. Die Haushälterin oder das Kindermädchen erfüllten eine sehr wichtige Funktion. Vom Balkon aus konnte Eva sehen, wie die Männer im Hof angegriffen wurden, und »unsere Haushälterin nahm mich so, drückte meinem Kopf gegen ihren Bauch [sodass sie es nicht mit ansehen musste]«.[129] Sofia erzählt Folgendes über die Hilflosigkeit ihrer Mutter: »*Und meine Mutter war total gelähmt*, sie konnte also nicht so viel machen und meine Großmutter genauso wenig. Also half uns diese Vilma beim Packen, und ich auch. *Ich half beim Packen*, und ich weiß auch nicht einmal, was wir packten.«[130]

Maya erläutert: »Wir sahen, wie Mutter so schrecklich viel geweint hatte. Sie beantwortete unsere Fragen nicht; sie antwortete auf nichts, was wir sie fragten. Sie war geradezu *stumm*, und wir hatten schreckliche Angst um sie [weint].«[131] Wenn Maya sagt, dass ihre Mutter »stumm« und nicht »still« war, dann bringt sie damit zum Ausdruck, was genau beängstigend war.

Die Belastungen für die Mütter als verbleibender Elternteil waren zweifellos gewaltig: Sie befanden sich in Lebensgefahr und mussten sich gleichzeitig um ihre Kinder kümmern. Sehr wahrscheinlich war es schwierig, eine optimale Distanz, einen »Raum zum Spielen« zwischen der Mutter und ihren Kindern zu wahren; einen Raum, der für positive bleibende Erinnerungen hätte sorgen können. Das Bild, das die Befragten von der Sprechweise und der Körpersprache ihrer Mütter bzw. Väter bieten, kann auch eine allgemeine kindliche Perspektive der Welt widerspiegeln, das heißt die von einem Kind geschaffenen sozialen Konstrukte, in denen die Menschen in die absoluten Kategorien »gut« und »böse« eingeteilt werden.

Die Geräusche weiten sich aus

Die Kinder wurden davor beschützt, das zu sehen, was vor sich ging, und ihre Betrachtungen der Welt bezogen sie aus den Geräuschen verängstigter Stimmen. Nach einigen Monaten, sagt Marie, hörte sie, dass die »Erwachsenen flüsterten: ›Deportationen, Deportationen‹, aber uns hatten sie nichts gesagt! Und ich glaube, das war dumm.«[132] Emilia erzählt, dass sie »Schreie von der Straße« hörte, »als sie einen älteren Juden zusammenschlugen, der einen Bart trug. Dann wurden meine Cousine und ich im Bad eingeschlossen, damit wir nichts sehen konnten, damit wir nichts hören konnten. Niemand wollte mit uns reden. Da draußen war ganz einfach nichts. Sie versuchten, uns zu beschützen. *Aber wir hörten es trotzdem.*«[133] Die Juden wurden in Güterwaggons abtransportiert, *»und es gab schreckliche Szenen im Dunklen, die man sah, sobald sich die Augen an die Dunkelheit gewöhnt hatten«*.[134] Viele erzählen, wie sie sowohl in den Güterwaggons als auch in den Verstecken, wo Personen von Weitem hören konnten, was vor sich ging, »das verzweifelte Schreien von Kindern« hörten.

Das Entfernen und Trennen von Familien

Die Gefahr war groß, dass die Menschen einander verlieren würden. Bella erinnert sich: »Eine der schwierigsten Erinnerungen, die ich von dieser Nacht habe, war die gewaltige Zahl von Menschen … und *die Menschen verloren sich.* Sie brachten ganze Nächte damit zu, herumzulaufen und in der gewaltigen Menschenmenge nach den anderen zu rufen … Sie jammerten und weinten und schrieen, es war furchtbar.«[135]

Tote Tiere und Menschen sehen

Wiederkehrende visuelle Erinnerungen an gestorbene Tiere liefern eine Vorstellung von den Kriegserlebnissen *aus der Sicht eines Kindes.* Emilia beschreibt eine »Welle von Flüchtlingen …, Bomben fielen, und es lagen viele tote Menschen und Pferde auf der Straße. Wenn wir die Flugzeuge kommen hörten, rannten wir und *legten uns flach auf den Boden.*«[136] Liv berichtet Folgendes: »Das absolut Schlimmste war, dass während eines dieser Angriffe, einer dieser Offensiven, dieser Luftangriffe auf Warschau, na ja, wir waren im Luftschutzkeller, und als wir zurückkamen, sahen wir, dass eine *Granate … ein Teil einer Granate durch das Fenster* in einen der Räume eingeschlagen und den Käfig getroffen hatte, in dem *in diesem Moment zufällig meine Kanarienvögel waren.* Normalerweise ließen wir sie frei fliegen, aber dieses Mal hatten wir sie eingesperrt, weil wir hinunter in den Keller gingen. [Genau wie die Familie waren die Vögel während der Angriffe eingesperrt.] Und sie waren tot, und *ich bin wohl nie darüber hinweggekommen.* Wissen Sie, es war ein furchtbarer Schock, und *es war das erste Mal, dass ich den Tod gesehen habe.*«[137]

Es ist auch möglich, dass die Angst, erzeugt durch die allumfassende, ihre eigene Existenz überschattende Bedrohung, auf den Verlust ihrer Vögel verschoben wurde. Sie fügt hinzu, dass »es immer alltäglicher wurde, zu sehen, dass Menschen da draußen bei den toten Tieren [Pferden] waren und Fleischstücke herausschnitten. Und na ja, im Grunde ist da nichts wirklich Seltsames dabei, es sah nur so unglaublich aus.« Allgemein gesprochen, haben die überlebenden Kinder Erinnerungen daran, dass die Nationalsozialisten ihnen ihre Haustiere wegnahmen. In Berlin war es jüdischen Familien verboten, ihre Haustiere zu behalten, und sie nahmen an, dass die Tiere getötet wurden, auch wenn sie das nicht glauben wollten. Ab dem Zeitpunkt der Deportationen der Juden aus ihren Heimatvierteln wurde der Anblick toter Menschen immer mehr zur Normalität (McIntyre 1997).

Auseinanderreißen

Das Zuhause und die Menschenwürde werden weggerissen

Die Menschen waren bald gezwungen, die natürlichen Netzwerke um sich herum abzubrechen und ihr Zuhause zu verlassen. Sie fühlten sich weniger menschenwürdig, wie Sandor sagte. Er erinnert sich, dass »sie einen Teil der Bevölkerung einer Art Vergewaltigung unterzogen, indem sie *sie aus ihrem Zuhause wegrissen* … Sie gaben mir das Gefühl, auch mir mit meinem kindlichen Herzen, dass der Respekt uns als Menschen gegenüber gleich Null war.«[138] Die Erwachsenen waren sich uneins, ob sie flüchten oder es hinnehmen sollten, ins Getto zu gehen. Eva erinnert sich, dass »sie sich spätabends stritten, und ich belauschte sie«.[139] Lena beschreibt: »Es war an einem Freitagabend, und meine Schwester und ich sahen, dass da zwei *SS-Männer in der Tür standen und mit ihren Pistolen auf uns zielten.* Sie befahlen uns, aufzustehen und uns anzuziehen. Und wir haben uns *furchtbar geschämt*, und dann, na ja, sie liefen in der ganzen Wohnung herum.«[140] Marysia sagt: »Ich blieb die meiste Zeit im Bad, wissen Sie; wir haben uns so schrecklich gefürchtet.«[141]

Der Vater wird weggerissen

Marie erzählt [tiefbewegt], wie sie ihre *Mutter schreien* hörte: »Es reicht nicht, *dass mein Mann den Heldentod gestorben ist*; nein, ihr schickt auch noch meine Kinder in den Tod!«

Sie berichtet von der Verzweiflung ihrer Mutter und davon, wie es war, als sie vom Tod ihres Vaters erfuhr: »Mein Vater ist tot! Er ist tot! Und dann wurde ich ohnmächtig.«[142] Viele Assoziationen sind mit der Erinnerung an den Vater verknüpft und damit, ihn zu vermissen. Es kam häufig vor, dass der Vater plötzlich aus dem häuslichen Umfeld herausgerissen wurde. Emilia sagt, dass sie »in Panik verfiel, als ich hörte, dass mein Vater eingezogen wurde. Ich wusste, dass Menschen in einem Krieg töten können, und dann erfasste mich die Panik. Und meine Mutter, sie sagte nicht sonderlich viel.«[143] Liv stand mit ihrem Vater in einer Lebensmittelschlange an, und ein deutscher Offizier hielt nach Juden Ausschau. Sie erinnert sich: »*Plötzlich war ich alleine* in der Schlange. Mein Vater war zum Verhör abgeführt worden … Ein furchtbar erschütterndes Erlebnis für mich, dass sie meinen Vater mitnahmen.«[144] Mirjam erinnert sich daran, wie ihr Vater nicht auf Wiedersehen sagen wollte, »aber ich rannte trotzdem hin und sah ihn vom Balkon aus, als er wegging … Ich hatte eine schreckliche Vorahnung, dass er niemals wiederkommen würde … *Mein persönliches Sicherheitsempfinden war sehr stark mit meinem Vater verbunden.*«[145] Viele haben bleibende Erinnerungen an die *Einsamkeit*, die sie empfanden, und auch an die Verantwortung, die sie glaubten, übernehmen zu müssen (vgl. weiter unten, Altersverzerrung). Gleichzeitig scheint ihnen die Erinnerung an den Vater, vielleicht aufgrund seiner symbolischen Schutzfunktion, Kraft zum Überleben gegeben zu haben. Anna Freud und Dorothy Burlingham (1950) beschreiben die Einstellungen der Kinder zu ihren toten Vätern. Sie beobachten einen auffälligen Gegensatz im Verhalten von Kindern im Waisenhaus gegenüber ihren Vätern, wenn diese während der Kriegsjahre zu Besuch kamen, und der völligen Unfähigkeit der Kinder, den Tod der Väter zu begreifen, wenn sie starben. Die Kinder redeten über ihre Väter, als seien sie am Leben. Dies ist vergleichbar mit der anhaltenden, nicht durchgearbeiteten Trauer von Erwachsenen und manchmal ihrer Leugnung des eigentlichen Todes des Vaters, wie in dieser Studie beobachtet. Versprecher und Wunschdenken belegen die »Erwartung«, dass er zurückkommen wird.

»Der Teddybär verschwand«

Geliebte Dinge verschwanden. Julia erzählt: »Ich hatte einen Teddybär, der verschwand. Es war ein bisschen symbolisch … dass ich wegen eines Teddybären trauerte, es gab andere Dinge, um die zu trauern war … Er verschwand, als wir untertauchten … Dies war eine sehr starke Erfahrung.«[146]

Weggeschickt werden

Kinder wurden zu »jemandem« in ländliche Gegenden geschickt, von denen die Eltern glaubten, dass das Risiko, entdeckt zu werden, dort geringer war. Dies waren sehr traumatische Trennungen. Den Kindern wurde (manchmal) fälschlicherweise gesagt, dass die Eltern tot seien, um die Rettung aller zu ermöglichen. Eine Reihe von ihnen sprach erleichtert darüber, dass Ihnen das Weggeschicktwerden erspart blieb.

Körper brandmarken

»Zusammentreiben« und Zusammendrängen

Die Verhaftungsaktionen der Juden hatten ein Zusammentreiben, Zusammendrängen, Warten, den Verlust der Bewegungsfreiheit zur Folge, und all das unter Androhungen. Sie fanden zum Beispiel in Sportstadien oder auf anderen großen, offenen Plätzen statt. Das »Zusammentreiben« ist ein in der Sprachverwendung der Befragten wiederkehrendes Konzept. Sonja erinnert sich daran, wie sie weggetrieben wurden. »Wir sollten uns auf einem großen Feld versammeln, das mit sehr hohen Planken eingezäunt war. Wer nicht dorthin ging, wurde erschossen, wenn man ihn fand.« Sie erinnert sich detailliert an sich selbst in dieser Situation: »Wir zogen die besten Kleider an, die wir hatten. Ich erinnere mich so gut daran, was ich anhatte. Ich hatte ein langes *Samtkleid*, *schöne Locklederschuhe* und weiße Strümpfe. Und ich hatte den Davidstern auf diesem blauen Samtkleid, und das Kleid hatte einen kleinen weißen *Kragen* mit blauen Punkten darauf, und es war handgenäht. Dann hatte ich einen Mantel an, eine Art Trenchcoat ... Am Anfang blieben wir recht optimistisch. Aber nach einer Weile gab es eine Verzögerung, und die Deutschen kamen nicht, und wir standen da, und sie *trieben uns immer weiter zusammen. Kinder wurden niedergetrampelt* und andere auch, und es gab immer weniger Platz zum Stehen. Und dann fing es an zu regnen. Es war *matschig* ... Es muss Spätsommer gewesen sein, denn ich trug *Kniestrümpfe.*«[147]

Sonja vermittelt das Gefühl des weichen Samtstoffes und des Kragens, der sie umgab, sowie der schönen Lacklederschuhe. Es hatte auch einen praktischen Aspekt, mehrere Kleidungsschichten zu tragen: Auf diese Weise konnten die Menschen so viel wie möglich mitnehmen. Daneben lässt sich mit Bezug auf Anzieus Sichtweise (1985) anmerken, dass Kleidung die Verstärkung der *eigenen schützenden Hülle* einer Person bedeutete. Nach Winnicotts Terminologie könnten die Kleidungsstücke dann als Übergangsobjekte gedient haben; *eine Verbindung zur Mutter* und zu dem Zuhause, das zurückgelassen wurde. Meine Deutung, dass die Kleidung eine symbolische Bedeutung hat, wird von der Tatsache gestützt, dass Sonja *sich so genau an sie erinnert.* Sonja sagt, dass es regnete, es war matschig, und es gab immer weniger festen Boden, auf dem man stehen konnte. Die Lacklederschuhe scheinen im Matsch zu verschwinden, und ein fester Halt auf dem Boden wird immer schwieriger für sie.

Keine Fenster: Der Luftschild schrumpft

Erinnerungen an Gerüche sind ausgeprägt, wenn Erinnerungen an das Zusammentreiben oder das Abtransportieren von zu Hause beschrieben werden. Ich nenne die Atmosphäre oder »die Blase«, die den menschlichen

Körper umgibt, den »*Luftschild*«. Der Luftschild wurde durch die wiederholten Erfahrungen des Wartens mit dem gleichzeitigen Entzug der Bewegungsfreiheit verbeult. Es kam auch zu realem Gedränge und eingeschränktem Bewegungsraum, wobei der Sauerstoff auf ein Minimum reduziert war und die überhaupt noch verbleibende Luft stank. Der »Luftschild« wurde durch das Gedränge während der Transporte in den Viehwaggons perforiert. Jenny erinnert sich: »Es gab dort *keine Fenster*, nur *Ritze* in den Wänden«, durch die sie einen Blick auf das erhaschen konnten, was auf der anderen Seite war, oder durch die sie *atmen konnten*. »Alle rannten, wir drängten uns gegenseitig zusammen oder *trampelten aufeinander herum*, um nicht geschlagen zu werden [weint]. Als wir schließlich in den Viehwaggons waren, 70 bis 80 Leute, das weiß ich jetzt, wurden sie *von außen* mit einem Vorhängeschloss *verriegelt*. Es gab kaum genug Platz zum Sitzen.«[148] Die Möglichkeit, Luft zu bekommen, war drastisch vermindert. Darüber hinaus *erschwerte die Dunkelheit die Orientierung*. Kinder machten sich in die Hosen. Auf den Bootstransporten übergaben sich die Menschen, sie weinten und waren gezwungen, ihre Bedürfnisse auf dem Boden des Waggons zu verrichten oder dafür ihre Hüte zu verwenden, die sie dabeihatten. Lena erinnert sich an eine schwangere Frau, die auf die Toilette musste, und »wir alle ließen sie die Hüte benutzen, die wir hatten.«[149] Es war, als *laufe* etwas aus all den Öffnungen *aus*.

Raumschaffen

Denken/Fantasieren

Die Lebenswelt zu Hause ins Gedächtnis eingeprägt

Die räumliche Orientierung und die Anordnung der Möbel im Elternhaus waren offensichtlich bedeutsam. Das Zuhause diente den Befragten als sichere Struktur in ihrem Dasein, zu der sie in ihren Gedanken und kreativen Aktivitäten zurückkehren konnten. Eigene Fotografien und Gemälde, die die Befragten für die Videoaufnahmen im Zusammenhang mit den Interviews vorzeigten, veranschaulichen die Bedeutung des »Lebensrahmens«;

der Struktur, die zerstört wurde und die man sich einprägen muss, damit sie repariert werden kann. Dies scheint ein wesentlicher Aspekt im Kampf gegen das generationale Auseinanderreißen zu sein.

Die Familie versammelt sich

Julia hat ein »starkes, konkretes Erinnerungsbild von der Besatzung«, obwohl sie erst sechs Jahre alt war: »Meine Mutter hatte sich im Badezimmer verbrannt, und alles war verständlicherweise chaotisch … Dann, später am Nachmittag, waren wir bei meiner Großmutter und meinem Großvater und aßen an einem *großen Tisch* zu Abend.«[150] Die Familie kam zusammen und redete. Sie schufen offenbar einen Raum zum Denken und Reflektieren.

Bindungsobjekte

Die Zeit kam, dass sie ihr Zuhause würden verlassen müssen, und daher mussten sie sich entscheiden, welche wenigen Dinge sie mitnehmen sollten. Für die Mädchen waren das Puppen und Teddybären. Julia hatte eine »große, hübsche Puppe, die wir mitschleppten … eine dieser Zelluloidpuppen … und ich hatte auch einen Teddybären, der später verschwand.«[151] Elias, der damals 13 Jahre alt war, erinnert sich an »das Sammeln der Dinge, die uns am wichtigsten waren … Ich hatte ein … kleines Schmuckstück oder wie man das nennen soll. Es war nicht wirklich Schmuck; es war ein Kalender an einer Kette, die man um den Hals trägt. Es sah aus wie eine Halskette. Das war das Einzige, was ich mitnahm. Ich trug es den ganzen Weg bis Auschwitz mit mir rum. Aber das ist das Einzige, was ich besaß, an das ich mich deutlich erinnere.«[152] Henny erzählt von einem »kleinen goldenen Ring, den meine Großmutter jedem ihrer Enkel am zehnten Geburtstag gab, einen kleinen Ring mit einem blauen Stein. Und das war das Einzige, das ich von zu Hause hatte.« Sie versteckte ihn in einem Stück Brot, das sie nicht aß, »nur, um an der Erinnerung an meine Großmutter festhalten zu können. Das Brot zerbröselte, und so nahmen sie mir den Ring. Das war die letzte Verbindung zu meinem Zuhause.«[153]

Winnicotts Terminologie (1953) zufolge konnten Schmuckstücke scheinbar als Übergangsobjekte fungieren. Sie symbolisieren sozusagen den Raum zum Spielen zwischen dem Kind und der Mutter, also die Verbindungen zur Mutter (hier durch die Großmutter), welche die Kinder ins Unbekannte mitnahmen. Nicht das Objekt selbst muss von Bedeutung sein, sondern vielmehr die eigentliche Verwendung des Objekts. Elias erinnert sich nicht genau daran, *was* das Objekt war, aber er erinnert sich an das *eigentliche Ereignis* in Bezug darauf. Das Bindungsobjekt kann für ihn primär von Überlebenswert gewesen sein. Diese Bindungsobjekte mit einem unterschiedlich starken symbolischen Wert stammen aus der äußeren Realität, dem Zuhause, das bald weggerissen werden wird. Gleichzeitig stehen die Objekte in Verbindung mit der inneren Welt des Kindes.

Die Kinder schaffen sich selbst Aufregung

Kinder sahen aus Fenstern, Löchern und Ritzen in den Güterwaggons hinaus, um ihren Blick auf etwas richten zu können, das draußen existierte; etwas, das da draußen sicher erschien. Dadurch war es ihnen vielleicht auch möglich, sich selbst aus ihrer entsetzlichen Realität hinauszufantasieren: der Realität, eingeschlossen zu sein, in Gefangenschaft zu sein. Ihre eigene Körpergröße wurde maßgeblich dafür, »etwas da draußen« psychisch erfassen zu können. Einige von ihnen hatten die »richtige Größe, um durch das Loch hinauszuschauen«. Elias bemerkt: »Für uns Kinder war es auf gewisse Weise aufregend: Denken Sie daran, dass wir nie zuvor Zug gefahren waren.«[154] Ester erinnert sich: »Manchmal schien es wie eine Ewigkeit. Wir wussten wirklich nicht, wie lange wir, wie lange die Reise dauern würde. Wir wussten nur, dass wir durch die Ritzen sehen konnten. Manchmal konnten wir andere, sehr hohe Berge sehen, und dann dachte ich bei mir: ›Nein, kann das denn sein? Jetzt sind wir in der Tschechoslowakei, und wir sehen die Tatra, wo ich schon immer hinfahren wollte.‹ Es war da also ein bisschen von diesem Abenteuergefühl, dass wir jetzt zu neuen, fremden Ländern reisten.«[155]

Marysia erinnert sich daran, was sie sah, als die Deutschen kamen: »Und sie kamen mit wunderschönen grünen Lastwagen, und ihre Stiefel waren so schön poliert … Sie waren jung, gut aussehend, gepflegt. Zwischen ihnen und der polnischen Armee lag ein derartiger Unterschied, dass ich mich bis zum heutigen Tag daran erinnere.«[156]

Verhältnis zu den Tätern

Wunschdenken konnte seinen Ausdruck in Fantasien finden, ein gutes Verhältnis mit den Tätern zu haben. Eva erinnert sich, wie ihre Mutter und andere jüdische Frauen den Boden schrubben mussten: »Ich erinnere mich daran, dass ein deutscher Offizier zu mir kam, schließlich sprachen wir ja Deutsch, und die Deutschen redeten mit mir. *Und mir ging der Gedanke durch den Kopf, dass er mich mochte.*« Der Offizier vergoss Wasser mit Glasscherben darin und wies die Frauen an, noch einmal von vorne anzufangen. »Mutter machte eine Ecke ganz sauber und sagte, ich solle mich dort hinstellen und nicht bewegen«[157] – und wieder schrumpfte der Raum! Vielleicht war das Gefühl, dass es aufseiten der Täter ein gewisses Interesse gab, mit deren wiederholt unberechenbarem Verhalten verbunden. Im Kontext der Deportationen waren die Täter nicht in der Lage, »die Juden als menschliche Wesen anzusehen«. Die Juden konnten stattdessen zum Ziel ihrer Projektionen werden, und so projizierten sie die Eigenschaften auf die Juden, von denen sie nicht zugeben wollten, dass es ihre eigenen waren. Die Projektionen schienen als Ventile für die Persönlichkeit zu fungieren (Böhm 1993). Trotzdem zeigen die Ergebnisse der vorliegenden Studie anscheinend, dass sich die Täter für einige Sekunden »menschlich« verhalten konnten, so als *hätten sie genug*. Sie konnten plötzlich »Mitleid zeigen«, und in Ausnahmefällen kamen Juden mit dem Leben davon.

Kultur und Religion bewahren

Die Möglichkeiten, kulturelle Aktivitäten beizubehalten, waren drastisch eingeschränkt. Liv erzählt, dass sie es schafften, zusammen mit einem Jungen und seinen Eltern im Getto ein Passahfest (jüdischer Feiertag) zu feiern.[158]

Denken/Handeln

Ungehorsam

Manchmal taten die Kinder Dinge, die verboten waren. Wie bereits erwähnt, nahmen einige hin und wieder den Davidstern ab und wagten sich hinaus, um Besorgungen zu machen. Marie durfte nicht das Fenster öffnen, »aber ich machte es trotzdem, und wir sahen auf der linken Seite, wie eine große Menschenmasse ankam«.[159]

Rückzug in die eigene Hülle

Indem sie ihre *Grenzen* gegenüber der Außenwelt *verstärkten*, konnten die Kinder einen Raum schaffen, in dem sie denken, fantasieren und ein Gefühl für ihre eigene Existenz bewahren konnten. Sandor erkannte, dass er sich in einer bedrohlichen und absurden Situation versteckte: »Das Einzige, was ich versuchen kann zu tun, ist, *mich ganz klein und fest zusammenzurollen* und auf meinem Bett zu sitzen und *der kleine Junge zu sein, der ich eigentlich in Wirklichkeit bin.*«[160] Er spricht im Präsens, als würde die Situation genau in diesem Moment stattfinden. Emilia hatte das Gefühl, dass »der Küchenschrank fast auf mir stand. Sie [die Helferin] sagte: *›Nimm die Hand vor den Mund und atme eine Zeit lang nicht.‹* Und dann kamen die Deutschen und einige polnische Nachbarn. Und sie suchten mich. *Ein Mädchen war verschwunden.*«[161] Emilia sollte nicht atmen, keine Luft herauslassen, alles innerhalb ihres Luftschilds behalten. Alle Löcher mussten abgedichtet werden. Sonja »dichtete alle Löcher [im Luftschutzkeller] ab … Wir hatten Angst vor dem Senfgas, von dem wir gehört hatten, also machten wir uns einen Mundschutz.«[162]

Seine Identität verbergen: Falsche Papiere erhalten

Die Kinder bekamen eine »neue« Identität. Henny erzählt, wie verwirrt sie war: »Ich musste mich waschen, sie hatten einige neue Kleidungsstücke für mich … natürlich ohne diesen Stern. Ich hatte bereits eine Geburtsurkunde bekommen … eine falsche, natürlich; *ich erinnere mich nicht daran, wie mein Name lauten sollte oder so.* Das waren falsche Papiere.«[163] Viele der Überlebenden empfanden ihre »falsche Identität« als Teil ihrer persönlichen Identität, und sie haben ihre »neuen« Namen bis zum heutigen Tag beibehalten.

Seine Identität verbergen: Eine andere Religionszugehörigkeit annehmen und ein nichtjüdisches Äusseres haben

Die Konversion zum Christentum fand in einer Reihe von Fällen statt, um wenn möglich Handlungsfreiheit zu erreichen. Lisa, deren Mutter keine Jüdin war, erklärt: »Meine Mutter und meine Schwester, die damals vier Jahre alt war, zählten zu den Christen und mein Vater und ich zu den Juden, [denn] wenn vor dem neunten Geburtstag konvertiert wird, zählt man sie zu den Juden.« Lisa konnte sich trotzdem weiterhin *frei bewegen*: »Ich ähnelte mehr meiner Mutter und *sah daher nicht wie eine Jüdin aus.*«[164]

Die Eltern hatten manchmal unterschiedliche Meinungen über eine Konversion und die passende Schule, wenn es um das Ziel ging, ihr Kind zu verstecken. Bella ging auf eine katholische Schule, wurde aber auf eine jüdische Schule versetzt, als ihre Mutter sah, wie sie sich außerhalb einer katholischen Kirche bekreuzigte: »Ich bekreuzigte mich, und das ließ etwas in meiner Mutter auflodern.«[165]

Seine Identität verbergen: Bindungen zu Freunden und den eigenen Wurzeln schaffen

Einige Familien richteten es ein, zu einem Verwandten zu ziehen, und flohen von einer Stadt zur anderen, wo sie sich sicherer fühlen konnten, bevor sie trotz dieser Fluchtversuche in ein Getto deportiert wurden. Die Kinder fanden ihre eigenen Wege, ihre Angst zu verbergen. Marysia beschreibt, wie »wir immer irgendein Spiel oder Karten unter dem Tisch hatten, sodass, wenn die Deutschen kamen, wir so tun konnten, als würden wir Karten oder ein Spiel spielen … Ich fühlte mich aber viel sicherer, wenn ich bei einer Freundin war, als ich mich in meinem eigenen Zuhause fühlte, denn bei ihr stand ein polnischer Name an der Tür.«[166] Maya erzählt: »Einige von uns waren im gleichen Alter, wir trafen uns, wir saßen irgendwo in einer Ecke und erzählten verschiedene Geschichten, und wir hatten Angst vor allem und jedem.«[167] Sonja bemerkt, dass eine Helferin ihren *Spitznamen* verwendete, wenn sie sie ansprach, um ihre Identität zu verbergen; ein Name, den Sonja liebevoll im Interview erwähnt: »Sonja, oder ›S‹, … wie sie mich nannte [lacht], auf Polnisch [kurze Pause]. Sie sagte mir, ich solle so tun, als würde ich sie nicht erkennen.« Sie sollte *so tun, als sei sie nicht die, die sie ist, und gleichzeitig kann sie im Gedanken an ihren Spitznamen darauf vertrauen,* dass sie die ist, die sie ist.

Bindungen schaffen durch das Schreiben von Mitteilungen

Wie bereits erwähnt, schrieb Emilia Mitteilungen an ihre Eltern, die sich versteckt hielten. Als die deutsche Polizei zu Lena nach Hause kam, um ihre Familie zu deportieren, schaffte sie es, eine Mitteilung unter der Hintertür hindurchzuschmuggeln, in der Hoffnung, dass ihre beste Freundin sie später finden würde. Ihre Freundin fand sie tatsächlich, nachdem Lena nach Theresienstadt deportiert worden war. »Ich riss eine Ecke von einer Zeitung, um darauf zu schreiben. Ich schrieb: *›Liebe Kamma* [schluckt], *wir sind von der deutschen Polizei geholt worden. Sag in der Schule Bescheid.‹ Dann rollte ich sie zusammen und schaffte es, sie durch die Küchentür zu schieben,* ohne dass die Deutschen sie entdeckten. Es war im Grunde ziemlich gefährlich, das zu tun, und *meine Freundin fand sie später.*«[168]

»Wenn du ein Leben rettest, rettest du die ganze Welt«[169]

Dies ist ein jüdisches Sprichwort, zitiert von Henny. Es gab Frauen, die *Kinder retteten* und dabei ihr eigenes Leben riskierten. Sonja war im Begriff, zusammen mit einer Helferin mit der Straßenbahn zu fahren (was Juden verboten war). Sie erinnert sich: »Ich hatte diesen Judenstern auf meinem Kleid und auf meinem Mantel, und wir fingen an, ihn herunterzureißen, wissen Sie, Samt hinterlässt einen Abdruck. Also musste ich die gesamte Strecke meinen Mantel so halten [zeigt, wie], um den vom Judenstern gemachten Schatten zu verstecken.«[170]

Ein Helfer konnte »mütterliche Instinkte« haben.[171] Jüdische Frauen gingen ebenfalls Risiken ein und halfen jüdischen Kindern, ihre Gedanken ablenken zu können, wenn ihre Eltern nicht da waren oder nicht die Kraft hatten, sich selbst um die besonderen Bedürfnisse ihrer Kinder zu kümmern. »Lita war … sie hatte *mütterliche Instinkte.* Sie kümmerte sich um uns Kinder, alle, die dort lebten. Sie spielte mit uns und brachte uns verschiedene Dinge bei. Sie las uns vor. [Die Polizei brachte sie eines Tages weg.] Ich sah sie mit anderen Gefangenen auf der Straße. Sie marschierten, sozusagen. *Als ich sie sah, dachte ich nicht … Ich rief einfach: ›Lita!‹, und sie sah mich an und wendete sich ab. Da begriff ich, dass ich still sein musste.* Ich durfte nicht tun, was ich gerade getan hatte. *Ich werde ihr Gesicht nie vergessen.* Sie war ein wunderbarer Mensch.«[172]

Körperkontakt

Während des Transports in den Güterwaggons war es lebenswichtig, »Kontakt miteinander zu haben; meine Schwester, meine Mutter und ich und Großmutter und Großvater saßen sehr eng zusammen. Und wir als Kinder waren so sehr geschockt und erschöpft, und das Wichtigste war, die Nähe zu spüren, körperliche, physische Nähe zueinander.«

Altersverzerrung

Depersonalisierung/emotionales Verkümmern

Den Halt verlieren

Die Kinder »verloren ihren Halt«, und ihre eigene Identität wurde immer unklarer, wenn sie von ihren Eltern getrennt wurden oder sahen, wie man ihren Eltern die Würde nahm. Nomi erlebte es so: »Ich wusste nichts darüber, wo ich war oder wie ich war. Alles war seltsam. Ich konnte nie wirklich Kind sein, wissen Sie.«[173]

Eingesperrt sein

Die Befragten berichteten über bleibende Erinnerungsbilder vom Eingesperrtsein in Luftschutzkellern und über Symptome in Form von Klaustrophobie und schrecklichen Albträumen. Sonja hatte »eine leichte Phobie, in einem Schutzkeller zu sitzen. Viele Male wollte ich hinausrennen. Ich dachte, dass ich genauso gut hinausrennen und alles geschehen lassen könne, was geschieht. Es war wichtig, leise zu sein. Sie sagten mir, ich solle keinen Ton von mir geben, auch wenn Menschen auf mir herumtrampeln würden.«[174]

Geburtstage verschwinden

Das Erleben ihrer eigenen Existenz war für die Kinder scheinbar häufig in Assoziationen verwurzelt, die mit ihren Geburtstagsfeiern zu tun hatten; ihrem eigenen besonderen Tag oder dem ihrer Familienmitglieder. Jacob erinnert sich: »Wir würden unser Zuhause verlassen, und das sollte im Jahr 1944 am vierten stattfinden, genau dem Tag, an dem meine *Mutter Geburtstag hatte*. Ich bin sehr traurig, dass ich … *Diese Erinnerung hat sich so sehr in mein Gedächtnis eingebrannt*, dass ich nie vergessen werde, was für ein *entsetzliches Gefühl das war, unser Zuhause zu verlassen.*«[175] Liv erklärt: »Ich erinnere mich an dieses Datum, denn am Tag danach hatte ich Geburtstag. Auf kindliche Weise erinnere ich mich genau deswegen daran. Alle […] wurden aufgefordert, sich aufzustellen, ich glaube, zu fünft, und auf weitere Anweisungen zu warten […,] und dieser Tag wurde ein völliger *Albtraum.*«[176]

Auf der Ladefläche während der Schiffsüberführung nach Deutschland auf dem Weg ins Konzentrationslager verteilt der Rabbi hartes Brot. Dies konnte als ein spontaner Versuch erlebt worden sein, die Situation zu normalisieren. Lena, deren Geburtstag auf diesen Tag fiel, ist dieser Versuch, Raum zu schaffen, scheinbar bedeutungslos vorgekommen, wobei sich die Erinnerung und die Folgen deutlich abheben: »Wir alle bekamen ein Stück eckiges hartes Brot. Es war offensichtlich, dass es durch viele Hände gewandert war. Aber dieser Tag war mein 14. Geburtstag, und ich bekam zwei Stücke hartes Brot … Ich habe mir danach nie wieder etwas aus meinem Geburtstag gemacht.«[177] Als die Familien gezwungen wurden, ihr Zuhause zu verlassen, »das war der Zeitpunkt, als ich aufhörte, Kind zu sein, denn ab dann passierten schreckliche Dinge«,[178] wie Marie es ausdrückt.

Verantwortung übernehmen/Frühreife

Die Rolle des Vaters übernehmen

Viele spürten, wie ihnen trotz ihrer jungen Jahre große Verantwortung offen auferlegt wurde, wohingegen andere das Gefühl hatten, dass sie Verantwortung völlig wortlos übertragen bekamen. Sandor fühlte instinktiv, dass er flüchten sollte, »aber ich konnte meine Mutter nicht hilflos zurücklassen«.[179] Die Mutter war allein mit vielen Kindern und einem kleinen Bruder mit Gipsverband. Noa sagt: »Ich sagte meiner Mutter, dass wir das alles durchstehen würden. Und ich tröstete sie. Ich bin *so abgebrüht* geworden.«[180] Dies lässt sich mit Äußerungen bezüglich des »Rückzugs in die eigene Hülle« (s. o.) und mit den Äußerungen vergleichen, die massive Traumata leugnen, denen Kinder unterworfen waren. Die Kinder wurden dickhäutig, wenn sie als »Betreuer« für ihre Mütter agieren mussten. Noa sagt im Interview weiter: »Ich weinte nie in den Lagern, nicht ein Mal in der ganzen Zeit.« Er sagt auch: »Es waren viele Menschen in diesem Zug, die unaufhörlich weinten und *zu Gott beteten, die Deutschen mögen sie verschonen.*«

Die Väter waren gezwungen, ihre Familien zu verlassen. Ester beschreibt den Abschied von ihrem Vater: »Er wusste natürlich, dass wir uns nie wiedersehen würden. Und *dann sagte er mir, ich solle mich um alle kümmern, das sagte er zu mir, die die Jüngste in der Familie war.* Er sagte, um sie kümmern, alle aufeinander aufpassen. *Er sagte das zu mir; ich war gerade 14 Jahre alt geworden.* Und es war … Ich fühlte die Feierlichkeit dieses Moments, als wir uns voneinander verabschiedeten. Habe ich das richtig verstanden, hat er mir eine große Aufgabe übertragen? *Dann also, ja, ich werde mich um sie kümmern.*«[181]

Wie wir in den vorhergehenden Abschnitten gesehen haben, orientieren sich Ester und andere überlebende Kinder anhand ihrer Geburtstage. Das macht sie auch hier, als sie über die schmerzvollsten Ereignisse nachdenkt. Ester, die Jüngste in der Familie, muss plötzlich als Älteste fungieren und ihr chronologisches Alter aufgeben. Sie erlebte dies als einen »sehr schwerwiegenden Letzten Willen, dass ich mich um sie kümmern würde«. Sie schildert nochmals ihren Abschied: »Ich sah ihn durch das *Fenster* … Er wurde kleiner und kleiner, als er mit der Menschenmasse verschmolz, und ich sah seinen *Rucksack,* und er winkte und blieb stehen und winkte, und dann verschwand er. Und er verschwand aus meinem Leben … [schluchzt].«[182] Mütter versuchten, die Bindungen der Kinder zu einem im Versteck lebenden oder inhaftierten Vater so lange wie möglich aufrechtzuerhalten. Eine der Interviewpersonen erinnert sich: »Vater war ins Gefängnis gesteckt worden, er war im Keller. Mutter wollte, dass Vater mich gelegentlich sieht. Darum also gingen wir manchmal spazieren. Meine Mutter erzählte mir das nach dem Krieg. Meinen Vater sah ich natürlich nie wieder.«[183]

Söhne mussten zum »Mann im Haus« werden: »Als mein Vater auf dem Weg mit den Gefangenen aus Bor war, schrieb er mir eine Karte. Eine Karte mit Glückwünschen zu meinem Geburtstag. Er schrieb auf die Karte: ›Jetzt bist Du derjenige, der der Mann im Haus ist, und Du musst wissen, was das bedeutet‹ [weint]. Das war das letzte Lebenszeichen von ihm.«[184] Abermals ist der Geburtstag mit einem Trauma verknüpft.

Die Nachbarn warnen

Kindern konnte die Aufgabe übertragen werden, die Nachbarn zu warnen. Emilia erzählt von einem solchen Fall: »Ja, sie kamen mit einer Liste mit Namen und Adressen … Ich weiß, dass ich große Angst hatte … weil ich losgeschickt wurde, diese Leute zu warnen, und ich weiß, dass ich zur ersten [Familie] rannte, und die Deutschen waren schon da. Also rannte ich zu der anderen Adresse, und ich hatte Zeit, ihnen zu sagen, dass sie auf einer Liste mit Leuten stehen, die verhaftet werden sollten, aber ich erinnere mich nicht daran, wer sie waren … Ich dachte, dass sie unmöglich Menschen töten, ich dachte, dass sie vielleicht etwas mit ihnen machen würden, Gefängnis oder … *So schreckliche Dinge waren unvorstellbar.*«[185]

Die Kinder erleben die Verwundbarkeit ihrer Eltern und mobilisieren ihr eigenes Leistungsvermögen

Marianne beschreibt das *»erste Zusammentreiben«* und die Verzweiflung ihres Vaters. Als Kind half sie ihrem Vater mit seinem schweren Mantel, und später verhinderte sie seinen erweiterten Suizidversuch. »Das erste Zusammentreiben fand statt, als wir angewiesen wurden, hinaus auf die Straße zu gehen, und es wurde uns gesagt, wir sollten eine Reihe bilden.

Ein Mann schnitt meine Zöpfe ab. Wir mussten die ganze Zeit die Hände hochhalten … die ganze Strecke, und ich half meinem Vater, denn er hatte einen schweren Mantel, einen Wintermantel. Ja, das stimmt, es muss geschneit haben und kalt gewesen sein und eisig … und wir blieben einen Tag und eine Nacht dort. Aber in der Nacht wurden wir nach Hause gebracht. Was mein Vater in dieser Nacht tun wollte, war, uns allen ein Ende zu setzen, uns zu vergasen, aber ich fand es heraus und drehte alles ab. Er machte immer Birnenlikör, und dieses Mal gab er uns allen davon, Großmutter und Großvater und allen, die da waren. Und mir fiel auf, dass er etwas vorhatte. Er wollte, dass wir trinken und sogar betrunken werden. Mein Cousin, der drei Jahre jünger war als ich, bekam davon zu trinken. Dann erkannte ich, was vor sich ging, und ich drehte das Gas ab, und Vater erreichte sein Ziel nicht. Das ist also passiert; das ist es, was das erste Zusammentreiben für uns bedeutete.«[186]

Sich anders kleiden

Die Kinder zogen sich so an, dass sie älter aussahen. Kurze Röcke wurden verlängert, und Mädchen legten Kopftücher an.

Die Zöpfe abgeschnitten bekommen

In Mariannes obigem Bericht erzählt sie, wie sie gezwungen wurde, ihre Zöpfe abschneiden zu lassen. Ester erinnert sich: »Nicht jung auszusehen, konnte ein entscheidender Faktor sein, wenn die Selektionen stattfanden. Ich wurde 14, und es war ein bisschen … ja, traurig. *Ich musste damals mein Zuhause verlassen,* und *meine Mutter schnitt meine langen Zöpfe ab.* Es wurde zu einem, es bedeutete auch ein gewisses Erwachsensein. Ich hatte keine Zöpfe oder Schleifchen mehr.«[187]

Sich schnell zurechtfinden und versuchen, Kontakte zu knüpfen

Wenn Kinder die unmenschlichen Bedingungen durchmachen müssen, die in Verbindung mit plötzlichen, brutalen Übergriffen auf das Zuhause und mit Gewalt gegenüber Familienmitgliedern stehen, können sie diese

Handlungen in keinster Weise begreifen. Die Ereignisse zwangen sie, der Altersverzerrung bei Erwachsenen ins Auge zu sehen, und dies kann sich auf ihr eigenes Selbstbild ausgewirkt haben. Einige Kinder konnten dank ihrer aufgeschlossenen Persönlichkeit oder einer unerschrockenen Naivität mit den Tätern auf eine Weise kommunizieren, dass sie sich selbst eine gewisse Handlungsfreiheit verschafften. Anna erklärt: »Ich war ein sehr gewieftes Mädchen, und ich fand mich schnell zurecht. Vielleicht entwickelte sich das in mir, als ich Kind war.«[188]

C Das Getto

»Ich musste älter aussehen, und meine Großmutter musste jünger aussehen.«[189]

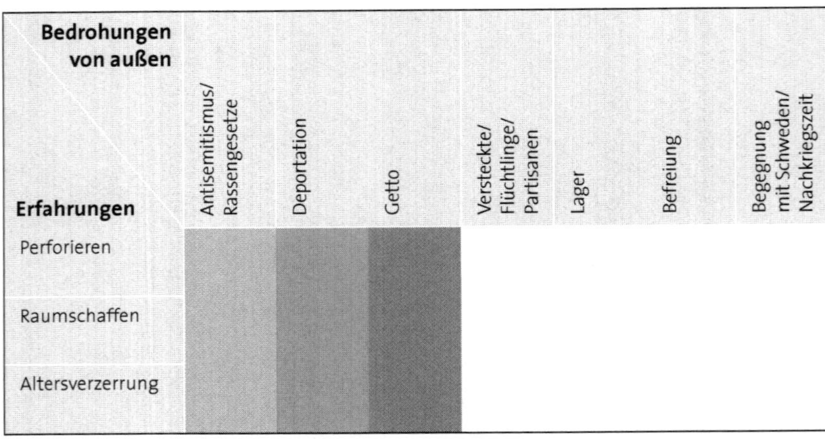

Unter dem Vorwand, dass Juden Träger des Typhuserregers seien, trennten die Nationalsozialisten sie von der restlichen polnischen Bevölkerung und sperrten sie in den Städten in geschlossene, von Mauern und Stacheldraht umzäunte Areale (Baumann 2003). Die Befragten erzählen, wie sie an verschiedenen Orten wie Sportplätzen, Feldern oder Fabrikflächen zusammengetrieben wurden. Im Allgemeinen waren sie bei ihren Müttern und den anderen Kindern der Familie und manchmal bei ihren Vätern. Es war wichtig, so viel Kleidung wie möglich mitzunehmen. Bestimmte Kleidungsstücke und Gegenstände, Puppen und Teddybären erwiesen sich als unverzichtbare Bindungsobjekte. Gleichzeitig erinnern sich die Befragten an die geliebten und weichen Plüschtiere, die sie zurücklassen mussten. Sie waren gezwungen, im entstandenen Chaos eine Wahl zu treffen.

Perforation

Durchdringen der Sinne

Kälte

Die Winter waren sehr kalt. Marysia erinnert sich daran, dass »die Fenster kaputt waren. Wir hatten eine Matratze, andernfalls musste man auf dem gefliesten Boden liegen. Es war kalt, entschuldigen Sie den Ausdruck, saukalt. Ich wollte einfach sterben. Ich konnte nicht mehr.«[190]

Auge in Auge mit den Tätern und mit dem Tod

Die Kinder waren in den Straßen des Gettos unmittelbaren Gefahren ausgesetzt. Die Gesichter der Täter sind Erinnerungsbilder, die einen niemals loslassen. Liv erinnert sich an einen Fall, bei dem der Täter »seine Pistole zog und auf mich zielte … und ich war völlig sicher, dass er mich erschießen würde, und ich ging einfach weiter zur nächsten Eingangstür und lief hindurch. Aus irgendeinem Grund schoss er nicht. *Wahrscheinlich war ich damals dem Tod so nah wie nie.*«[191] Die Deportationen nahmen zu. Henny beschreibt, wie sie auf einen Laster geladen wurde und wie ihre Mutter sie sah, *»und dann fing sie an zu schreien.* Und sie schrie und schrie, und schließlich fingen sie an, sie mit einem Gewehrkolben zu schlagen … und daran erinnere ich mich … dass der Verantwortliche rief: ›Was für scheiss da!‹* Also befahl er ihnen, mich herunterzunehmen, und ich war wieder mit meinen Eltern vereint. *Er* [der Täter] *schenkte mir dieses Leben*, denn es war schließlich in der Tat seine … Entscheidung.«[192] Das Handeln der Täter zeichnete sich durch unberechenbaren Macht-

* Anm. d. Ü.: Die Befragte sagte diesen Satz in Jiddisch.

missbrauch aus. Wir können über diese Momente scheinbar menschlichen Verhaltens nur Vermutungen anstellen.

Alle erinnern sich mit Grauen an Deutsche Schäferhunde. Alice erzählt, wie »deren Kopf auf meiner Augenhöhe war, und ich hatte große Angst vor ihnen, denn ich hatte es mehrere Male gesehen, wie der Hundeführer einfach ›Bierz ta!‹ sagte und der Hund sich auf jemanden stürzte, direkt auf den Hals, an den Hals. Und die Person, die angegriffen worden war, bewegte sich danach nicht mehr.«[193]

Nicht hören wollen

Alice erinnert sich an das Geräusch, das die Stiefel machten; »diese Peitsche, die sie hatten, wenn sie vorbeiliefen und sie gegen ihre Stiefel schlugen … dieses Geräusch … ich kann es nicht ertragen.«[194] Auch die deutsche Sprache bricht in den Erinnerungen an die Befehle der Soldaten durch. Liv erinnert sich: »Deutsche Autos mit Lautsprechern fuhren vorbei und erteilten in Polnisch, in Jiddisch und in Deutsch Anweisungen, was wir als Nächstes tun sollten.«[195] Dieses bleibende Geräusch scheint in der Erinnerung keiner Veränderung zu unterliegen, sondern existiert stattdessen nur in seiner ursprünglichen Gestalt.

Nicht sehen wollen

Liv spricht von dem Risiko, »über diejenigen zu stolpern, die sterbend herumlagen und häufig nur mit einigen Papierfetzen bedeckt waren.«[196] Ella erwähnt, wie widerwärtig es war, Leichen zu sehen: »Es ist schwer zu beschreiben, denn ich versuchte, meine Augen zu schließen.« Sie erinnert sich auch an ihre kleine Cousine, die ein Bruder auf seinen Schultern trug und die darum bat, jedes Mal im Voraus gewarnt zu werden, »wenn wir an Leichen vorbeigehen würden, damit sie ihre Augen zumachen konnte«.[197]

Auseinanderreißen

Keine Lebensmittel

Liv berichtet über die geringe Verfügbarkeit von Lebensmitteln in den Gettos: Es gab »Hunderte und Tausende bettelnder Kinder, die herumstanden und mit einem Metallteller klapperten oder baten um … Es war keine Frage des Geldes, sie wollten einfach nur einen Happen zu essen.«[198]

Von anderen Kindern fernbleiben

Mütter baten ihre Kinder, Besorgungen zu machen und sich gleichzeitig von anderen Kindern fernzuhalten, um ansteckende Krankheiten zu vermeiden. Mit Livs Worten: »Sie schärften uns ein, dass wir versuchen sollten, *keinen Körperkontakt zu haben mit, nicht die zu streifen*, die … Dieses Fleckfieber, es verbreitete sich über Läuse, und jeder hatte Läuse, ich meine, jeder … Nun ja, *es waren meist Kinder und diejenigen, die auf den Straßen bettelten und die tot auf den Straßen lagen.* Weil es so arg schnell ging. Meine Mutter sagte mir, dass egal, was ich tat, ich versuchen sollte zu *vermeiden, dass meine Kleidung oder mein Körper* all die Hunderten und Tausenden bettelnder Kinder *berührte*, die herumstanden und mit einem Metallteller klapperten oder baten um … Es war keine Frage des Geldes, sie wollten einfach nur einen Happen zu essen.«[199]

Gezwungen sein, sich zu bewegen

Liv erzählt, wie sie sich häufig verlief: »Mitten in diesen wimmelnden Massen, dem fürchterlichen Chaos und dem *Weinen* und alldem verlief ich mich plötzlich und rannte verzweifelt los.«[200] Die Kinder wurden sowohl in dem vorherrschenden Chaos als auch durch die Deportationen von Kindergruppen von den Erwachsenen getrennt.

»Gerüchte begannen zu kursieren«: Zwei Gettos und zwei Führungsstile

Die Kinder hörten Gerüchte von den Menschen in ihrem Umfeld, und sie hörten die Rufe der Deutschen von den Plätzen, an denen Menschen in den Gettos zusammengetrieben wurden. J. Baumann (2003), selbst ein überlebendes Kind und Autorin, verfasste eine Studie (»Moral Choices at the Time of the Gas Chambers«) über die moralischen Möglichkeiten in dieser Zeit und verglich Adam Czerniakow, Leiter des Judenrats im Warschauer Getto, mit Chaim Rumkowski, Leiter des Judenrats im Getto von Lodz, basierend auf deren Persönlichkeit und moralischem Standpunkt. »Der Judenrat wurde von den Nazis eingesetzt […,] um dafür zu sorgen, dass die deutschen Befehle prompt ausgeführt wurden.« Die beiden Gettos unter ihrer Aufsicht waren die zwei größten und am besten dokumentierten Gettos in Polen. Baumann stellt die Frage: »Können wir heute, rückblickend klug geworden, das verurteilen, was Czerniakow und Rumkowski taten? Können wir es moralisch verurteilen? [Die Frage ist], können wir, die wir nie erfahren haben, wie es ist, vor der Wahl zu stehen, vor der diese Männer standen, können wir sie verurteilen?« Wie weit können wir unsere Vorstellungskraft ausdehnen, wenn wir uns fragen, wie wir unter ähnlichen Umständen handeln würden? Kurz gesagt, tat Czerniakow alles, was in seiner Macht stand, um »seinen Leuten« näher zu sein. Er verbesserte zum Beispiel die Situation der Kinder, indem er Spielbereiche einrichtete; letztendlich verweigerte er den Befehlsgehorsam und beging Selbstmord. Rumkowski dagegen wurde immer unbeliebter, weil er sich von den Bewohnern des Gettos distanzierte und offensichtlich »umgehend und mit Begeisterung das deutsche Führerprinzip annahm«. Er stellte sicher, dass Lodz ein produktives Getto wurde, und die Nationalsozialisten sahen keinen Grund, sich einzumischen.

Marysia, die zwölf Jahre alt war, als sie in Lodz lebte, erinnert sich daran, wie Rumkowski aussah, denn sie hatte ihn zusammen mit ihrem Vater getroffen, als dieser Rumkowskis Arzt war. Sie erwähnt in diesem Zusammenhang ihren Geburtstag und die Trennung von ihren Verwandten. »Mein Vater traf Rumkowski, der vor dem Krieg sein Patient gewesen war. Dann lud Rumkowski alle Ärzte, die zurück nach Lodz gehen würden, in ein Café ein. Ich war zwölf Jahre alt, und ich erinnerte mich an Rumkowski aus der Zeit vor dem Krieg. Er sah [jetzt] ziemlich gut aus, mit seinem silbernen Haar; er war groß und stark. Er trug immer Stiefel, aber es waren glänzende Stiefel, wie die Deutschen sie hatten. Er hatte eine Sekretärin bei sich. Er war, ich weiß nicht … plötzlich ein König geworden.«[201]

Marysia bemerkt: »Im Getto in Lodz war es viel geordneter.« Sie erinnert sich: »Rumkowski sagte, dass er sehr stolz auf sein Getto sei … Er sagte, sein Getto funktioniere wie ein Uhrwerk, dass die Kinder ihn liebten. Ich kann hinzufügen, dass die Menschen in diesem Getto arbeiteten und Schuhe an die Front schickten.«[202]

Alle Kinder fortschicken

Im Januar 1942 wurde Rumkowski angewiesen, 20.000 Juden zur »Umsiedlung« auszuwählen. Die ethnischen Säuberungen wurden verschärft, und Rumkowski entschloss sich, einem »Befehl des Teufels« Folge zu leisten: Die Kinder mussten fortgeschickt werden. Rumkowski hielt eine Rede, in der er sagte, dass er für die Ausführung des folgenden Befehls sorgen würde: »Alle Kinder unter zehn, alle Erwachsenen über 65 und alle Arbeitslosen« würden deportiert werden, »damit die Leistungsfähigen bleiben können«. »Väter und Mütter, gebt mir eure Kinder!« (Baumann 2003) Marysia glaubt, sich an genau dieses Ereignis erinnern zu können, auf das sich Baumann bezieht. Sie spricht von ihrer Angst, als sie durch das Fenster Rumkowski auf seinem Weg zu dem Platz sah, auf dem alle zusammengetrieben werden würden: »Ich saß die meiste Zeit im Bad. Ich hatte so schreckliche Angst,[203] und ich erinnere mich daran, weil ich es von unserem Fenster aus sah, als Rumkowski zum Sammelplatz kam, an dem alle zusammenkommen würden, um seine Rede zu hören. Und wenn man selbst Mutter ist und hört, dass Mütter ihre Kinder hergeben müssen, dann weiß man, das ist absolut entsetzlich.«[204]

»Die Waggons rollten los«

Das Getto wurde aufgelöst, und Noa erzählt, wie sie am Morgen damit begannen, die Züge zu beladen, und wie »die Waggons losrollten«. Nach einer halben Stunde fingen die Menschen an zu versuchen, hinauszukommen: »Sie rannten oder sprangen … fingen an, aufzustemmen … den Boden aufzustemmen … zwängten sich hinunter zwischen die Räder und die Gleise.«[205]

Körper brandmarken

Im Genick gepackt werden

Man packte die Kinder derb am Genick, wenn sie zur Seite gedrängt wurden. Ruben, damals drei bis vier Jahre alt, und seine Mutter wurden aufgehalten, als sie versuchten zu fliehen. Er erinnert sich daran, dass er seine Mutter ansah,

»und dann fasste mir dieser Mann ans Kinn und drehte es so heftig, dass er mir fast meinen Nacken ausgerenkt hätte, und er hob mich praktisch hoch. Auf mich wirkte er, als wäre er zwei Meter groß.«[206] Als Sam zwölf Jahre alt war, »kam ein SS-Wachmann und *packte mich im Genick* und schleifte mich zu einem Haus und warf mich dort hinein« (während des Interviews legt er die Hände ins Genick).[207] Liv hat sich selbst als »furchtbar klein und schrecklich mager« im Gedächtnis, und der Täter war von ihr genervt und »hackte mit seiner Hand auf meinem Genick herum«. Er *brandmarkte ihren Körper*, »er machte das so [zeigt es], sehr heftig, was mir *große Schmerzen im Nacken* bereitete, und ich konnte mich kaum bewegen«,[208] fügt sie hinzu.

Raumschaffen

Denken/Fantasieren

Sich selbst davon überzeugen, dass das Leben »normal« ist

Leon, der die ersten sieben Jahre seines Lebens im Getto in Shanghai verbrachte, wo die Bedingungen besser waren als in europäischen Gettos, betont, dass »wir versuchten, unser Leben soweit als möglich auf die Weise zu organisieren, wie wir es aus unserem Zuhause gewöhnt waren, und uns davon zu überzeugen, dass alles gut war«. Ein »positiver« Aspekt des Lebens in dem vorherrschenden Chaos mit vielen Menschen auf kleinem Raum war, dass die Kinder nah bei den Eltern und anderen Verwandten lebten, deren Anwesenheit das Sicherheitsempfinden möglicherweise verstärkte. Leon erinnert sich, wie die Flüchtlinge den »Slum« in eine »lebendige« und »vitale« Stadt verwandelten. Viele Jahre später lebte der erwachsene Leon mit der falschen Vorstellung, dass er im Getto eine »glückliche Kindheit«[209] gehabt hatte. Nach einer Psychotherapie hat er erkannt, dass die Situation anders war.

Ein freundliches Gesicht

Die Gedanken um ein freundliches Gesicht kreisen zu lassen, erzeugte eine innere Distanz zu den fürchterlichen Dingen, die visuell eindrangen. Einige der Befragten erwähnen, dass es zu fröhlichen Gedanken führte, wenn sie eine freundliche Frau wiedererkannten, die mit ihnen spielte. Darüber hinaus beschreiben Liv und Mirjam äußerliche Ähnlichkeiten mit Verwandten, die im Getto in ihrer Nähe waren: »Ich sah fast genauso aus, wie meine Tante.« Auf diese Weise unterstrichen sie ihr Zugehörigkeitsgefühl und vermutlich ihr damit einhergehendes Sicherheitsempfinden. Liv sah das »vertraute Gesicht von Dr. Korczak im Getto. Vor der Zeit im Getto kam er immer zu uns nach Hause, wenn ich nicht essen wollte.«[210] Janusz Korczak war ein bekannter und allgemein sehr geschätzter Kinderarzt, Autor und Pädagoge (1878–1942). Er widmete sein ganzes Leben den Kindern. Anstatt sich retten zu lassen, folgte er »seinen« Kindern ins Getto und in den unvermeidlichen Tod. Sein Leben und Werk sind derzeit Gegenstand wachsenden Interesses (Korczak 2002, schwedische Ausgabe).

Aufregung

Kinder können sogar unter beängstigenden Umständen Aufregung erzeugen. Marysia erinnert sich, dass sie »gerade zwölf geworden war. Solange man keine zwölf war, musste man keine Armbinde tragen, also war ich *sehr stolz*, als ich losziehen und mir eine eigene Armbinde kaufen konnte. Darum habe ich sie immer noch, weil sie so neu und sauber war [lacht].«[211] Leon erwähnt, wie nachts die Sirenen losheulten: »Ich erinnere mich daran, dass ich Angst hatte, aber es war auch aufregend, geweckt zu werden und hinunter in den Schutzraum zu gehen. Wir glaubten wirklich nicht, dass uns irgendetwas passieren konnte.«[212]

Denken/Handeln

Eine »Ecke für sich« einrichten

Marysia hatte im Bad einen ungestörten Platz für sich. Sie erinnert sich: »Dann kamen meine Tanten, und das machte dann sieben Leute, die in diesem Zimmer leben mussten. Wenn ich meine Hausaufgaben machen wollte, ging ich ins angrenzende Badezimmer, das zum Schlafzimmer gehörte, und dort, auf einem Wäschekorb, machte ich meine

Hausaufgaben. Es waren immer eine Menge Leute da. Darum flüchtete ich ins Bad.«[213]

Spiele

Es kam vor, dass die Leute im Getto Fußball spielten, »die jüdischen Gefangenen mit diesen Feuerwehrmännern, den Polen, die uns bewachten. Sowohl Polen als auch Deutsche bewachten uns.«

Lernen

Sam erwähnt, dass es verboten war, zur Schule zu gehen, aber es gab »Schulen im Untergrund«. Er fügt hinzu: »Wenn man ein Buch hatte, trug man es oft in der Hose mit sich herum.«[214] Liv erzählt von »fantastischen Menschen, die uns [heimlich] unterrichteten. Da gab es eine Frau, sie machte Dinge wie Berge und Flüsse aus Küchengeräten, um uns zu etwas beizubringen … Es war so aufregend, herrlich! Aber eines Tages war dann sie einfach weg.«[215]

Erinnerungen an gute Stimmen

Sonja, die eine Zeit lang in einem Waisenhaus war, erzählt, wie sie viele Geschichten erzählt bekam, und: »Es gab viele Lieder, wir sangen immer sehr viel.« Ihr liebstes Spiel war das, was sie Stille Post nannten. »Man flüsterte der Person, die neben einem saß, einen Satz ins Ohr, und diese Person tat das gleiche, und so weiter, bis am Ende, *wenn die letzte Person den Satz laut wiederholen musste, etwas völlig Lächerliches dabei herauskommen konnte.*«[216] Vielleicht ist dies auch eine Symbolisierung bezüglich des Guten, das zum Vorschein kommen wird, wenn alles vorbei ist.

Sich um das Haar kümmern

Emilia erinnert sich daran, Hilfe mit ihrem Haar bekommen zu haben: »Sie wusch mein Haar. Sie war wunderbar. Ich hatte ziemlich lange Zöpfe, lange Zöpfe. Ich hatte Läuse. Ich hatte die Krätze.«[217] Die Befragten haben viele Erinnerungen daran, jemand anderem das lange Haar zu kämmen oder das eigene gekämmt zu bekommen. Haare kehren anscheinend als wichtiges Bindungsobjekt wieder.

Schuhe machen

Im Kampf gegen die extrem kalte Witterung entwickelten eine Reihe von Kindern und ihre Verwandten kreative Lösungen. Marysia erzählt, wie ihre Mutter »einen Bekannten von Vater aus ihrer Handtasche Schuhe für mich machen ließ, und so bekam ich ein Paar Mokassins. Ich war so stolz auf diese Schuhe und traute mich nicht, sie zu benutzen.«[218]

Verschiedene Hilfsquellen

Es gab Fälle, in denen es Familien mithilfe von Rettern schafften, aus dem Getto zu fliehen und unterzutauchen. Die Risiken waren jedoch beträchtlich. Die Berufe der Eltern, ihre Kontakte vor dem Krieg, Sprachkenntnisse – besonders die Fähigkeit, akzentfrei Deutsch und Polnisch zu sprechen – konnten gelegentlich von Vorteil sein. Die finanziellen Möglichkeiten zu haben, einen Wärter zu bestechen, konnte einigen Familienmitglieder manchmal die Flucht erleichtern.

Altersverzerrung

Depersonalisierung/emotionales Verkümmern

Der Geburtstag als Bezugspunkt für das Trauma

Unter den Lebensbedingungen zu der Zeit vor dem Getto scheinen Geburtstage, wie oben beschrieben, eine Bedeutung als normalisierender, Raum schaffender Faktor gehabt zu haben. Jetzt jedoch wurde es zunehmend schwierig, diese wichtigen Meilensteine für die Kinder aufrechtzuerhalten. Geburtstage wurden immer häufiger mit Erinnerungen an massive Traumata verknüpft. Ereignisse, die zuvor *dem Raumschaffen gedient hatten, wurden nun primär Teil von Erinnerungen an ein Perforieren.* Marysia erzählt über ihren zwölften Geburtstag: »Das war zweifellos der tristeste Geburtstag, den ich je hatte. Ich erinnere mich, dass ich ein Paar Wiener Würstchen geschenkt bekam, und das war zugegebenermaßen toll, aber jedenfalls erinnere ich mich daran als sehr, sehr trostlos.«[219] Liv sagt, dass sie sich an das Datum erinnert, »denn am Tag danach hatte ich Geburtstag. Auf kindliche Weise erinnere ich mich genau deswegen daran. Alle waren noch da und wurden aufgefordert, sich aufzustellen, ich glaube, zu fünft, und auf weitere Anweisungen zu warten. Und dann nahmen die Deutschen die mit, die sie wegschicken wollten ... und dieser Tag wurde ein völliger *Albtraum.*« Der Geburtstag selbst wurde aber gefeiert. Liv fährt fort: »Jedenfalls, als ich damals Geburtstag hatte, als wir bei einer deutschen Frau waren, beschlossen meine Eltern, dass ich zum Geburtstag ein Ei bekommen sollte. Das war ein großes Ereignis im Leben. Also kauften sie von dieser sadistischen Frau ein Ei und machten Koggelmot [eine Art Eiergrog] daraus, oder wie das heißt, mit Zucker. Und es sollte etwas ganz Großes werden, also teilten wir das Ei auf, unter uns vieren, und ich werde es nie vergessen. Es war ein so tolles Mahl. Und ich konnte immer nur denken, was das für ein Geschenk für ein kleines Mädchen war, dass wir alle daran teilhatten, weil es mir keinen Spaß gemacht hätte, es ganz alleine zu essen.«[220]

Gestörtes Denken

Manchmal bekamen die Kinder die Gelegenheit, im Getto bei einem Lehrer zu lernen, der vielleicht ein Bekannter war. Ihre Möglichkeiten, neues Wissen aufzunehmen, waren jedoch häufig äußerst begrenzt. Marysia erinnert sich, dass sie nicht zu ihren Unterrichtsstunden ging: »Ich hatte nicht die Kraft ... Mein Kopf konnte solche Gräueltaten nicht verkraften [schließt die Augen und schüttelt den Kopf].«[221]

Sich abgeschoben fühlen

Die räumliche Orientierung wurde auf drastische Weise erschwert, weil sich die Kinder im aufkommenden Chaos »verirrten«. Wenn es in den verfügbaren Wohnungen Betten gab, waren sie oft zu klein, oder die Menschen lagen »wie die Ölsardinen«. Leon lag in einem Bett mit Holzleisten und erinnert sich daran, wie seine Füße »durch die Leisten am Fuß des Bettes hindurchragten«.[222] Sandor entsinnt sich, dass »sich der Boden unter meinen Füßen auftat, ich war vollkommen entsetzt«.[223] Als das Getto aufgelöst wurde, musste Noa sich im Hintergrund halten: »Ich musste mich verstecken, denn offiziell gab es mich nicht.«[224]

Verantwortung übernehmen/Frühreife

Das Alter und die ethnische Zugehörigkeit verbergen

In den hochhackigen Schuhen, die sie ausgeliehen hatte, sah Anna älter aus. Die Mädchen bekamen manchmal Frisuren wie die deutschen Mädchen, damit sie nicht auffielen. Die deutschen Mädchen trugen Zöpfe genau wie die jüdischen Mädchen, aber zusätzlich wurde ihr Haar am Oberkopf zu einer länglichen Rolle hochgesteckt.[225] Jakob erinnert sich daran, wie er versuchte, seine geringe Körpergröße auszugleichen: »Ich war so klein, wissen Sie … Ich reckte mich, so sehr ich konnte, und sagte auf Deutsch: ›Ich kann arbeiten.‹ Und nach ein paar Minuten sagte er, dass wir bleiben können, und er sagte etwas, dass wir damals nicht verstanden. Er sagte auf Deutsch: ›Ich gebe euch eine Galgenfrist.‹«[226] Marcus, der im Getto sechs Jahre alt war, erzählt (sehr emotional), wie er aufgrund seines Alters in »einem Kübel« versteckt wurde, »den sie in ein Plumpsklo hinabließen«, und wie er später eine neue Geburtsurkunde bekam. »Sie versteckten mich in einem Kübel, den sie in ein Plumpsklo hinabließen. Ich musste den Tag dort verbringen, die ganze Zeit bis zum Abend, wenn sie mich dann auf einem Dachboden versteckten. Ich erinnere mich nicht genau[, wie lange ich dort war], aber es waren ungefähr eine Woche bis zehn Tage, und während dieses Zeitraums stellten sie mir neue Urkunden aus, das heißt, sie machten mich vier Jahre älter. Und auf diese Weise war ich plötzliche zehn Jahre alt, und das bedeutete, dass ich arbeiten konnte. Sie suchten mir in dieser Zeit auch eine Arbeit. Das Interessante daran ist, dass ich wirklich Papiere habe, die besagen, dass ich vier Jahre älter bin, als ich eigentlich bin. *Die Zeit des Spielens war in meinem Leben sozusagen vorbei.*«[227]

Die Aktion, die Rumkowski, wie oben beschrieben, in Lodz durchführte, hatte die Beseitigung der Kinder und der Erwachsenen über 65 Jahre zur Folge. Marysias Familie mühte sich zu vermeiden, in diese Kategorien eingeordnet zu werden. Wie sie sagt: »Ich musste älter aussehen, und meine Großmutter musste jünger aussehen.«[228]

Kinder übernehmen Verantwortung für Erwachsene

Die Kinder gingen im Getto Risiken ein, um für sich selbst und einen Elternteil etwas zu Essen zu beschaffen. Ester erzählt: »Es war mir egal, ob es gefährlich war ... Vielleicht bin ich damit Risiken eingegangen, als durchschnittliche 14-Jährige, ... im Zustand völliger Unwissenheit ... Ich fragte sie nicht um Erlaubnis.«[229] Eine besonders angespannte Situation ergab sich für die Familien, die ein Familienmitglied zum Weitertransport aussuchen mussten. Janina glaubte, dass sie diejenige sein könnte, die die Verpflichtung für ihre Familie übernahm, und meldete sich: »Jede Familie musste eines ihrer Mitglieder aufgeben, das [nach Auschwitz] weggeschickt wurde, weil die Behörden glaubten, es gäbe nicht genug Arbeit hier. Und ich glaubte das wirklich, dass ich mich opfern kann.«[230]

Kinder wie Leon und Ruben, die keine Schwestern oder Brüder hatten, blieben sehr wahrscheinlich näher bei den Erwachsenen. Leon »hielt sich eng an die Erwachsenen und hörte zu«, »war ein kleiner Erwachsener ... war sehr neugierig«. Dieses »Schlau-und-gut-sein-Syndrom« blieb für den Rest seines Lebens an ihm haften.[231] Auch Julia war für ihr Alter »erwachsen« und »sehr viel bei den Erwachsenen«.[232]

Vorhänge baumeln in leeren Fenstern

Die Einwohner der Gettos wurden in Todes- und Konzentrationslager deportiert. Eine kleine Minderheit floh oder tauchte unter. Die Gettos leerten sich. Sam erinnert sich: »Und dann wurden wir zu einem Sammelplatz geschickt, einer alten Synagoge auf der anderen Seite des Gettos. Wir gingen dorthin, Mutter und Vater und ich und ein SS-Mann. Es war ein entsetzlicher Gang, denn das Getto war völlig leer. *Wir sahen Vorhänge in den Fenstern baumeln. Überall dort* lagen Menschen, die erschossen worden waren, und von Zeit zu Zeit sahen wir jemanden, den wir kannten. Das war kein angenehmer Gang.«[233]

Die folgenden Abschnitte handeln von der Lebenssituation, die ihnen bevorstand.

D Versteckte, Flüchtlinge, Partisanen

»Wir waren also Menschen, die nicht existierten.«[234]

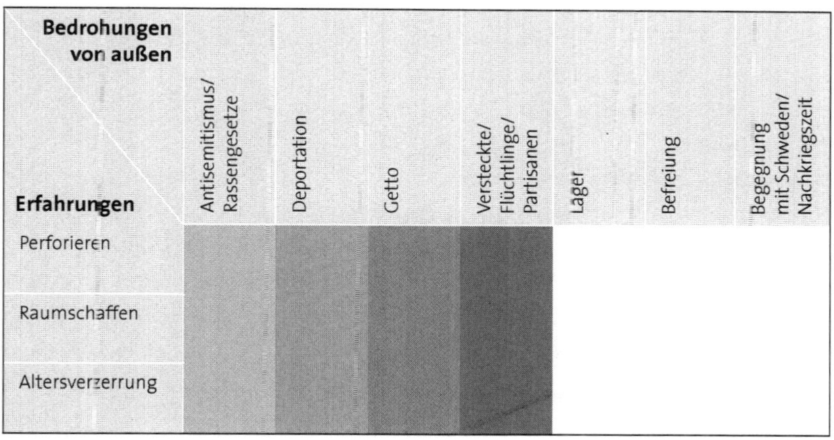

In jeder Phase der Geschichte gab es Fälle, in denen Kinder vorübergehend untertauchten. Das besondere Augenmerk dieses Abschnitts liegt jedoch auf Situationen, in denen die Kinder *von anderen versteckt wurden*. In der Mehrzahl der Fälle wurden die Kinder von polnischen Frauen versteckt, die eventuell schon vorher unter bestimmten Umständen mit der Familie des Kindes in Kontakt gestanden hatten, einige als Kindermädchen. Auf der einen Seite sagen viele der Befragten zum Beispiel, dass »die Polen eine sehr feindselige Einstellung gegenüber den Juden hatten. Wären sie freundlicher gewesen, hätten viele Juden den Krieg überlebt, denn es gab viele Verstecke.«[235] Andererseits bezeugen die Befragten, die von Polen versteckt wurden, die großen Risiken, denen sich diese mit ihrem Leben aussetzten.

Einige Kinder flohen mit ihren Eltern oder waren in Ausnahmefällen trotz ihrer jungen Jahre als Partisanen in der Widerstandsbewegung aktiv. Die in diesem Abschnitt beschriebenen Lebensbedingungen der Befragten können sehr weit auseinandergehen. Was sie gemeinsam haben, ist, dass sie die Überführung in ein Konzentrationslager umgingen.

Perforieren

Durchdringen der Sinne

Erleben, dass Dinge weggerissen werden, der Körper eingeengt wird

Alices erste Erinnerung ist, wie sie von der Frau, die sie versteckte, in eine Truhenschublade voller Bettlaken gepackt wird. Sie erinnert sich an das Grauen, das sie erlebte: »Sie sagte zu mir: ›Du musst still sein. *Du musst still sein.* Bitte, bitte, weine nicht. Ich komme bald wieder und hole dich.‹ *Also deckte sie mich mit Bettlaken zu und schob die Schublade fast zu.* Das war eine schreckliche Erfahrung. Ich weiß nicht, was passierte, während sie weg war. Ich hörte Schreie, ich hörte Weinen, und dann erinnere ich mich, dass sie mich … Sie brachte mich weg von dort. Sie weinte, und ihr Gesicht war verquollen … Dann erinnere ich mich, dass meine Mutter verschwunden war, und ich fragte: ›Wo ist meine Mutter hin?‹ Das war *das letzte Mal, dass ich mich entsinnen kann, auf irgendeine Weise die Anwesenheit meiner Mutter gespürt zu haben.* Ich erinnere mich an frühere Begebenheiten, als wir spazieren gingen. Aber ich erinnere mich nicht an das Gesicht meiner Mutter.«

Später glaubten die Leute, Alice in einem Schuppen verstecken zu müssen, weil sie nicht still genug sein konnte. Sie erinnert sich daran, dass »ich immer wieder nach meiner Mutter rief«. Über den Schuppen sagt sie: »Das Schlimmste dort waren *die Einsamkeit und die Kälte.*«[236]

Helena erinnert sich an die Flucht von Dänemark nach Schweden und an die Nacht in einer kleinen Fischerhütte: »Ich erinnere mich daran, *dass der Raum klein war*, ich erinnere mich daran, dass ich am Abend … *eine schwarze Katze sah*. Meine Schwester und ich *teilten uns ein kleines Bett mit Lattenrost*, und ich erinnere mich, *dass es nach Urin stank*. Ich erinnere mich, dass sich mein Vater über uns beugte und weinte.«[237] Helena hat Erinnerungsbilder an einen *beengten Raum*. Sie erinnert sich auch daran, welche Art Bett es war, ein Bett mit Lattenrost, und wie die Luft war, abgestanden und durchdrungen vom Uringeruch. Durch den engen Raum war sie ihrer Schwester und ihrem Vater nahe. Sie erinnert sich auch an den Mann, der sie rettete: »Er trug einen großen Norwegerpullover [lacht] und hatte hohe Gummistiefel an.« Der Norwegerpullover des Helfers kann als sichere und umschließende Hülle fungiert haben, in der Helenas Gedanken zur Ruhe kommen konnten. Sie beschreibt auch den Höllenritt über den Sund: »Das Wetter war unglaublich stürmisch, mit hohen Wellen, und ich erinnere mich, wie wir *von einem Ende zum anderen hin und her geschleudert wurden* und nicht aufhörten, uns zu übergeben.«[238]

Beobachten, was geschieht

Zum Zeitpunkt des Traumas konzentrierte sich die eigene Energie der Kinder hauptsächlich auf das Verbergen ihrer Identität sowie auf das Gefühl der Einsamkeit und des Außenseiterdaseins. Wie Teresa es ausdrückt: »Das Gefühl der Angst, das kam natürlich hinterher, als sie gegangen waren oder wenn alles vorbei war.« Was sich vor den Augen der Kinder abspielte, konnte höchstwahrscheinlich zu dem Zeitpunkt, als es passierte, nicht in einen begreifbaren Kontext eingeordnet werden. Erst später verstanden sie, was mit ihnen geschah.

Maya war eine Partisanin und lebte im Wald. Sie erinnert sich: »Das Schlimmste für mich war, wie wir alle uns beim Wacheschieben abwechseln mussten – manchmal waren wir zu zweit, manchmal aber auch alleine. Und nachts hatte ich immer Angst. Ich zeigte es niemandem, aber wenn ich an der Reihe war, graute mir mehr oder weniger. Ich dachte: ›Mein Gott, was passiert, wenn ich einen Deutschen sehe, wenn sie mich sehen? Wie packe ich das?‹ In anderen Momenten dann fragte ich mich, wie ich es schaffen sollte, nicht einzuschlafen. Und es war kalt, es war furchtbar, furchtbar.«[239]

Auseinanderreißen

Die Angst der Helfer

Maya erzählt davon, wie sie eine Zeit lang zusammen mit ihrem kleinen Bruder versteckt worden war und wie schwierig es für ihn war, sich im Versteck ruhig zu verhalten: »Er saß da, mein kleiner Bruder, und wenn jemand ins Haus kam, wollte er wissen, wer das war – schließlich war er erst sechs Jahre alt, und so schaute er hinaus. Von uns allen war es für ihn am schwierigsten. Für ein Kind war es schwierig, sich ruhig zu verhalten. Unsere Helfer hatten große Angst, dass ihn jemand bei irgendetwas sehen würde, und es war schwierig, ihn dort hinten versteckt zu halten, wo wir waren. Und nach einer gewissen Zeit konnten sie plötzlich nicht länger mit ihrer Angst leben, also sagten sie uns, dass wir gehen müssten. Wir mussten weg. Es war nicht so, dass sie uns nicht helfen wollten, aber sie hatten Angst.«[240]

Den Helfern konnte Furchtbares zustoßen. Maya hörte später, dass »das erste Haus, wo wir geblieben waren, die erste Frau, die uns half, die sich um uns kümmerte, sie brannten ihr Haus nieder … Die Polizei versuchte, sie und ihre Familie loszuwerden.«

Einige Helfer wurden aber auch aggressiv. Eva hörte ihren Helfer sagen: »Wenn ihr euch nicht sofort bewegt, verrate ich euch an die Deutschen, weil ich weiß, dass ihr Juden seid.«

Von den Eltern getrennt werden

Der schwerwiegendste Aspekt des Verstecktwerdens war jedoch, dass dadurch die Verbindungen zur Familie und zu den Wurzeln des Kindes völlig abgeschnitten wurden. Die Mehrzahl der versteckten Kinder würde ihre Eltern nie wiedersehen. Manche wurden von ihrem heimatlichen Umfeld weit fortgebracht und angewiesen, im Versteck zu leben und darauf zu achten, nicht entdeckt zu werden. Manche Eltern riskierten es nicht, ihren Kindern zu vertrauen. Sie glaubten nicht, dass ihre Kinder »Geheimnisse« bewahren konnten. Daneben waren manche Eltern und Kinder durch die Umstände gezwungen, sich an unterschiedlichen Orten zu verstecken.

Körper brandmarken

Den Körper einengen

Das Durchdringen der Sinne erlebten die Kinder jetzt dadurch, dass sie ihre Körper in den Verstecken zusammenzwängen mussten: »Sie musste mich hineinquetschen, weil es so eng war, sodass der Küchenschrank fast auf mir stand. Sie sagte: ›Nimm die Hand vor den Mund und atme eine Zeit lang nicht.‹ [...] Und sie suchten mich.«

Manchmal mussten sich die Kinder (in den Häusern, wo sie beschützt wurden) ein Bett teilen. »Es war ein Doppelbett. Wir schliefen mit acht Kindern darin. Wir schliefen nebeneinander mit dem Kopf an den Füßen, den Füßen am Kopf und so weiter.«

Raumschaffen

Denken/Fantasieren

Gedanken zu den Unterkünften

Die Kinder achteten besonders auf die Räume und die allgemeine Ausstattung ihrer Verstecke: »Es gab nur ein Zimmer. Na ja, es war eigentlich überhaupt kein Zimmer, es war ein kleiner Raum mit Planken drumherum. Mehr wie eine kleine Hütte. Nein, es war kein Zimmer. Es war etwas, das mit Brettern zugenagelt war. Es war recht leer, aber da gab es auch ein bisschen Müll und Gerümpel; Dinge, die die Menschen hineinwarfen, kein Abfall, sondern Dinge, die man auf einen Dachboden bringen würde.«[241]

Hinausschauen

Alice schaute durch die Astlöcher der Holzbretter hindurch, aus denen der Schuppen bestand, in dem sie versteckt wurde: »Wenn ich mich auf die Zehenspitzen stellte, konnte ich das Loch erreichen, und ich sah die Sonne, und ich sah die Staubkörnchen hineinschweben. Ich sah auch ein

Stück vom Himmel. Ich sah die Vögel, Gänse, ich erinnere mich, als sie in Formation flogen. Ich wusste, dass es kalt werden würde, wenn sie in diese Richtung flogen, wenn sie aber aus der anderen Richtung kamen, würde es warm werden. Ich erinnere mich an Flugzeuge, und ich erinnere mich an Kühe, die ich durch dieses Loch sehen konnte.«[242] Um die Einsamkeit und die Kälte fernzuhalten, summte sie »alle erdenklichen Lieder«, und sie sagte Gedichte auf, an die sie sich aus ihrer frühen Kindheit erinnerte.

Sich unsichtbar machen

Die Kinder verbargen ihre Gesichter so weit wie möglich. Emilia geht näher darauf ein: »Ich wusste nicht, was wichtig war und was nicht […] Ich fühlte mich in der Kirche sicher, weil es dort drin so dunkel war. Ich konnte knien und *mein Gesicht verbergen*, sodass mich die Leute nicht anstarren konnten. Ich erregte Aufmerksamkeit. Wenn ich draußen war, konnte ich die Frauen flüstern hören: ›Jüdin, Jüdin.‹ In der Kirche war ich fast unsichtbar.«[243]

Das Schöne sehen

Maya sollte zusammen mit einigen anderen Jugendlichen in einem Boot über das Meer entkommen: »Wir waren extrem verängstigt, wir saßen einfach ganz still da. Ich erinnere mich so gut an diese Nacht. Sie war eigentlich wunderschön. Es war stockdunkel, aber das Wasser war so ruhig.«[244]

Denken/Handeln

Mehrere Kleider übereinander

Viele der Befragten erzählen, wie sie versuchten, so viel wie möglich mitzunehmen, wenn sie flohen oder deportiert wurden. Liv konnte mit ihrer Mutter aus dem Getto herauskommen, »also zogen Mutter und ich alle Kleider an, die wir hatten; das war sehr schlecht geplant, wir zogen mehrere Kleider übereinander. Mutter bestach den Wärter. Ich erinnere mich so gut an diese Szene, es ist, als wäre es erst neulich passiert. Ein junger Pole hielt uns an, und ich spürte, wie meine Beine unter mir nachgaben«.[245] Livs Mutter durchlief Höllenqualen, als er sagte, dass sie ihm ihren Ehering geben müsse, aber sie tat es, und sie konnten den Weg zu ihrem Versteck fortsetzen.

Manchmal konnten Verwandte aufgrund ihrer Einstellung zu den Lebensbedingungen um sie herum und aufgrund ihres Kontakts zu den Kindern als Helfer fungieren. Mirjam erzählt von ihrer Tante, die »mir wie ein Fels in der Brandung Stärke gab, weil sie es irgendwie schaffte, ein bisschen Abstand zu alldem zu wahren. Imstande zu sein, über andere Dinge zu reden, ich glaube, das war meine Rettung.«[246]

Schuhe ausbessern

Um nicht zu sehr zu frieren, ging Alice mit dem einzigen Paar Schuhe, das sie hatte, erfinderisch um – Schuhe, die eigentlich zu klein waren: »Ich zerriss den Zehenbereich dieser Schuhe mit einem Nagel, damit ich genug Platz für meinen Fuß hatte.«[247]

»Normalen Kontakt« aufrechterhalten

Wie Emilia es ausdrückt: »Und ich schrieb ihnen kleine Nachrichten. Ich erinnere mich daran, dass es nach meinem Geburtstag war. Ich war elf geworden, das war es. Es war der 24. Juli. Und dann waren wir zusammen. *Es war normal.*«[248]

Unter nichtjüdischen Kindern die Identität verbergen

In einigen Fällen übten die Kinder indirekt Widerstand aus, indem sie ihre Identität verheimlichten und sich in Gesellschaft nichtjüdischer Kinder aufhielten. Dies ist gleichzeitig ein »raumschaffendes« und »emotional verkümmertes« Handeln. Emilia spricht über das, was sie tat, um ihre Identität zu verheimlichen: »Darauf baute ich. Ich hatte zwei Freundinnen. Ein Mädchen in meinem Alter, das eine Reichsdeutsche war, und die andere war Volksdeutsche. Ich war mir sehr bewusst, was ich tat, auch wenn ich so jung war. Ich dachte so: Wenn wir zusammen spielen, kann niemand den Verdacht hegen, dass ich Jüdin bin, denn ihr Vater, der Vater des reichsdeutschen Mädchens, er war in der SS, glaube ich. Ich erinnere mich an seine

Lederstiefel und seine Art. […] Ich ging dorthin[, wo sie hingingen]. Weil ich glaubte, es sei am sichersten, bei ihnen zu sein.«[249]

Als Partisan mitmachen

Maya war erst zwölf Jahre alt, als sie sich, wie oben geschildert, einer Partisanengruppe anschloss, die sich im Wald versteckt hielt. Sie blieb fast zwei Jahre bei ihnen: »Wir trafen zwei Jungen, Partisanen mit Gewehren. Sie nahmen uns mit zu ihrer Gruppe. Sie hatten Erdhütten. Sie waren Russen. So fing unser neues Leben an. Meine Schwester und ich wurden Partisanen.«[250]

Altersverzerrung

Depersonalisierung/emotionales Verkümmern

Eingesperrt sein

Liv schildert, wie sie sich versteckten, »genau wie Anne Frank, hinter einem Bücherregal in einem kleinen Schrank. Wir waren zusammengedrängt, eingesperrt und unterernährt.« Liv »fiel in Ohnmacht«, und sie mussten »ruhig sitzen und nicht husten oder niesen. Man erstickte besser, anstatt irgendein Geräusch zu machen. Was ich hierzu erzählen könnte, würde für zehn Tage reichen.«[251]

Anpassungen vornehmen

Bei versteckten Kindern steht das Depersonalisieren in Verbindung damit, »eine neue Identität« *zu bekommen oder gezwungen zu sein, diese annehmen zu müssen.* Dies konnte bedeuteten, dass sie etwas Handlungsspielraum gewannen, während sie andernfalls vielleicht handlungsunfähig gewesen wären. In diesem Raum, in dem sie agieren konnten, mussten sie jedoch größtmögliches Selbstbewusstsein und umsichtiges Verhalten beibehalten, um nicht entdeckt zu werden. So gesehen stellte er eine »Schrumpfung«

ihrer Existenz dar. Die Kinder blieben mehr und mehr sich selbst überlassen. Wie bereits bemerkt, beschäftigten sie als versteckte Kinder sich damit, wie andere sie sahen, aber auch, wie sich die anderen Kinder verhielten. Sie konnten sich verstecken, indem sie anderen Kindern ähnelten und ihre eigene Identität aufgaben.

Der Gegenstand einer Sonderbehandlung sein

Kinder, die in einer Familie versteckt wurden, wurden anders behandelt als die eigenen Kinder der Familie oder die anderen Kinder aus der Gegend. Eine Frau erinnert sich tränenreich daran, wie die Tochter der Familie zu Weihnachten ein Fahrrad bekam und sie selbst nicht. Versteckte Kinder lebten auch in der ständigen Angst, dass die Erwachsenen sie aus Angst fortschicken würden.

Verantwortung übernehmen/Frühreife

Neue Identität

Ein weiterer Aspekt der Anpassungen, die die Kinder vornehmen mussten, war, dass sie häufig die Ernsthaftigkeit der Lage verstanden, in der sie sich befanden. Sie übernahmen somit frühzeitig Verantwortung für die neue Identität, die sie als versteckte Kinder zugewiesen bekamen. Emilia wurde von einem Priester gefragt, welchen Namen sie tragen wolle: »Ich sagte, dass ich einen Namen wolle, der so ähnlich war wie Emmi. Ich dachte mir, dass ich, wenn mich jemand ruft, erkennen will, dass ich es bin, die sie meinen. Also suchte ich einen Namen aus, der meinem wirklichen Namen ähnlich war.«

Sich erwachsen fühlen

Emilia erinnert sich daran, wie ihr Vater eines Tages vorübergehend zu Besuch kam: »Ich musste gewachsen sein, während er weg gewesen war, weil ich weiß, dass ich dachte, dass er kleiner geworden war, sehr dünn.« Sie fügt hinzu: »Aber ich weiß noch, dass ich vor Freude hätte platzen können, weil er da war.«[252]

Älter sein als die Eltern

Julia bemerkt, dass »es so schwierig ist, sich vorzustellen, dass mein Vater so jung war. Ich glaube, für mich wird er in meinen Gedanken die ganze Zeit irgendwie älter. Wenn man klein ist, denkt man ja, dein Vater wäre so erwachsen, und plötzlich ist man 23 Jahre älter, als er jemals geworden ist.«[253]

Falsche Papiere haben und gezwungen sein zu lügen

Mitglieder der gleichen Familie mussten die Namen und Geburtstage von Toten übernehmen, um ihre eigene Identität zu verheimlichen, und so enstanden »neue« Verwandtschaftsverhältnisse. Eva erklärt, dass sie zur Nichte ihrer Mutter wurde und dass vorgegeben wurde, ihre Mutter sei tot. Julia bekam den Namen eines anderen Mädchens. Sie sagt: »Mir war bewusst, dass ich keinen anderen Namen angeben durfte als den neuen. Aber ich konnte mich nicht dazu bringen, meine Mutter nicht mehr mit ›Mutter‹ anzusprechen.«[254]

E Konzentrations- und Arbeitslager

»Ich versuchte immer, etwas im Hintergrund zu bleiben, damit niemand entdeckte, dass ich ein Kind bin.«[255]

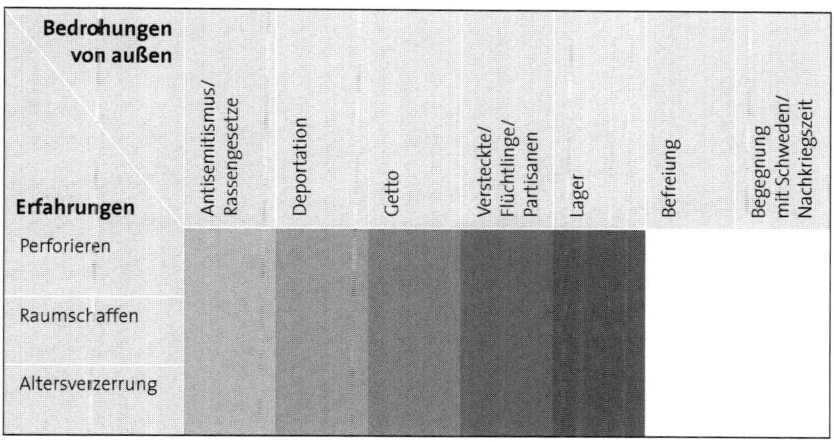

»Der Ermordung der europäischen Juden, Sinti und Roma ging der staatlich organisierte Massenmord an Behinderten, Entwicklungsgestörten und ›Asozialen‹ in Deutschland voraus. Diese Maßnahme begann im Oktober 1939. […] Im Herbst waren die Massenerschießungen der jüdischen Bevölkerung im Baltikum und in besetzten Teilen der Sowjetunion bereits zur Gewohnheit geworden. […] Mit dem Angriff NS-Deutschlands auf die Sowjetunion am 22. Juni 1941 [Unternehmen Barbarossa] begann auch die systematische Ermordung der europäischen Juden. […] Massenmorde durch Gas begannen in Auschwitz Ende 1941. [… 1942 findet] eine Besprechung […] am Berliner Wannsee [statt], auf der die ›Endlösung der Judenfrage‹ abgestimmt wird« (Bruchfeld/Levine 1999, S. 60–103).

Die einzige Aufgabe der *Vernichtungslager* war es, Menschen mittels industrieller Verfahren hinzurichten. In den kombinierten Vernichtungs- und *Konzentrationslagern* wurden die Menschen entweder direkt in den Tod geschickt oder zur Sklavenarbeit ausgewählt. Um jedes Konzentrationslager herum gab es Arbeitslager, die wiederum häufig neben großen Fabriken lagen.

Für die Mehrheit derer, die in Konzentrationslager überführt wurden, wurden die Voraussetzungen für den Fortbestand des Lebens aufgehoben, wie die Überlebenden bezeugen. Die Befragten schildern, wie der Raum ihrer eigenen Möglichkeiten, physisch und psychisch zu überleben, auf ein Minimum reduziert wurde. Sie wurden von ihren Familien getrennt, und zu ihren Mitgefangenen konnten sie nur sehr begrenzte Beziehungen aufbauen. Wichtige Objekte waren die Metallschale für die »Suppenration« und vielleicht eine Strohmatratze.

Perforieren

Auseinanderreißen

Die Spaltung der Familien

Bei den Bahntransporten konnten die Kinder im einen Waggon landen und die Eltern in einem anderen. Sofia erzählt, wie sie »gegen eine Wand gedrückt wurde, sodass ich überhaupt nichts sah. Ich hatte nur eines im Sinn: meine Mutter, meinen Vater und meinen kleinen Bruder zu finden.« Bei der Ankunft in Auschwitz musste sie mit ansehen, wie »sie meine Großmutter packten und sie auf einen Lastwagen warfen … Ich sah noch, wie sie da hochflog.« Nach kurzer Zeit war Sofia wieder mit ihren Eltern und ihrem kleinen Bruder vereint: »Wir standen da und hielten uns an den Händen, und dann befahlen sie, ich solle nach links gehen und die anderen nach rechts.«[256] Es war üblich, dass Kinder als Teil der Selektionsprozedur von ihren Eltern getrennt wurden, da sie dann nicht überleben würden. In Ausnahmefällen wurden die Kinder jedoch zum »Arbeiten« geschickt und bekamen somit eine Chance, dem Tod zu entgehen; in noch selteneren

Fällen konnten sie, zumindest für eine Weile, mit einem Elternteil oder Geschwister zusammen sein.

Kinder wurden nur in sehr begrenztem Ausmaß gebilligt. Kinder, die *sich älter machten* und die *relativ groß gewachsen* waren, konnten es durch die Selektion schaffen und wurden danach wie erwachsene Gefangene behandelt. Bei späteren Selektionen konnten die Kinder herausgenommen und ganze Gruppen von Kindern ausgelöscht werden. »Sie konnten einfach einige von uns herausnehmen, wenn wir zum Appell antreten mussten.« »Sie schafften die Kinder fort.« Auszüge aus den Berichten von Befragten, die in den Lagern waren und die allen Widrigkeiten zum Trotz überlebten, sind in den folgenden Abschnitten enthalten.

Durchdringen der Sinne

»Russisches Roulette«

Oscar vergleicht den Gang in den Duschraum mit Russischem Roulette: »Ich war mir fast sicher, dass ich der Jüngste war. Ich war zwölf Jahre alt. Irgendwie kam ich auf die richtige Seite von ihnen. Wir wurden nackt ausgezogen, in eine Dusche getrieben. Ich weiß nicht, ob Menschen, die nie Terror erlebt haben, das wirklich verstehen können. Wenn man in einen Duschraum geht und glaubt, dass man jetzt eine Dusche nehmen wird [Pause], das ist so etwas wie Russisches Roulette, man kann acht Kugeln in eine Pistole laden … aber man macht nur eine rein. Wenn man sich vorstellt, dass ich an diesem Abend eine Dusche nehmen werde, aber wenn ich den falschen Hahn aufdrehe, werde ich in der Dusche sterben. Ich frage mich, was eine Person fühlen würde, und drehe dann den Hahn auf. Aber wir hatten keine Wahl.«[257]

In die Gesichter der Erwachsenen schauen

Alle wurden zusammengetrieben, und, wie Oskar es beschreibt, »in riesige offene Bereiche gebracht, ich erinnere mich, als ob ich es heute gesehen hätte; für mich steht es für die *Sahara*«.[258] Die Zeit im Lager bestand häufig aus »Warten«. Viele der Befragten bezeichnen dies in Begriffen wie »in einer Welt voller Nebel sein … Wir wussten nicht, was vor sich ging. Wir warteten einfach.« Lena erzählt, wie die Kinder die Gesichter ihrer Mitgefangenen »lasen«, um sich im Rahmen ihrer gegenwärtigen Situation zu *orientieren*. Lena erklärt: »Die SS kam und kontrollierte uns mehrmals, und wir Kinder hatten, wie Sie wissen, nichts zu tun. Tagsüber war es heiß da draußen, also taten wir uns zusammen und *schauten den Erwachsenen zu und ihre Gesichter an*. Sie drückten offensichtlich Verwirrung und Angst und Schrecken aus. Niemand wusste, was mit uns geschehen würde … *Wir mussten nur in ihre Gesichter schauen.*«[259] Sie fügt hinzu, dass keiner im Lager jemals weinte. Die Erwachsenen weinten nicht, also weinten die Kinder auch nicht. Das war tabu.[260] Die Kinder versuchten auch, sich eine Meinung darüber zu bilden, wie die Täter sie einschätzten. Sie versuchten, herauszufinden, ob die Täter das von einem Kind ausgestrahlte Alter und seine Angst spüren konnten.

Das Erscheinungsbild der Täter

Das Äußere der Täter scheint sich als unlöschbares Erinnerungsbild in die Seele der überlebenden Kinder eingebrannt zu haben; so auch die Einschätzung, wer grausam und wer »nett« war. Von ihrer Ankunft in Auschwitz erzählt Jenny, dass, nachdem die Desinfektionsprozedur durchgeführt worden war, eine Frau kam und ihnen sagte, sie sollten ihr folgen, »die Blockälteste, sie war Tschechin, und ihr Name war Joli. Ich kann mich nicht daran erinnern, ob sie uns auf Ungarisch oder auf Deutsch ansprach.« Als Jenny nach ihrer Schwester fragte, »machte sie nur eine derbe Bemerkung und sagte, wir dürften nicht reden, Ruhe!« Sie wurden in den Kinderblock 12 gebracht, wo weitere Kinder waren und »sogar Erwachsene und Schwangere«.

Joli war »klein, pummelig und hatte lockiges Haar. Sie war 25 Jahre alt. Sie tat uns nicht weh. Sie brüllte die ganze Zeit, aber sie tat uns nicht weh.« Jenny glaubt, dass sie den Kindern geholfen hätte, wenn das möglich gewesen wäre. Sie wurde »zu Tode gearbeitet«. Eine Kapo, eine Polin, »hatte sehr dicke Beine, man erkannte sie aus großer Entfernung«. Es gab eine Deutsche, die »ziemlich bekannt ist, Gresi oder Greta, eine blonde, sehr schöne Frau. Es gab eine sehr nette Ärztin, die selbst Jüdin war, und sie sagte uns auf Ungarisch, dass wir versuchen sollten, nicht krank zu werden, und auf jeden Fall dafür sorgen sollten, nicht im Revier zu enden. Sie sagte uns, wir sollten uns sauber halten.« Diese »Ärztin, diese Tante«, sagte ihnen, dass das Revier jeden zweiten, dritten Tag geräumt würde. Das Revier scheint nicht als Krankenhaus gedient zu haben. »Sie hatte braune Augen und war eine nette kleine Tante … Tante, na ja, sie war vielleicht gerade 30 Jahre alt, also war sie vermutlich nur in meinen Augen eine Tante.«[261] Nomi hatte »abscheuliche Angst« vor »diesen deutschen Frauen mit diesen Gummiknüppeln in der Hand«.[262] Sofie spricht von »Mengele« und von »Ilse«. Ilse war wunderschön, »ein solch grausamer Mensch in einem so schönen Körper«.[263]

Gezwungen sein hinzusehen

Sonja versuchte, *nicht hinzusehen*: »Ich konnte all diese Wärter nicht auseinanderhalten, ich wollte sie nicht ansehen, *ich wollte ihre Gesichter nicht sehen.*«[264] Sam erinnert sich daran, wie er gezwungen wurde, bei Hinrichtungen durch den Strang zuzuschauen: »Und sie liefen umher und sorgten dafür, dass wir unsere Augen nicht zumachten oder wegsahen [seine Stimme zittert].«[265]

Die Unberechenbarkeit der Täter

Die entsprechend ihrer früheren Lebenserfahrung verständlichen Versuche der Kinder, sich an die *Erwachsenen* – in diesem Fall die Täter – *zu wenden und an ihre Wärme zu appellieren*, wurden anscheinend durchweg und grausam abgeblockt. Ein Mädchen fragte den Wärter, ob er die Tür schließen könne, denn den Mädchen, die nackt dort saßen, war kalt, »und dann ging er hinüber und machte die Tür noch weiter auf, damit wir noch mehr froren«.[266] Sandor fragte auf Deutsch: »Darf ich meine Hände aufwärmen, damit ich arbeiten kann?«, woraufhin ein Wärter auf Deutsch brüllte: »Was, du verfluchtes Schwein!« Sandor fährt fort: »Dann stand er auf und trat mir in die Wade, was zwei tiefe Wunden hinterließ, die stark bluteten. Gott oder die Engel müssen mich beschützt haben, denn ich weiß nicht, wie ich es schaffte, nicht zu verbluten. Es heilte allmählich; glücklicherweise heilen meine Muskeln sehr gut.«[267] Während des Interviews zieht Sandor sein Hosenbein ein Stück hoch und zeigt mir die weißen Narben auf seinem

Bein, die die Folge des Tritts und eine bleibende Erinnerung daran sind. Es herrscht große Verwunderung darüber, wie diejenigen, die sich den Kindern gegenüber so grausam verhielten, »abends nach Hause gehen und ihre eigenen Kinder in den Arm nehmen konnten«.

»Die Latrinen-Gerüchteküche«

Die Kinder waren mit den *kreischenden* Stimmen der Wärter konfrontiert, die ihnen – wie in dem oben genannten Beispiel – gleichzeitig sagten, sie müssten *still* sein. Wenn sie die Möglichkeit hatten, miteinander zu sprechen, wie im Latrinenbereich, hörten sie schreckliche Dinge. Lilian erzählt, wie sie in Ravensbrück von Experimenten hörte, »die an Menschen durchgeführt wurden«. Solche Dinge hörte man. Lilian nennt es die »Latrinen-Gerüchteküche«.[268]

Erinnerungsbilder an tote Menschen

Die Kinder sahen Berge von Leichen. Mit den Worten einer der Überlebenden: »Das erste Mal wusste ich nicht, was es war, es war so *weiß*; ich dachte, es wäre ... Und dann sah ich, dass es tatsächlich Menschen waren, die kreuz und quer lagen, und ihre Hände und Beine ragten heraus, und ihre Münder waren offen, und sie waren so ausgemergelt, nur noch Skelette ... [weint] ... Und unsere Gedanken waren: Ja, eines Tages werden wir selbst dort liegen, weil wir ein Ende überhaupt nicht absehen konnten.«[269] Viele der Befragten heben ihre deutliche Erinnerung an diesen speziellen Gestank hervor.

Auseinanderreißen

Die Gefährdung der Bindung an die Familie

Die frühe Erinnerung eines Jungen, der erst drei bis vier Jahre alt war, als er nach Ravensbrück kam, kann beispielhaft den Nahrungsmangel und die Bindung an einen Elternteil veranschaulichen. David erinnert sich: »Ich schlief mit meiner Mutter in der oberen Koje, es war die dritte oder vierte

Koje. Ich wachte mitten in der Nacht auf, und ich erinnere mich, dass ich zu meiner Mutter auf Slowakisch sagte: ›Mutter, schleba‹, Mutter, Brot. Ich konnte sie nicht finden. ›Mutter, wo bist du?‹ ›Ich bin hier‹, sagte sie. Ich fing an, in die Richtung zu kriechen, von der ich dachte, dass sie dort sei, aber ich kam am Bettrand an. ›Hier‹, sagte sie von irgendwoher. Also kroch ich geradewegs in die Luft und fiel drei oder vier Kojen weit hinunter. Plötzlich wurde es hell. Dann erinnere ich mich an nichts mehr.«[270]

Die Kinder liefen am Stacheldrahtzaun entlang, um zu sehen, ob sie Verwandte finden konnten. Wie eines von ihnen sagte: »Ich war natürlich so schrecklich allein, obwohl anfangs mein Vater bei mir war. Ich vermisste meine Mutter und meinen Bruder.«

Nomi war erst ein Jahr alt, als der Krieg ausbrach. Sie erzählt von einer Frau, mit der sie zufällig ins Konzentrationslager gebracht wurde. Ihre Mutter war mit einem der Transporte weggebracht worden. Ihren Vater sah sie nie wieder. Sie schien erkannt zu haben, dass es der Frau schlechter ging. Dann starb sie. Nomi erläutert ihre Beziehung näher. Zum damaligen Zeitpunkt war sie etwa sechs Jahre alt: »Die Leute hänselten mich, weil ich keine Mutter hatte und so. Also fragte ich diese Frau, ob ich sie Mutter nennen dürfe. Aber sie antwortete, dass ich bereits eine Mutter hätte und dass man in seinem Leben nur eine Mutter habe. Sie sagte, dass ich eine Mutter hätte und sie vielleicht … Aber sie sagte mir, ich könne sie ›tjotja‹ nennen, was auf Polnisch Tante bedeutet. Das machte ich, und an diesem speziellen Tag rief ich: ›tjotja, tjotja‹, aber sie bewegte sich nicht. Ich wusste nicht, was los war. Die anderen, die im Raum lagen, wussten, was passiert war. Sie war gestorben! Ich klammerte mich einfach an sie und küsste sie, sodass sie mich von ihr wegzerren mussten.«[271] Nomi erzählt das Geschehene aus der Sicht eines Kindes, was die Macht derart traumatischer Erinnerungen illustriert. Kindliche Gedanken drücken sich auch in anderen Vorstellungen aus, zum Beispiel, »wenn jemand die Augen geschlossen hat, dann schläft er vielleicht«.

Entreissen des Geburtstags

Sandor entsinnt sich: »Ich war noch keine 13. Wir müssen irgendwann im Juni in Auschwitz angekommen sein, Mitte Juni, weil ich weiß, dass ich dachte: ›Nun, bald werde ich Geburtstag haben.‹«[272]

Entreißen von Kleidung, Schuhen und anderen Gegenständen

Sie nahmen Sofia ihre »kleinen Ohrringe« – solche, wie Kinder sie immer zur Geburt geschenkt bekamen – und ihre Brille weg. Sie schnitten ihr Haar ab, »rasierten es ab«.[273] Nomi hatte einen metallenen Ring bekommen, und sie gab ihn ab; sie legte ihn in eine Kiste, in die sie alle anderen ihre Habe abgeben sah.

Der Verlust von Schuhen war katastrophal. Anna erzählt, wie sie »im Wald« war, und »einfach überall war Schnee, und ich ging nur mit einer Decke eingewickelt dorthin. Ich hatte keine Schuhe, nur ›schmattes‹ [Lumpen] an meinen Füßen.«

Körper brandmarken

Von den Blicken der Täter gezeichnet werden

Man entriss den Kindern die Menschenwürde. Seit dem allerersten Moment im Lager wurden die Mädchen in Situationen gebracht, die Schamgefühle erzeugten. Bella erklärt: »Wir mussten in einem kalten Raum mit geöffneten Türen sitzen. Der Wärter saß da, voll bekleidet, mit seinem Gewehr und bewachte uns. Wir Frauen waren völlig nackt. Das war so außerordentlich erniedrigend. Es war nicht nur kalt, wir waren völlig nackt, wir waren jung, wir schämten uns. Die Moral war in der damaligen Zeit ganz anders; Nacktheit vor einem Fremden war unerhört. Wir standen nackt da und mussten uns an der Luft trocknen lassen. Die deutschen Soldaten liefen dort herum. Es war unsäglich erniedrigend [sie schaut unter sich].«[274]

Eine Nummer zugewiesen bekommen

Die Befragten erinnern sich, wie sie mit Nummern gekennzeichnet wurden: »Ich bekam eine Nummer zugewiesen, die ich nie vergessen werde; ich prägte sie mir ein, damit ich sie aufsagen konnte, wenn ich mitten in der Nacht geweckt wurde.« Um sicherzustellen, dass die Gefangenen während der Märsche nicht wegrannten, »mussten wir aus dem Rücken unserer Uniform ein Viereck ausschneiden, und dann bekamen wir Flicken in grün und grau, und wir mussten diese Flicken stattdessen auf den Rücken nähen«.[275] Wurden die Flicken heruntergerissen, war der Rücken nackt und das verbleibende Loch konnte dann als Kennzeichnung dienen. Sich vom gesamten Oberteil der Uniform zu befreien, war in diesem »bitterkalten Winter« nicht möglich. Sie waren ohne Schutz, »ohne Haut«.

Getrieben werden

Eine Interviewte drückte es so aus: »In Ravensbrück wurden wir *vorwärts getrieben*. Ich erinnere mich, dass ich keine Socken hatte, nichts, um meinen Kopf zu bedecken, obwohl mein gesamtes Haar abrasiert war. Man gab mir ein Paar Holzschuhe, einen Sommerrock, der vermutlich jemandem gehörte, der sie früher die Dinge abgenommen hatten. Und sie gaben mir eine Jacke, die zu einem Sommeranzug gehörte. Das war alles, was ich in dieser beißenden Kälte hatte.«[276]

Hautverletzungen davontragen

Sams Füße hatten Erfrierungen, und der daraus resultierende Juckreiz hielt viele Jahre an.[277] Henny erzählt, was mit den Händen ihrer Schwester geschah: »Wir hatten eine viereckige Kiste mit vier Griffen, und damit mussten wir mehrere Kilometer laufen. Dort wurde sie mit Rüben befüllt. Und ich wusste, dass die Hände meiner Schwester erfroren waren, und von dieser Nacht bekam sie Frostbeulen.«[278]

Läuse verursachten unermessliche Qualen. Sie mussten sichergehen, sich nicht zu sehr zu kratzen. Wenn sie das taten, kratzten sie sich die Haut auf, und »offene Wunden konnten nicht richtig verheilen«.

Nina entsinnt sich, dass »der Sturmbannführer sah, dass ich meine Schüssel nahm, die schmutzig war, und [mehr] Suppe holte, und er verprügelte mich, und er machte das mit meiner Nase; man sagt, sie ist ein bisschen schief.« Annas Nase wurde ebenfalls verletzt. Während des Interviews zeigt sie mir eine Narbe auf der Nase, die vom Hieb eines Gestapomanns herrührt.

Den Körper einengen

Einer der Befragten erinnert sich: »Sie drückten mir den Brustkorb zusammen. Ja, ich konnte keine Luft bekommen, solche Probleme hatte ich damit. Aber sie hatten dieses Ding auf meine Schultern geladen, und so war das. Ich war nicht dafür gebaut, dieses fürchterliche Gewicht zu tragen. Also fiel ich immer wieder hin, und sie schlugen mich immer wieder.«[279]

Auf den »Todesmärschen« weiter entkräftet werden

In der letzten Kriegsphase mussten die Gefangenen ein weiteres Mal umziehen: Es gab eine Zwangsevakuierung. Unter extrem harten Bedingungen wurden sie auf die sogenannten »Todesmärsche« gezwungen, Kilometer um Kilometer Richtung Westen, um vor der Sowjetarmee zu fliehen.

Raumschaffen

Denken/Fantasieren

Jüngere Kinder konnten das Ausmaß dessen, was mit ihnen geschah, in keiner Weise begreifen, was in gewisser Hinsicht vermutlich dabei half, kleine Räume zum Denken zu schaffen.

Interessante Aspekte entdecken

Elias äußert sich über seine Ankunft und darüber, wie er sich rasieren lassen musste: »Ich erinnere mich noch gut daran, wie ich dachte, dass es unheimlich lustig war, dass sie sogar meine Brust rasierten, obwohl ich erst 13 Jahre alt war. Aber offensichtlich sprossen dort bereits die ersten Härchen.«[280]

Sehnsüchte

Sandor erinnert sich daran, über »unser Zuhause und Essen« zu reden und darüber, »ob wir jemals da rauskommen würden, aus dieser Gefangenschaft, und ob wir jemals unsere Familien wiedersehen würden. Das waren unsere Themen, nur die und keine anderen. Jeder normale Bezugsrahmen war weg. Alles, was zählte, war, diesen Tag zu überleben.«[281] Jenny führt zum gleichen Thema aus: »*Wir sprachen immer über die Zukunft und die Vergangenheit.* Über was sonst unter solchen Umständen? Wir waren hungrig ... Wir redeten über das Essen, das wir zubereiten würden, wenn wir nach Hause kämen ... Wir alle fragten uns, wo die Mutter war, was der Vater machte, was die Brüder und Schwestern? ... Im Allgemeinen teilten wir alle das gleiche Schicksal. Keiner hatte mehr eine Mutter oder einen Vater. Wir erzählten uns, wie unsere Väter abgeholt wurden. Sie waren alle in meinem Alter, wir waren in der gleichen Klasse. Wir redeten über die Schule und so weiter.«[282] Auch wenn viele passiv wurden, konnten sie dennoch das Gefühl eines »Selbst« bewahren. »Es war entscheidend für das Überleben, durch die Erhaltung des Kernselbst die Integrität einer Person aufrechterhalten zu können, und das ist etwas anderes als schlichte Passivität« (Balas 2000).

Die Kinder hatten kurze Augenblicke, in denen sie durch Fenster, Löcher und Ritzen schauen konnten; sie sahen über den Zaun auf die andere Seite, um ihren Blick auf etwas richten zu können, das *außerhalb existierte*, etwas, das *da draußen sicher erschien*. Dadurch war es ihnen vielleicht auch möglich, sich aus ihrer entsetzlichen Realität hinauszuträumen; der Realität, eingeschlossen, in Gefangenschaft zu sein. Henny beobachtet: »Ich sah, wie eine Frau ihre Wäsche auf einer Wäscheleine aufhing. Aber alles war unter Strom gesetzt, also konnte ich dort nicht heraus. Und ich erinnere mich daran, dass ich gelobte, *wenn ich diesen Krieg überleben sollte*, würde ich meine Wäsche genauso aufhängen, *und das mache ich*, hier hinter dem Haus. Bis heute ... *Wir konnten also die Freiheit sehen, aber sie war unerreichbar.*«[283] Henny knüpft eine Verbindung zwischen ihrer Beobachtung (der Wäscheleine) und etwas, das – in der Welt ihrer Fantasie – später stattfinden kann, wenn der Krieg vorüber ist. Dies dient als Raum zum Denken, wodurch wiederum ermöglicht wird, eine ansonsten unerträgliche Lage als Gefangene zu ertragen. Im Übrigen macht sie tatsächlich, was sie zu tun gelobt hatte, und hängt ihre Wäsche so auf wie die Frau, die sie gesehen hatte. Dies zeigt, dass die Erinnerung in ihren Gedanken immer gegenwärtig ist, auch wenn sie sich dessen nicht immer bewusst ist.

»Unberechenbarkeit« der Täter: Der Vorteil, »klein zu sein«

Manchmal fiel das Raumschaffen anscheinend mit einem Moment des Wohlwollens seitens der Wärter zusammen. Die jüngsten Kinder, die es irgendwie geschafft hatten, durch die Selektionen zu kommen, riskierten, später entdeckt zu werden. Dies traf besonders auf die Anwesenheitsapelle zu, bei denen ihr »Kleinsein« die Wärter darauf aufmerksam machten, dass sie *Kinder waren, die nicht dort sein sollten.* Oscar erklärt: »Ich war ein Kind, und vielleicht dachten sie, das sei seltsam, und fragten sich, wie ich dorthin gelangte, aber eigentlich zeigten sie eine Vorliebe für mich. Nach einigen Tagen sagten sie: ›Du kannst aushelfen und das Brot schneiden.‹«[284] Dass die Kinder klein – *»die Kleinen«* – waren, scheint in solchen Fällen die weichere Seite der deutschen Wärter angesprochen zu haben. Die Interaktion mit dem Kind führte zu einem *bisschen* Raum. Sonja erzählt von einem Marsch im bitterkalten Winter, auf dem sie gefrorene Kartoffeln aßen: »Sie verstehen, dass wir überleben mussten.« Der Wärter, »der neben mir lief … nahm mich sogar unter dem Arm, denn er sah, dass ich gleich hinfallen würde, und dann wäre ich erschossen worden.«[285]

Henny liefert ebenfalls ein Beispiel, das die Erkenntnis bestätigt, dass die Unberechenbarkeit der Täter scheinbar einer der häufigsten Gründe war, warum die Kinder während ihrer Zeit in den Lagern für sich selbst Raum schaffen konnten: »Und da kam E, er gab mir eine leichtere Aufgabe; fragen Sie mich nicht, warum.« Wie Elias erklärt: »Ich war, wie Sie wissen, damals ziemlich jung, und ich bekam bestimmte Vergünstigungen. Ich half dort in den Baracken aus. Der Mann, der die Verantwortung für diese Baracken trug, ich kümmerte mich um seine Kleidung, putzte seine Schuhe, machte sein Zimmer sauber. Er kaufte mir zusätzliche Essensrationen.«[286] Er bewerkstelligte es auch, Elias aus einer Gruppe von Kindern herauszunehmen, die in den Tod gehen sollten.

Anna erzählt davon, wie die Wärter etwas Unterhaltung wollten und fragten, wer singen könne: »Ich hatte eine Freundin im Lager, die wirklich gut singen konnte. Sie war wie eine Schwester für mich. Als die Wärter das sagten, sagte ich zu ihr: ›Klara, ich werde sagen, dass du singen kannst‹, aber sie war sehr verängstigt. Aber Sie wissen, wie ich bin, ich ging geradewegs zu den Wärtern und sagte: ›Die Kleine ja singt wie schein‹, ›gute singen‹.*« Und sie stellten uns da vorne hin. Sie sang wie ein Engel, und sie bekam etwas Brot, das sie mit mir teilte. Andernfalls hätte ich nicht überlebt.«[287]

Mit einem Familienmitglied zusammensein

Sam gibt an, dass er es nicht geschafft hätte, hätte er nicht seinen Vater an seiner Seite gehabt: »Ich war so unerträglich müde. Ich hielt die Hand meines Vaters [während des Todesmarschs]. Auf diese Weise konnte ich gleichzeitig marschieren und schlafen.«[288] Weil Oscar so jung und klein war, erst neun Jahre alt, beunruhigte es ihn immer, wenn die Wärter und SS-Soldaten ihn anzusehen schienen, ihn musterten. Sein Vater war immer an seiner Seite.

Janina dagegen hatte das Gefühl, am besten zurechtzukommen, wenn sie alleine war. Sie hatte das Gefühl, ziemlich egoistisch zu sein, wenn sie wegen ihrer Mutter weinte, aber gleichzeitig verkniff sie es sich, im Lager Kontakt mit ihr aufzunehmen: »Ich verstand, dass sich jeder selbst der Nächste war und dass ich eine größere Chance hatte, es alleine zu schaffen, als wenn wir zusammen gewesen wären [und die Brotration hätten teilen müssen].«[289]

Bindungsobjekte

Es war Kindern normalerweise nicht möglich, persönliche Dinge zu behalten. Lilian sagt jedoch: »Ich weiß nicht, wie ich es geschafft habe, aber ich konnte meine Schuhe behalten.«[290] Sonja hängte sich ihren »Mantel über die Schultern«, und sie hatte eine »Tasche von zu Hause«. Es gab dort ein paar Dinge: »Die wichtigsten Dinge, die ich hatte, waren *Bilder unserer Eltern, als sie jung waren*, und von uns drei [Geschwistern]. Das waren meine Schätze.« Nomi bemerkt: »Wir hatten auch eine weinrote Schüssel aus … ja, eine Art Metallschüssel, in weinrot. Wir sollten sie dazu benutzen, unsere Ration zu holen … unsere Suppe.«[291] Die Schüssel wurde für sie alle zu einem zentralen Gegenstand.

In der Endphase der Zeit in den Lagern, als die Menschen starben, gab es Überlebende, die es wie durch ein Wunder schafften, ihre Kleidung anzubehalten.

* Anm. d. Ü.: Die Befragte sagte diesen Satz in Jiddisch.

Eine von ihnen erklärt: »Ich hatte einen Rollkragenpullover mit einem Reißverschluss hier [zeigt], den ich von zu Hause mitgenommen hatte. Er war bunt, in vielen Farben gestrickt. Ich trug ihn Tag und Nacht, Tag und Nacht.«[292]

Wenn eine Mutter für einen über eine bestimmte Länge hinausgehenden Zeitraum physisch abwesend ist, wird laut Winnicott (1953) die Erinnerung an die innere Repräsentanz von ihr (oder, im Fall des Vaters, von ihm) nachlassen. Übergangsphänomene werden nach und nach bedeutungslos, und das Kind kann sie nicht länger wahrnehmen. Das Objekt, die Mutter, verliert seine Anziehungskraft. Just bevor dies geschieht, können wir manchmal als ein Element der Leugnung, dass das Originalobjekt gerade seine Bedeutung verliert, einen übertriebenen Einsatz von Übergangsobjekten beobachten.

Familientraditionen einprägen

Lilian hatte eine besondere Vorliebe für das Passahfest: »Wir bekamen dann neue Kleider. *Wir bekamen Lacklederschuhe.* Bei jedem Schritt, den wir machten, wischten wir sie sauber.«[293] Sandor hat lebendige, detailgetreue Erinnerungen an Traditionen als innere positive Erfahrungen, die er mitgenommen hatte und die dazu beitrugen, dass er »bei Verstand« bleiben konnte. Seine Erinnerungen an Bilder seiner Sinneswahrnehmung im folgenden Bericht umfassen *»die Luft«*, *»die Tischdecke«*, *»den Klang der Gebete«*, *»die Stille«*, *»den Geschmack«* und *»das Lachen der Kinder«*:

> »Wenn ich daran zurückdenke, kann ich richtiggehend die *Luft* zu Hause spüren, genau, wie sie freitagabends war, wenn mein Vater und ich vom Tempel nach Hause kamen, von der Synagoge. Mutter hatte *den Tisch immer sehr edel gedeckt*, mit einem weißen Tischtuch und Kandelabern und schönen Gedecken für uns alle, für die gesamte Familie, für alle Kinder. Mutter sagte das Gebet und zündete die Kandelaber an, während Vater seine Hände wusch. Von diesem Moment an durfte niemand reden oder auch nur ein Wort sagen. Es war mucksmäuschenstill. Dann schenkte Vater den Wein ein und segnete ihn und segnete den Sabbat und nahm einen Schluck. Danach reichte er das Glas in der ganzen Familie herum, und jeder nahm einen Schluck. Es gab diese ganze lange Tradition mit all diesen Momenten, die wir ausnahmslos jeden Freitagabend und jeden Feiertag wiederholten. Wenn ich daran zurückdenke, fühlt es sich an, als sei selbst die Luft so heilig gewesen,

dass man sie mit den Händen greifen konnte. Was ich sagen will, ist, dass es eine schöne Erfahrung war und ein wunderbares Gefühl.

Nach dem Wein sprach Vater das Gebet über das Brot. Es war das, was sie in Schweden ›Judenspirale‹ nennen, mit Mohn obendrauf. Es waren zwei, die diagonal zueinander gelegt wurden, mit einem edel bestickten Tuch darüber. [Sandor erteilt den Segen.] *Ich erinnere mich daran, obwohl ich diesen Segen in all den Jahren selbst nie erteilt habe.* Nicht ein Wort durfte man von sich geben, niemand in der Familie. Es war vollkommen still. Es wäre keinem in den Sinn gekommen, etwas zu sagen, bevor nicht jeder ein Stück von dem Brot bekommen hatte, das Vater schnitt. *Sobald Mutter einen Bissen genommen hatte, brachen alle Dämme. Die Kinder lachten, und wir redeten, und wir aßen dieses köstliche Mahl mit all seinen Gängen* inklusive Karpfen mit rotem Paprika und einer herrlichen Hühnerbrühe mit Gemüse. Jeden Freitag sangen wir zwischen den Gängen die gleichen Lieder. All das, all das war mir in meinen schlimmsten Augenblicken ganz einfach *ein Rettungsanker. Ich dachte immer daran zurück, als ich im Lager war, und ich bin mir sicher, es hat dazu beigetragen, dass ich bei Verstand geblieben bin.*«[294]

Während des Interviews rezitiert Sandor einen hebräischen Segen, der über das Brot gesprochen wird; ein Segen, den er in all den vergangenen Jahren, seit er als Kind mit seiner Familie zusammengesessen hatte, nicht erteilt hat. Die Erinnerung kommt im Verlauf des Interviews an die Oberfläche. Laut Sandor haben ihn »diese Erinnerungen während der gesamten Zeit im Lager in jeder Situation, in die ich geriet, aufrechterhalten. Kein Tag verging, an dem ich nicht an diese Erinnerungen zurückdachte.«[295]

Denken/Handeln

Verstecke

Verstecke gab es praktisch keine. Zwei Männer erzählen, wie sie sich im Toilettenbereich (der Latrine) versteckten. Noa versteckte sich auch in einem Abflussrohr, in einem Brunnen.[296]

Versuchen, einen Platz oben zu bekommen

Henny erzählt, wie sie »in die Baracken« getrieben wurde, »und *mein erster Gedanke war, dass ich einen Platz ganz oben bekommen musste.* Das war auf jeden Fall ein Platz, an dem man wusste, dass niemand und auch nichts anderes auf dich fallen würde. Ja, es war schrecklich, aber bedenken Sie, dass das erst der Anfang war.« Sandor erklärt, dass »wir unsere Stockbetten nicht an der Wand hatten oder unsere Köpfe an der Wand, sondern wir mussten stattdessen mit dem Gesicht in Richtung der Gänge schlafen, und wir lagen wie Sardinen, eine große Zahl von uns in jeder Sektion, die meiste Zeit auf Brettern und manchmal mit Decken. Man musste das Gesicht zum Gang haben.«

Mit Mitgefangenen zusammenarbeiten

Wie oben erwähnt, war Nomi sechs Jahre alt, als sie zusammen mit einer Frau, die sie »Tante B« nannte, ins Konzentrationslager gebracht wurde.

Sie entsinnt sich: »Wir standen da draußen, und die deutschen Frauen mit ihren Gummiknüppeln in den Händen gingen vorbei. Ich hatte Todesangst, gelinde gesagt. Ah! Es muss kalt gewesen sein, denn Tante B *sagte mir, ich solle mich auf ihre Füße stellen, wenn wir zum Appell antreten mussten, weil mir sonst die Füße abfrieren würden.* Zu diesem Zeitpunkt schien es ihr einigermaßen gut zu gehen, ich wusste es nicht besser, wissen Sie, aber dann fing ich an zu erkennen, dass es ihr schlecht ging. Aber sie kämpfte bis zum bitteren Ende, sodass sie zum Appell antreten konnte. *Ging sie um meinetwillen?*«[297]

Kultur

Es war sehr ungewöhnlich, aber es kam vor, dass die Leitung eines Arbeitslagers »streng, aber menschlich« war. Sonja erzählt, wie sie immer Stücke inszenierten und zeigen wollten, *»dass wir Menschen waren, dass wir kulturelle Werte hatten.* Die Leiterin war sehr beeindruckt und besorgte uns einen Weihnachtsbaum zu Weihnachten und stellte ihn im Schlafsaal auf. Sie hatte keine Ahnung, dass wir keine Weihnachtsbäume hatten. Sie wollte uns beibringen, ›O Tannenbaum‹ zu singen. Shirley-Temple-Filme und Schneewittchen kamen schon früh nach Polen, also gingen wir hinauf in den Schlafsaal und versuchten uns im Stepptanz.«[298] Anja erzählt, wie die Blockältesten »jeden Freitag mit Kerzen ankamen. Unsere Wärterinnen waren jüdische Mädchen, und so fragten sie uns, ob irgendjemand kommen und die Kerzen am Schabbes anzünden wollte.«

Gewöhnlich singen und summen Mütter für ihre Babys Schlaflieder (Duhl 2000). Summen und Fantasieren konnten Augenblicke des Fühlens bescheren, des Sich-lebendig-Fühlens.

An Essen denken und es bekommen

Wie oben erwähnt, erzählt Oskar, wie er dazu kam, »auszuhelfen und Brot zu schneiden, und heute hört sich das vielleicht furchtbar an, aber in diesem Fall reden wir nicht von Ehrlichkeit. Was ich tun wollte, war, das Brot in so dünne Scheiben wie möglich zu schneiden, sodass, wenn mein Onkel oder mein Vater vorbeikommen würden, ich ihnen eine ordentliche Scheibe Brot geben konnte.«[299] Nach und nach wurde er zum »ausgewachsenen Experten« beim Brotschneiden, sodass für ihn immer etwas übrig blieb.

Sonja beschreibt die Leiterin ihres Lagers als »menschlich, sie besorgte uns etwas, das wir seit Langem nicht mehr gegessen hatten: warme Würstchen. Jeder bekam eins. Wir konnten sie nicht einfach aufessen, sondern *wir saßen da und leckten sie stattdessen ab, weil wir sie so lange wie möglich schmecken wollten.*«[300] Die Kinder dachten ständig ans Essen. Bellas Traum war es, etwas Weißbrot zu bekommen. Sie sagt: »Bis zum heutigen Tag esse ich kein anderes Brot als Weißbrot. Ja, ich weiß, die gesunden Brotsorten sind dunkel, aber ich kann den Gedanken an sie nicht ertragen, weil sie mich zu sehr an das Brot im Lager erinnern.«[301] Die meisten Befragten erzählen von Begebenheiten, an denen sie das Risiko eingingen und mit einem gefundenen Stück Brot oder Kartoffelschale davonrannten.

Läuse auskämmen lassen

In der Endphase des Krieges hatte Sonja das Glück, in ein Feldlazarett geschickt zu werden, wo sie gut behandelt wurde. Sie erklärt: »Sie wuschen mich und kämmten mich mit einem Läusekamm. *Ich glaubte, das würde nie aufhören.* Aber für mich war es eine große Erleichterung.«[302] Bella erwähnt, dass sie und ihre Mutter sich tagsüber damit beschäftigten, sich gegenseitig die Läuse abzusammeln.

Würstchen abzulecken und sich gegenseitig Läuse abzusammeln lässt sich mit Anzieus (1985) Beschreibung anhaltenden Einflusses früher taktiler Stimulation auf die Funktion und die Entwicklung des Organismus vergleichen. Er unterstreicht die Bedeutung des taktilen Kontakts zwischen Mutter und Kind als organische Stimulation und soziale Kommunikation. Als Beispiele nennt er lecken und kämmen, lausen mit den Fingern, Berührungen und Liebkosungen.

Altersverzerrung

Die Überlebenden weisen auf viele Unsicherheiten bezüglich des eigenen Alters und des Alters der anderen während der Zeit in den Lagern hin. Nomi sagt: »Nein, ich verstand das ganz und gar nicht. Ich machte mir überhaupt keine Gedanken über irgendetwas in der Art [das Alter].«[303] Oscar erinnert sich nicht daran, wie alt sein Vater war. Er bemerkt: »Die Sache war so, dass er immer jünger werden musste, und ich musste immer älter werden. *Das Alter wurde also den jeweiligen Umständen angepasst.*«[304] Er kehrt häufig auf die Altersfrage zurück und führt an: »Es ist ein verdammtes Glück, dass ich weiß, wie alt ich selbst bin.«[305]

Depersonalisierung/emotionales Verkümmern

Störungen im Denken

Elias stellt heraus, wie »wir seltsamerweise abstumpften. Wir reagierten nicht, wie wir das heute tun würden. Heute, bin ich mir sicher, würde ich anders reagieren, aber damals dachte ich einfach: ›Was für ein Glück, dass sie das nicht mit mir machen.‹«[306] Bella erzählt, wie sie und ihre Mutter einfach auf der Kante des Stockbettes saßen, aber trotzdem die Nähe der anderen spürten. Sie fügt hinzu: »Einmal, als wir uns gegenseitig lausten, tippte mir meine Mutter plötzlich an die Schulter und sagte: ›Wach auf, woran denkst du gerade?‹ Ich war wohl in Gedanken versunken. Ich erinnere mich daran, wie alarmiert sie war, was mit meinem Geist geschah. Sie erzählte mir, dass sie nur noch das Weiße in meinen Augen sehen konnte.«

Die Kinder mussten trotz ihrer jungen Jahre Zwangsarbeit leisten. Abraham unterstreicht, wie er »müde und apathisch« wurde, »ich war kaputt … keine Gefühle … was kann man erwarten? Ich hatte nichts, womit ich denken konnte.«[307]

Intime Dinge werden weggenommen

In vielen Beispielen ist es offensichtlich, wie die Depersonalisierung systematisch durchgeführt wurde, indem man die körperlichen Merkmale der Kinder entfernte. Haare wurden abrasiert, die Kinder *konnten nicht mehr von anderen erkannt werden*. Brillen wurden heruntergerissen, wodurch man *andere schlechter sehen konnte*. Schmuck, der im Allgemeinen als wichtige Verbindung zu den Eltern und auch zur eigenen Geburt (Ohrringe) diente, wurde weggenommen und nie zurückgegeben. Ester berichtet Folgendes über diesen Vorgang: »Der kommandierende Offizier schnitt meine ganzen Haare ab … das Haar an meinem ganzen Körper. Das war, verstehen Sie, eine sehr schockierende Erfahrung, denn wir wurden voll und ganz in andere Personen verwandelt, als wir vorher waren. Unsere Identität verschwand, als das ganze Haar auf unseren Körpern, auf unseren Gesichtern und auf unseren Köpfen weggenommen wurde. Wir brauchten lange, um uns gegenseitig zu erkennen. Natürlich wusste ich immer noch, wer meine Mutter war, aber trotzdem … Es war so grotesk, nahezu verrückt, wie völlig andere Menschen. Meine erste Reaktion war, dass ich über diese Menschen fast am liebsten gelacht hätte, die nicht mehr dieselben waren, bis ich allmählich erkannte, dass ich eine von denen war, die dort nackt herumstanden.«[308]

Sam hatte das Gefühl, dass er selbst entmenschlicht wurde.[309] *Entmenschlicht* ist zu einem Konzept geworden, das die Überlebenden in der Retrospektive dazu verwenden, um die Veränderungen in sich selbst zu bezeichnen. Bauer (2001) nimmt Anstoß daran, das Konzept der Entmenschlichung für die Beschreibung dessen zu verwenden, was den Gefangenen in den Lagern und den Gettos zustieß, denn ihm zufolge trifft der Ausdruck am ehesten auf die Nationalsozialisten zu: Sie »entmenschlichten« sich selbst. Was sie taten, war, ihren eigenen Verzicht auf alle früheren Normen, die als

»zivilisiert« galten, auf *wirklich* zivilisierte Menschen wie Juden und andere zu projizieren. Die übliche Verwendungsweise des Begriffs »Entmenschlichung« lässt es so erscheinen, als seien die Täter »menschlich« und die Opfer weniger menschlich, und das ist genau das, was die Nationalsozialisten erreichen wollten.

Klein genug sein, um unter der Querstange hindurchzupassen

Mit den Worten einer der Befragten: »Wenn sie eine dieser Querstangen aufstellten und allen Kindern sagten, sie sollten schauen, ob sie aufrecht darunter hindurchpassten, versteckte ich mich, weil die, die es konnten, in die Gaskammer geschickt wurden.«[310] Viele überlebende Kinder teilen ähnliche Erfahrungen.

Verantwortung übernehmen/Frühreife

Das eigene Alter vorsätzlich ändern und der Unberechenbarkeit der Täter ins Auge sehen

Das eigene Alter zu ändern, war manchmal ein vorsätzlicher Akt und verschaffte eine Atempause, einen Raum. Als Oscar von einem Lager in ein anderes verlegt wurde, war er inzwischen 15 Jahre alt, aber er sagte, er sei 19: »Ich weiß nicht, ob sie es glaubten, aber ich machte mich 19 Jahre alt. Man kann schließlich ein ziemlich klein gewachsener 19-Jähriger sein.«[311]

Generationales Verschmelzen und Auflösen: »Wenn wir sterben müssen, werden wir zusammen sterben«

Bella beschreibt, wie beengt es in einem der Viehwaggons war und wie jemand vorschlug, die Kinder dorthin zu bringen, wo es mehr Platz gab. Sie fährt fort: »An diesem Punkt protestierte mein Vater lautstark und sagte: ›Nein, die Kinder kommen nicht in diesen Waggon dort hinüber. Wir bleiben hier zusammen. Die Kinder haben ihren Platz hier bei uns.‹«[312] Wenn Jacob zurückblickt, überwältigt ihn die schmerzliche Wahrheit: »Meine gesamte Klasse wurde *ausradiert* … Alle außer einem einzigen Mädchen sind fort.«[313]

F Befreiung

»Und so war ich allein, und ich lief einfach im Strom mit.«[314]

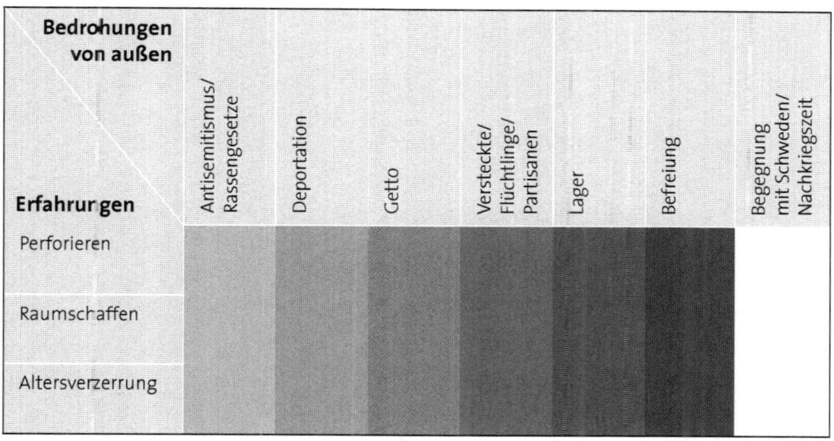

Am 27. Januar 1945 wurde Auschwitz befreit. Am 15. April 1945 wurde Bergen-Belsen befreit. Am 8. Mai 1945 wurde in Europa der Frieden erklärt.

Die Befragten mussten noch einige Zeit in oder bei den Konzentrationslagern oder an den Orten verbringen, an denen sie versteckt worden waren. Bald würden sie in Waisenhäuser, Krankenhäuser und, in einigen Fällen, nach Schweden gebracht werden. Die Mehrheit stand kurz vor dem Tod. Sie konnten sich nicht länger auf den Beinen halten. Ihre Körper wogen um die 25 Kilogramm. Die verschwindend geringe Minderheit, die überhaupt irgendwie bei Kräften war, versuchte, zu ihren früheren Wohnstätten zurückzukommen, um zu sehen, ob irgendwelche Verwandten noch am Leben waren. Wichtige Personen in dieser Phase der Geschichte sind Mitgefangene und Helfer, also Mitarbeiter des Roten Kreuzes. Begegnungen mit Toten finden ständig statt. Viele der Befragten erzählen, wie sie selbst gerade in der Phase der Befreiung einen Elternteil verloren. Die Lebensmittel, die ihnen gegeben wurden, hatten aufgrund des fehlenden Wissens, was für die Überlebenden geeignete Nahrung war, häufig nachteilige Auswirkungen auf ihre Genesung. Überlebende Kinder haben intensive Erinnerungsbilder an Schokolade, süße Kekse und weiche Bettlaken.

Perforieren

Durchdringen der Sinne

Der Generationenzerfall erreicht seinen Höhepunkt

Paradoxerweise brachte die Befreiung den größten Schmerz mit sich. Wie Sandor es ausdrückt: »Es war nach der Befreiung, dass ich erstmals begriff, welches Schicksal alle in meiner Familie ereilt hatte. Da kam die ganze Wahrheit ans Tageslicht, und sie konnten nirgendwo gefunden werden. Ich sah diese Menschenmenge vor mir, meine Schwester und Brüder und meine Mutter, ich sah die Richtung, in die sie gingen, und wohin sie gingen. Die Erkenntnis von alldem traf mich, und ich glaube, seit genau dieser Zeit hatte ich die größten Schwierigkeiten in meinem Leben, sowohl in der Schweiz [wohin er nach der Befreiung zur Behandlung geschickt wurde] als auch später hier in Schweden.«[315]

Bella beschreibt sich und ihre Mutter: »Wir waren so kaputt. Ich konnte meinen Kopf geradeso hochhalten. Ich war zu schwach, um irgendetwas anderes zu tun. Meine Mutter konnte sich überhaupt nicht bewegen. Ich hatte so wenig Kraft, dass mir alles egal war. Ich hätte meine Mutter verlieren können, aber irgendwie dachte ich darüber nicht nach. Solche Gedanken kamen später.«[316] Edith bemerkt: »Ich sah meine beste Freundin mit ihrer Mutter auf dem Boden der Baracke sitzen. Wir erkannten uns wieder, aber keine sagte oder tat etwas; wir nickten uns nur bestätigend zu. Nach ein paar Tagen waren sie verschwunden.«[317] Jetzt waren die Menschen gezwungen zu erkennen, wie umfassend ihr Verlust war.

Tote überall

Zu den Erinnerungen an die Befreiung aus den Konzentrationslagern gehören auch die Schwierigkeiten, die die Überlebenden hatten, sich zu orientieren, nachdem sie so lange von der Außenwelt abgeschnitten waren. Sandor erinnert sich an den Rückzug der Deutschen. Zu diesem Zeitpunkt hatte er Fieber, er lag unter freiem Himmel auf der Erde. Es regnete, und ihn überkamen Schwindelgefühle. Außer diesen Erinnerungen hat er auch Erinnerungsbilder an tote und apathische Menschen sowie seine eigenen Körpererinnerungen daran, völlig fertig zu sein. Er sagt, er wäre nicht in der Lage gewesen, länger als nur noch einige Tage am Leben zu bleiben.

Nicht enden wollende Geräusche

Ein typischer Bericht einer Befragten, die versteckt worden war, besagt: »Wir hatten ein paar Sekunden, um die Treppe hinunter zum Luftschutzkeller zu gelangen. Wir hatten Angst, dass das Haus einstürzen würde. Wir hörten die Sirene, jemand rief etwas über den Lautsprecher. In diesem Moment waren wir zufällig zusammen. Ich höre meine Eltern, die etwas aufgeregt diskutieren, *aber das überstieg meinen Horizont.*« Sonja erinnert sich daran, als die Italiener kapitulierten: »Sie liefen umher und pfiffen ein Lied, das hieß ›Bella mi‹« [sie selbst singt ein kleines Lied].[318]

Die Russen fallen ein

Mirjam, die in einem Versteck lebte, erinnert sich daran, dass die Russen hereinplatzten und »brutal waren und furchterregend aussahen«. Sie »rannten umher und nahmen alles, was sie in die Finger bekamen«. Sie fährt empört fort und erzählt, wie sie Frauen vergewaltigten, »und eine davon war meine Tante. Es war ihr nicht möglich, mit diesem Trauma weiterzuleben [sie verübte später Selbstmord]. Es geschah in einem Zimmer nahe dem unseren.« Mirjam entsinnt sich auch, dass »viele der Soldaten dachten, ich sei klein und süß, und sie kamen zu mir und drückten mich. Ich weiß nicht, ob sie das aus Freundlichkeit machten. Ich war ihnen völlig ausgeliefert. Sie tätschelten mir den Kopf und sagten: ›Komm, setz dich auf meinen Schoß.‹ Es war furchteinflößend, wenn mich dieser raue, fremdartig aussehende Riese anfasste.«[319]

Das Misstrauen und die Gefühle der Kinder gegenüber Lebensmitteln

Die Erfahrungen, die die Kinder durch die »raffinierten Methoden« der Täter gemacht hatten, ließen sie misstrauisch gegenüber den Rot-Kreuz-Schwestern in ihren weißen Schürzen sein. Sonja beschreibt: »Wir mussten geduscht und dann entseucht werden. Als wir zur Entseuchung kamen, stellten sie eine Art Dampf an, und wir nahmen an, das wäre Gas. Wir waren entsetzt, denn wir trauten niemandem mehr.«[320] Sonja erzählt außerdem, wie sie – immer noch in dem Glauben, es wäre sehr schwer, an Nahrungsmittel zu kommen – Kekse im Ärmel versteckte.

Überlebensschuld als weitere Ursache von Angst

Es ist typisch für die Befragten, »Gewissensbisse« zu haben, weil sie überlebten, und das Gefühl zu haben, dass sie »etwas aus ihrem Leben machen müssen«. Überdies konnten Eltern, die ihre eigenen Kinder verloren hatten, neidisch auf die Überlebenden sein, und diese Erinnerungen sind für die Befragten sehr schmerzhaft. Gerade zu der Zeit, in der sie ihre eigenen schweren Verlusterfahrungen machten, mussten sie mit Menschen konfrontiert werden, die ihre Existenzberechtigung infrage zu stellen schienen. Bella erinnert sich: »Es war sowohl gut als auch schlecht, ein Kind zu sein. Manche Menschen sahen mich liebevoll, andere fast hasserfüllt an. Junge Frauen, die ihre Kinder auf die eine oder andere Art verloren hatten, waren mir oder meiner Mutter gegenüber verbittert.«[321] Anna beschreibt Eltern, die Kinder verloren hatten und »mich dafür verachteten, dass ich überlebt hatte und nicht sie. Das war ein schreckliches Gefühl [weint vor Erregung]. Sie meinten es nicht böse, sie wollten mich nicht verletzen, es war Neid. Ihre Kinder hatten nicht überlebt [seufzt tief].«[322]

Auseinanderreißen

Eltern sterben während der Befreiung

Oscar und sein Vater hatten es geschafft, den gesamten Krieg hindurch bis zur Befreiung zusammenzubleiben. Oscar berichtet, was geschah, nachdem er und sein Vater in das gleiche Krankenbett gelegt worden waren: »Mein Vater sagte mir die ganze Zeit immer wieder: ›Du weißt, Sohn, dass dies für mich das Ende ist, aber du … *Versuche zu überleben, zu überleben, zu überleben.*‹ Dann weiß ich nicht, was geschah, denn ich war mehr tot als lebendig. Ich weiß nur, *sie brachten mich von meinem Vater weg*. Eine Zeit lang hatte ich einfach nicht die Kraft, mich zu bewegen, aber ich dachte immerzu: ›Wie komme ich zu meinem Vater?‹ Schließlich kroch ich auf allen Vieren in das Zimmer, in dem wir zusammen gewesen waren, aber das Bett war leer. Und dann sagten sie mir, dass mein Vater gestorben sei. Der Tag, nachdem sie ihn mir weggenommen hatten, das war mein *Geburtstag*.«[323]

Helfer sterben

Helfer wurden zu einem Elternersatz und dienten in vielen Fällen als die einzige Verbindung zur Vergangenheit. Die Geschichte von Nomi und Tante B, die sich trafen und in das gleiche Konzentrationslager kamen, als Nomi sechs Jahre alt war, wurde bereits an früherer Stelle erzählt. Wie erwähnt war Tante B wie eine Mutter für Nomi. Sie starb kurz vor der Befreiung.

Wichtiger Objekte »beraubt« werden

Wichtige Objekte, an denen sich die Befragten festhalten konnten, dienten als Bindungsobjekte mit Überlebenswert. Einige davon wurden den Befragten jedoch sogar während der Befreiung weggenommen, so wie in der folgenden Schilderung: »Ein russischer Soldat kam herein, und alle waren überglücklich. Aber was machte er? Er schnappte sich den ganzen Schmuck, den jeder anhatte. Er wollte ihn, und er plünderte ihn. *Ich hatte einen kleinen silbernen Ring, den mir mein Vater zum Geburtstag geschenkt hatte, also steckte ich ihn mir in den Mund, und ich schaffte es, ihn zu behalten. Aber jetzt habe ich ihn nicht mehr.*« Die Mokassins, die für Marysia aus der Tasche ihrer Mutter gemacht worden waren, wurden bereits genannt. Auch sie hatte sich den gesamten Krieg hindurch an ihnen festgehalten, aber sie erläutert: »Jetzt stahlen sie meine Schuhe, auf die ich so gut aufgepasst hatte. Sie stahlen diese Schuhe, die ich mich kaum getraut hatte, an den Füßen zu tragen, meine schwarzen Mokassins.«[324]

Suche nach Verwandten

Viele der Überlebenden begannen, so bald sie konnten nach ihren Verwandten zu suchen. Diejenigen, die physisch dazu in der Lage waren, versuchten, quer durch Europa zu ihren früheren Wohnorten zu gelangen, und hofften, dort andere Überlebende zu finden. Nur in Ausnahmefällen glückte ihnen dies. So schmerzhaft das auch war, gestalteten sich die Dinge häufig nicht so, wie sie es sich wünschten. Auch bei den Nachbarn waren die zurückkehrenden Überlebenden nicht willkommen.

Körper brandmarken

Verletzungen der Haut

Die Befragten erinnern sich daran, wie Läuse ihnen weiterhin Wunden auf der Haut zufügten. Anna bemerkt: »Können Sie sich vorstellen, dass die Läuse über uns herfielen, obwohl man uns wusch? Kleine, kleine Läuse fielen noch zwei Wochen lang über uns her. Sie waren *unter* der Haut!« Marie erinnert sich: »Ich hatte überall am Körper wunde Stellen.«[325]

Raumschaffen

Denken/Fantasieren

Neue Klänge im Radio, Bombardierungen als »Musik«

Julia erinnert sich daran, dass sie wieder Radio hören konnte: »Sie übertrugen Märsche und viele fremdartige ungarische Gedichte.« Lisa betont, dass

»wir mehr und mehr die Geschütze hörten, und [lacht] das war für mich im Innersten die schönste Musik. Noch heute kann ich mir keine schönere Musik vorstellen als die russischen Geschütze [weint].«[326] Etwas, das sich wie gute Orgelmusik anhörte, verband sich mit einer Erinnerung an die Angst, dass *alles nicht schnell genug gehen würde, dass sie nicht rechtzeitig gerettet werden würden.*

Fürsorgliche Frauen

Die Frauen, die die Überlebenden gesund pflegten, wurden als Engel angesehen. Sandor erinnert sich an »einen blonden Engel in Form einer Frau in weißer Kleidung, die mir zulächelt. Da empfand ich zum ersten Mal Freude.«[327]

Denken können

Alice spricht über ihre erste bewusste Erinnerung daran, was es bedeutet *»zu denken«*. Sie sitzt an einem Platz mit Aussicht, an einem Fenster, und sie erinnert sich daran, dass sie etwas mit ihren Fingern macht. Sie soll die eigenen Kinder einer Familie »ersetzen«, die tot sind, und dies kann als eines von vielen Beispielen für die *Generationenverzerrung* gelten, zu der es im Zusammenhang mit der Befreiung kam. Das Verlangen, *provisorische Bindungen aufrechtzuerhalten* und sehr schnell *neue Bindungen zu schließen*, war offensichtlich groß. Dies ist Alices Bericht:

> »Ich kam zu einer jüdischen Familie, einem älteren Ehepaar, dass seine eigenen Kinder verloren hatte. Sie wollten nach Amerika auswandern, aber daran erinnere ich mich nicht besonders gut. Ich erinnere mich an *Koffer*, ich erinnere mich an *zusammengerollte Teppiche*. Ich erinnere mich daran, dass sie ihre Gemälde und Bücher packten, und *sie redeten die ganze Zeit auf diese Weise:* ›In zwei Wochen fahren wir. In neun Tagen fahren wir‹, und so weiter. Ich erinnere mich daran, dass viele, viele Menschen diese Familie besuchen kamen, sie hatten eine große Wohnung. Und *ich saß auf der Fensterbank* und *spielte mit dem Riegel des Fensters herum.* Sie redeten miteinander und erzählten sich viele Dinge, und dann sagte einer von ihnen: ›Ich frage mich, woran sie denkt.‹ *Ich erinnere mich an meine Reaktion:* ›*Was meinen sie mit denken; ich*

denke gar nichts. Was tut man, wenn man denkt? Was bedeutet das?‹ Dann wurde mir plötzlich klar: ›Vielleicht ist es das, was ich im Grunde mache, wenn ich hier sitze, nichts sage, aber in meinem eigenen Kopf doch mit mir selbst rede; vielleicht ist es das, das Denken.‹ Ich erinnere mich an diesen Moment, weil ich vermute, dass dies *der erste bewusste Gedanke* war, der in mir aufkam; ziemlich spät im Leben, aber vorher hatte ich mit niemandem Gedanken austauschen können.«[328]

Neu geboren werden

Die Mehrzahl der Befragten hebt hervor, dass sie zu benommen waren, um im Zusammenhang mit der Befreiung irgendetwas zu fühlen. In einigen Fällen sprechen sie von der Erleichterung, die sie empfanden, sobald sie die Gelegenheit gehabt hatten, etwas von ihrer Kraft zurückzugewinnen. Sie sagten, es fühlte sich an, als seien sie neu geboren worden. Einige von ihnen scheinen das *eigentliche Umsorgtwerden* als positiv empfunden zu haben, auch wenn die schmerzhafte Erkenntnis, dass sie vielleicht die einzigen Überlebenden ihrer Familie waren, alles andere überschattete. Bella erzählt von einem englischen Soldaten, der seine Hände auf ihren Kopf legte. Sie sagt: »Als er das tat, schossen mir die Tränen in die Augen. Ich weinte, ohne zu wissen, was los war. Es überkam mich einfach. Ich weiß nicht einmal, ob ich vorher überhaupt je geweint hatte, aber dann tat ich es.«[329]

Denken/Handeln

Sich bei den Lagerkindern zu Hause fühlen

Die Kinder empfanden Zugehörigkeit zu ihrer Gruppe. Jemand drückte es so aus: »Es war schließlich mein Zuhause, ich war immer bei meiner Gruppe geblieben.«[330] Nomi empfand es als bedrohlich, aus der Kindergruppe im Lager herausgenommen und in ein Pflegeheim gesteckt zu werden. Sie erklärt: »Ich hörte, dass ein Mann mich gesehen hatte und darüber nachdachte, mich zu adoptieren. Also rannte ich weg und versteckte mich. Ich wollte bei den ganzen anderen Kindern aus dem Lager bleiben. Ich hatte das Gefühl, dorthin zu gehören.«[331]

Freiheit: Wieder Fahrradfahren können!

Noa erzählt, wie die Amerikaner die Überlebenden zusammensammelten und für sie in einer Schule einen Schlafsaal einrichteten, »und dann fingen wir wieder an zu rennen. Wir liefen hinaus, um zu sehen, was wir finden konnten. *Ich fand ein Fahrrad. Ich konnte nicht Fahrradfahren, aber ich nahm das Fahrrad mit in die Schule, wo es lange Flure gab. Ich setzte ich auf das Fahrrad, und ich beschloss, damit zu fahren.* Aber die Flure waren nicht besonders breit, also eckte ich erst auf der einen und dann auf der anderen Seite an, aber ich trat unbeirrt weiter in die Pedale. So machte ich das, und schließlich konnte ich Fahrradfahren; so brachte ich mir selbst das Fahrradfahren bei.«[332]

Die Fähigkeit, sich frei zu bewegen, ist Teil vieler Erinnerungsbilder. Alice berichtet, wie es durchaus weitere Luftangriffe gab, obwohl die Russen bestimmte Gebiete befreit hatten. Sie erinnert sich daran, wie sie mit einigen anderen schnell in den Wald rannte und dabei ein neues Kleid trug, was ihr Helfer ihr gegeben hatte. Sie bemerkt: »Es fiel mir schwer, schnell genug zu rennen, aber *ich erinnere mich an das Gefühl dieses Kleids, wie es um mich herumwirbelte, während ich rannte*; diese Erinnerung ist unverändert geblieben.«[333]

Zum ersten Mal sehen, wie die Eltern aussahen

Sally sagt: »Als ich gerade im Waisenhaus war, kam plötzlich ein Brief für mich an. Als ich ihn öffne, stellt sich heraus, dass er von einem alten Verwandten mütterlicherseits stammte, der in Amerika lebte und mich gefunden hatte. Er sah seine Bilder durch und fand die von meiner Mutter und mir und meinem Vater. Ich habe sie alle noch immer, und daher weiß ich, wie meine Eltern aussahen.«[334]

Bindungsobjekte

Von dem Zeitpunkt an, als sie und ihr Vater getrennt worden waren, hatte Bella es geschafft, eine kleine Tasche mit persönlichen Dingen von ihm zu bewahren. »Es gab einen *Wärter*, der menschlich war und mich diese Tasche mit den Unterlagen darin behalten ließ. *Ich habe alles bis zum heutigen Tag aufbewahrt.*«[335] Marianne erwähnt ihre »ersten Schuhe nach dem Krieg. Okay, sie waren nur aus Stoff, aber sie waren warm und nicht kaputt, daran erinnere ich mich.«[336]

Altersverzerrung

Depersonalisierung/emotionales Verkümmern

Die Kinder sahen ihre Eltern krank werden und sterben. Bella sagt: »Das seltsame war, dass mein Vater dick aussah und dass sein Gesicht geschwollen war, also sah man nicht, wie dünn er war.« Sie stellt fest: »Jetzt rede ich aus der Erinnerung einer Zwölfjährigen – das heißt, so wie ich mich daran erinnere.«

Gefühle der Hilflosigkeit

Eine der Befragten erläutert, wie Nacktheit und Verletzlichkeit noch in der Zeit der Befreiung anhielten. In diesem Beispiel werden sie von einem Sanitätswagen abgeholt, »und *wir durften keinen Fetzen am Körper tragen.* Alles musste zurückgelassen werden. *Sie hatten Decken. Sie breiteten sie aus, legten uns darauf, rollten uns ein und hoben uns hoch.* Wir waren nackt, völlig nackt. Es war uns nicht erlaubt, auch nur eine Sache mitzunehmen.« »Wir liefen einfach im Strom mit. Es gab keine andere Möglichkeit« (siehe unten).

Verlorene Weiblichkeit

Ihre Körper waren ausgemergelt. Die Möglichkeit für eine normale körperliche Entwicklung hatte es kaum gegeben. Liv erinnert sich, wie es war, nachdem »die Russen uns befreit« hatten. Sie erwähnt: »Ich traf eine Cousine in meinem Alter, und ich war fasziniert von den Veränderungen, die in den zwei Jahren stattgefunden hatten, in denen wir uns nicht gesehen hatten. Sie hatte Brüste, ihr Körper hatte Rundungen. Sie saß mit übereinandergeschlagenen Beinen da, und ich sah, dass sie richtige Oberschenkel hatte. Wenn ich meine Beine übereinanderschlug, war es einfach flach. Ich war erbärmlich dünn. Ich stand am Beginn der Pubertät und war besessen davon, eine Frau zu werden. Meine Cousine war mit ihrer Mutter auf einem Bauernhof untergetaucht. Sie half dort mit und sah aus wie ein polnisches Bauernmädchen. Sie hatte Muskeln.«[337]

Verantwortung übernehmen/Frühreife

Die Kinder »werden erwachsen«

Viele der Kinder beschreiben, wie sie »alterten«, wie sie sich um sterbende Eltern kümmerten oder wie sie erkannten, dass sie völlig auf sich alleine gestellt waren. Nomi zufolge »lagen wir alle da, als die englischen Soldaten kamen und uns wegbrachten. *Ich lief einfach im Strom mit.* Es gab keine andere Möglichkeit, offensichtlich. *Ich weiß nicht, was ich dachte, was ich fühlte.* Ich folgte nur. *Eines ist sicher, ich trat dort sozusagen in die Welt der Erwachsenen ein, ich wurde erwachsen.*«[338] Als Oscar vom Tod seines Vaters nach der Befreiung erzählte – dessen letzte Worte an Oscar eine Mahnung an den Sohn waren, weiterzuleben, zu überleben –, sagt er: »Und dann geschah etwas sehr Bemerkenswertes. Plötzlich fühlte ich diese ungeheure Kraft in mir.«[339] Eva spricht über ihren Wunsch: »Ich wollte Chirurgin werden, damit ich meinen Vater richtig operieren konnte!« Sie fügt hinzu, dass sie und ihr Vater ihre Mutter beschützen würden: »Mutter war immer die Schwächste in der Familie.«[340]

Ein Paar Schuhe auswählen

Eva erzählt, dass die Amerikaner Kleidung schickten, und »so mussten wir längere Zeit anstehen, und dann bekamen wir drei Sachen zur Auswahl. Ich bekam drei Paar Schuhe zur Auswahl. Eines war durchsichtig mit hohem Absatz. Damals war Winter in Polen! Ein weiteres Paar war zu klein, und dann war da ein großes Paar, vielleicht Größe 42, dunkle Schuhe, schwarz, Männerschuhe, und die suchte ich aus!«[341]

G Überführung nach Schweden: Die erste Begegnung mit dem neuen Land

»Meine Gesundheit hing am seidenen Faden.«[342]

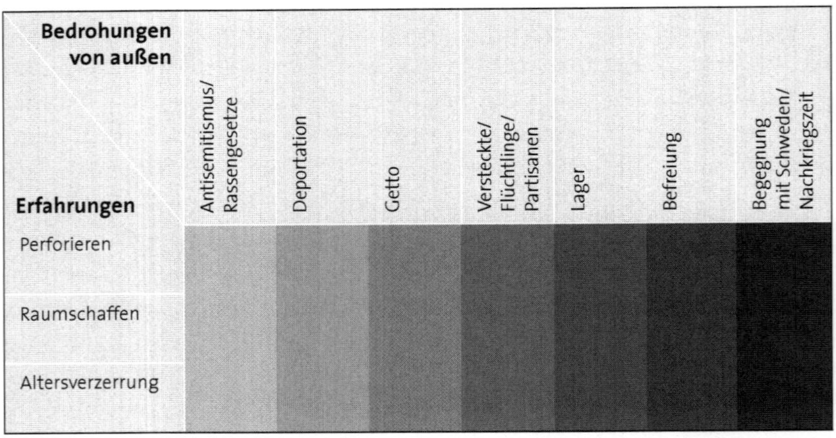

Damit die Befragten nach der Befreiung überleben konnten, mussten sie in Feldlazarette und Notquartiere gebracht werden; einige wurden mit den »Weißen Bussen« des schwedischen Roten Kreuzes oder mit Zügen nach Lübeck überführt, um per Schiff weiter nach Schweden oder Dänemark transportiert zu werden. »Insgesamt 10.000 bis 12.000 Juden wurden im Frühjahr und Sommer 1945 gerettet und nach Schweden gebracht« (Wroblewski 1995). Schweden führte zu dieser Zeit eine allgemeine Rettungsaktion in Konzentrationslagern und Gefängnisarealen durch. Die Aktion schloss Juden mit ein, gab ihnen aber nicht den Vorrang. Bei dieser Aktion, für die Graf Folke Bernadotte als offizieller schwedischer Vertreter und Verhandlungspartner fungierte, retteten die schwedischen »Weißen Busse« wahrscheinlich mehr als 5.000 Juden (Persson, in Cesarani/Levine 2000).

Perforieren

Durchdringen der Sinne

Die Beine trugen sie nicht

Die Überlebenden der Konzentrationslager waren krank und in äußerst geschwächtem Zustand. Die Mehrzahl hatte Schwierigkeiten beim Laufen und Stehen. Sie mussten »desinfiziert, eingesprüht und geduscht« werden. Sie benötigten Hilfe, um zu erkennen, dass es jetzt trotz irgendwelcher grässlicher Bilder, die in ihren Erinnerungen auftauchen konnten, keine reale Bedrohung von außen mehr gab.

Sich verlassen fühlen

Bella erzählt, wie »wir in einem riesigen Raum warteten und warteten. Ich saß allein auf meinem bisschen Gepäck, während meine Mutter in einiger Entfernung von mir saß. Ich fühlte mich verlassen und war wütend auf meine Mutter, weil sie mich verlassen hatte.«[343] Sie empfand ihre Mutter nicht als psychisch präsent.

Quarantäne

Einige hatten das Glück, in gute Krankenhäuser oder Auffanglager zur weiteren Unterbringung in Pflegeheimen gebracht zu werden. Während die Befragten glaubten, dass es »ganz fantastisch« war, nach Schweden gekommen zu sein, bemerkten sie gleichzeitig, dass sie nicht sofort »die Freiheit fanden, die wir erhofft hatten«. Sie mussten zunächst in Quarantäne bleiben.

»Eine verworrene Welt«

Wenn Nomi nicht aufessen konnte, versteckte sie die Essensreste. Sie sagt: »Natürlich ließ ich das Essen nicht auf dem Teller zurück, ich versteckte es unter meinem Kissen.«[344] Oscar bekam ein Messer, eine Gabel und Brot, »und natürlich versteckte ich das Brot. Ich war es gewohnt, nicht zu wissen, wann ich wieder Essen bekommen würde. Und ich versteckte eine Kartoffel. Ich sah, wie Kinder versuchten, ihre Matratzen aufzuschneiden, um dort etwas zu verstecken. Alle Messer verschwanden. Auch ich versteckte mein Messer. Wir wussten nichts … Die Leute haben keine Ahnung, wie das alles war … *Es ist eine verworrene Welt, keine normale Welt.*«[345] Aus anhaltendem Hunger resultierende überwältigende Affekte bringen die Kinder dazu, panisch das in Sicherheit zu bringen, was sie gerade bekommen haben.

Andersartigkeit

Sonja erinnert sich daran, wie sie sich nach ihrer Ankunft in Schweden fühlte, und ihre Beobachtungen ähneln denen der anderen Befragten. Sie hatte das Gefühl, ganz anders zu sein als die Schweden, und sie fragte sich, welche Schwingungen sie aus diesen Erfahrungen heraus aussendete, in denen sie gefangen war. »Wir hatten damals immer noch unterschiedliche Staatsangehörigkeiten. Und *die Leute standen am Zaun, um einen Blick auf uns zu erhaschen; in ihren Augen waren wir natürlich wirklich sehr seltsam.* Einige Leute wollten mit uns reden; die, die Deutsch konnten.«[346] Auch diejenigen der Befragten, die ein bis zwei Jahre nach der Befreiung ankamen, erinnern sich daran, sich selbst als Menschen gesehen zu haben, die anders waren als die Schweden. Es war schwierig, in einer Schulklasse in die Gruppe aufgenommen zu werden. Liv erinnert sich: »Es war absolut schrecklich in der Schule. Ich weinte einfach nur. Sie waren so hochnäsig, und sie sahen auf mich herab. Es gab niemanden, der auch nur in meine Nähe kommen wollte. Und ich war, das muss man zugeben, völlig anders. Ich hatte Zöpfe, zwei lange Zöpfe, die mir bis zum Po reichten, meine Kleider waren total altbacken, und ich konnte die Sprache nicht sprechen. Ich war eines dieser typischen … das rangniedrigste Huhn in der Hackordnung.«[347] Der Lehrer erkannte die Situation und holte Liv von der Toilette, wo sie während der Unterrichtsstunden saß und weinte. Bella sagt, dass sie ein

»absoluter Sonderling« war. Sie und ihre Mutter »hatten sehr wenig Geld« und wussten nicht, was »normales Verhalten« war. Sie beschreibt ihre Zeit des Erwachsenwerdens in Schweden als eine »sehr harte« Zeit. »Ich wurde in meiner Jugendzeit ausgeschlossen, schikaniert und war allein. Ich konnte kein Schwedisch. Ich war der einzige dunkelhaarige Mensch in der Stadt S. Ich trug einen Wintermantel ohne Knöpfe, aus dem ich herausgewachsen war. Ich betete zu Gott, dass er einen Freund für mich findet.«[348] Die Überlebenden berichten, keine Erinnerungen an irgendjemanden zu haben, der sie offen gehänselt hätte, weil sie Juden waren. Eine Frau allerdings erinnert sich daran, wie sie als Kind, gerade angekommen, eine »verdammte Dänin« genannt wurde: »Ich hielt die, die das sagten, für abscheulich, also prügelte ich mich mit ihnen. Sie behaupteten, dass es die Dänen waren, die den Krieg begonnen hatten.«[349] Sie fügt hinzu: »Ich spürte, dass ich anders war. Ich fühlte mich wie eine Außenseiterin.«[350] Das Erleben von Andersartigkeit nach dem Krieg scheint von den Befragten als eine Erweiterung und eine Verstärkung der Katastrophe gedeutet worden zu sein. Darüber hinaus waren die Befragten häufig die einzigen Kinder mit Kriegserlebnissen in der Gruppe, in die sie kamen.

Unkenntnis

Die Lehrer waren vielleicht aufmerksam gegenüber den Kindern, gleichzeitig aber taktlos hinsichtlich ihrer Kriegserlebnisse. Nomi schildert, wie sie als Drittklässlerin gebeten wurde, während der »Spaßstunde« in der Schule von ihren Kriegserlebnissen zu erzählen: »Samstags hatten wir etwas, dass man *Spaßstunde* nannte, die Spaßstunde der Klasse. Während dieser Stunden hatte ich die Möglichkeit, von meiner Situation und dem, woran ich mich erinnerte, zu erzählen. Und für sie war es schließlich eine Geschichte. Ich war so jung damals, *also redete ich einfach immer weiter über meine Erlebnisse*. Es fällt mir jetzt viel schwerer, darüber zu reden, je älter ich werde.«[351]

Ihre Klassenkameraden waren neugierig und wollten hören, was Nomi zu erzählen hatte. Während die Lehrerin Nomi den Raum bot, um über ihre Erlebnisse während des Krieges zu reden, bat sie sie, dies während der »Spaßstunde« zu tun, der Zeit für Unterhaltung. Dies lässt sich als Beispiel für das vorherrschende Aufeinanderprallen der Kulturen betrachten, für die bestehende Ignoranz gegenüber dem, was die Kinder durchmachen mussten, die die Shoah überlebt hatten, sowie dafür, dass sie professionelle Betreuung benötigten. Im Hinblick auf das, was in der Innenwelt der Kinder vor sich ging, ihrem Gefühl des Außenseiterdaseins und den dadurch auftretenden Schamgefühlen, kann Nomis Erinnerung auch als Veranschaulichung der kindlichen bzw. der erwachsenen Perspektive angesehen werden.

Schamgefühle

Nomi erzählt von ihren Erinnerungen an Probleme beim Essen. Sie fühlte sich eher bei den Menschen »zu Hause«, die die gleichen Erfahrungen gemacht hatten, also bei ihren Mithäftlingen. Wo sie in Schweden lebte, war es üblich, »ein belegtes Brot mit in die Schule zu nehmen, und dann bekam man dort ein Fläschchen Milch. Ja, mir war das alles fremd. Ich war getrennt worden von … [der Gruppe Kinder, die zusammen mit mir inhaftiert gewesen waren.] In meinen Gedanken waren sie meine Familie, also fragte ich mich, warum ich dort in einer schwedischen Schule sein musste. Ich verstand es nicht. Aber ich erinnere mich daran, als ich Milch trank. *Alle meine Klassenkameraden tranken so ordentlich*, und sie verschütteten nichts, aber wenn ich trank, *lief mir einfach alles das Gesicht und die Kleidung herunter.* Also zeigten sie es mir tatsächlich, meine Klassenkameraden. Sie alle wussten, dass ich aus dem Krieg kam.«[352] Nomis Erinnerungen werden geweckt, als sie sich selbst »Milch« sagen hört. Sie fährt fort und geht näher auf ihre überwältigenden Hungererlebnisse ein: »Ich erinnere mich daran, dass wir eine kleine Plastiktüte mit einem Stück Seife, einer Zahnbürste und Zahnpasta bekamen, aber ich wusste nicht, was das war, eine Zahnbürste! Ich hatte das in meinem ganzen Leben nicht kennengelernt. *Also fing ich an, die Zahnpasta und die Seife zu essen.* Ich hielt es für Essen; alles war Essen für mich, wissen Sie.«[353]

Wiedervereinigung in ihrem Heimatland: Ein wiederkehrender Gedanke

Elias entsinnt sich: »Wir hatten vor, zuerst nach Schweden zu gehen und uns wieder in die Reihe zu bringen und dann wieder nach Hause zurückzugehen, von wo wir stammten.«[354] Die Befragten sprachen häufig von ihrem Unvermögen nach der Befreiung. Diejenigen, die die Kraft hatten zu »denken«, wollten in ihre Heimatländer zurückreisen, um ihre Verwandten sehen zu können. Wie wir im vorhergehenden Abschnitt gesehen haben, war dies im Normalfall nicht möglich; zum Teil, weil ihr physischer und psychischer Zustand es ihnen nicht erlaubte, alleine zu reisen, und zum Teil, weil in Wahrheit nur wenige von ihnen überlebende Verwandte hatten.

Über die Vergangenheit schweigen

Die Mehrzahl der Befragten erinnert sich nicht daran, nach dem Krieg über die Gräuel gesprochen zu haben, denen sie ausgesetzt waren. Kinder, die in Konzentrationslagern gewesen waren, wurden üblicherweise dazu gedrängt, über ihre Erlebnisse zu schweigen. Zur damaligen Zeit war das Konzept der Krisenaufbereitung, des Durcharbeitens einer Krise, praktisch unbekannt. Man dachte im Allgemeinen, dass man die Kinder beschützen konnte, indem man jede Anspielung auf das Geschehene vermied.

Raumschaffen

Denken/Fantasieren

In Schweden: Traumähnliche Bewusstwerdung der Rückkehr ins Leben

Sofie schildert ihre Erinnerung an ihre ersten Eindrücke von Schweden: »Wir sahen die schöne Stadt Malmö aus dem Bus heraus. Die Menschen waren gut gekleidet. Die Kinder hatten weiße Strümpfe an, und wir konnten nicht glauben, dass es wahr sein konnte, dass wir an einen solchen Ort gekommen waren. Es war, als wären wir aufgewacht und würden uns im Paradies wiederfinden. Genau so fühlte es sich an. Mir ging der Gedanke durch den Kopf, dass wir alle jetzt wieder weiße Strümpfe haben konnten; Kniestrümpfe, meine ich.«[355]

Die Überlebenden dachten, dass es »hier sehr kalt« war. Sie nahmen viele der warmen Kleidungsstücke, Skischuhe und Skiunterhosen in Anspruch, die sie während der Rettungsaktion bekommen hatten. Leon, der aus Shanghai nach Schweden gekommen war, sah zum ersten Mal Schnee.

Für Henny bedeutete die erste Begegnung mit Schweden, etwas zu essen zu bekommen. Sie lacht, wenn sie an die sogenannten Göteborg-Kekse denkt. Weitere erste Eindrücke umfassen Stockbetten mit weichen Matratzen und sauberen Laken, Schokolade, Zahnpasta, Zahnbürsten, Apfelsinen, saubere, hell erleuchtete Straßen und der schwedische Sommer.

Wiedervereinigung mit der Mutter in Schweden

Einige Kinder hatten das Glück, während der Monate nach der Befreiung benachrichtigt zu werden, dass ein Verwandter überlebt hatte und nach Schweden gekommen war. David war erst sechs Jahre alt, als er in Ravensbrück von seiner Mutter getrennt worden war. Als sie aus verschiedenen Lagern und zu verschiedenen Zeitpunkten befreit worden waren, wurden sie beide nach Schweden gebracht. Davids Mutter fand heraus, dass ihr Sohn in einem Krankenhaus behandelt wurde. David erklärt: »Ich erinnere mich daran, dass ich mitten in der Nacht aufwachte, und da lag eine große Tafel Schokolade vor mir, und dahinter stand meine Mutter. Und ich erinnere mich daran, dass ich ›Mamitska‹ schrie, was ›Mamilein‹ bedeutet, mit all der Kraft, die ich aufbringen konnte. Aber um ehrlich zu sein, die Hauptsache war die Tafel Schokolade. Die sah ich zuerst und dann dahinter meine Mutter. Das ist ein Bild, dass ich nie vergessen werde.«[356]

Die schwedische Sprache hören

Obwohl viele von ihrem Erleben der Andersartigkeit erzählen und von ihrem Schamgefühl, unbeholfen zu sein und nicht zu wissen, wie man sich im »normalen« Leben verhält, sind viele ihrer Berichte auch von einem Sinn für Humor begleitet. Sie können den *Humor* in Situationen erkennen, die sicher unangenehm waren, als sie sich ereigneten, die aber in amüsante Anekdoten umgewandelt werden können. Das ist sehr wahrscheinlich eine wichtige Fähigkeit, um die Kraft zum Weiterleben aufzubringen. Während der Interviews war es offenbar von großer Bedeutung für sie, die neue Sprache so zu sprechen und nachzuahmen, wie sie sie als Kinder in den ersten Jahren in Schweden erlebt hatten. Sandor erinnert sich noch immer an die

Melodie der schwedischen Sprache, wie sie für ihn klang, als er sie das erste Mal im Ohr hatte, und demonstriert: *»tralalalallala«*.[357]

Sonja erläutert: »Wir hatten viel Spaß mit diesen *Rot-Kreuz-Schwestern*. Eine von ihnen versuchte, mir ein bisschen Schwedisch beizubringen, und ich glaubte, sie sagte: ›Rede keine Petersilie mit mir.‹ Wir verstanden kein Wort. Es war eine ganz andere Sprache, und wir fragten uns, ob wir das jemals schaffen würden, wir hatten keinen blassen Schimmer.«[358]

Denken/Handeln

Weisse Busse und Zusammenarbeit mit den Helfern

Damit die Überlebenden in dieser Phase der Shoah handeln konnten, waren sie völlig von den Bemühungen ihrer Helfer und der Zusammenarbeit mit ihnen abhängig. Edith berichtet: »Die schwedischen Fahrer fingen an, auf uns zuzukommen, und die Art, wie sie sich um uns kümmerten, signalisierte uns, dass dies etwas anderes war. Wir wussten noch immer nichts, außer, dass sie sehr behutsam mit uns waren und uns in die Busse brachten. Diejenigen, die es konnten, saßen, und die anderen lagen auf Tragen.«[359]

Schutzschild

Bei der Vorbereitung auf den Transport nach Schweden wurde großer Wert auf die Betreuung gelegt, die die Kinder brauchten, um sich wieder gesund und so sicher wie möglich zu fühlen. Ester sagt: »Es gab dort natürlich Rot-Kreuz-Mitarbeiter. Ich konnte mit den Menschen um mich herum sogar kommunizieren und hatte es sauber und behaglich. Was ich meine, ist, dass ich saubere Laken hatte, kein Stroh, nicht dort, nicht diese kratzige Strohmatratze. Und ich konnte etwas … bekam einige Kilos auf meine Rippen, sodass es nicht länger so weh tat, wenn man sich hinlegte.«[360] Jacob berichtet ähnlich positiv: »In Lübeck nahmen sie uns auf, die schwedischen Rot-Kreuz-Mitarbeiter, entlausten uns und gaben uns *anständiges Essen*. Sie gaben uns ordentliche Pullover aus Jersey, und sie waren fast wie Unterwäsche, feine Unterwäsche, wie ich sie nie am eigenen Körper gehabt hatte, der mit Narben vom Typhusfieber und so weiter übersät war. Es war so seidig; es war keine Seide, es war Jersey, aber es war so *weich wie Seide*. Hosen, *blaue Hosen*, sie waren damals Mode in Schweden. All das gab mir natürlich das Gefühl, dass ich jetzt *dem Himmel nahe* war.«[361]

Altersverzerrung

Häufig wird die Frage gestellt, was es bedeutete, während des Kriegs und danach, während der Shoah, Kind, Jugendlicher bzw. Erwachsener zu sein. Wir haben gesehen, wie Kinder, die noch nicht in der Pubertät waren, spontan handelten, während Teenager eventuell vorsichtiger waren. Möglicherweise war den Jugendlichen eher klar, was sie durchmachten. Über sein Überleben sagt Elias: »Ich war nicht von Psychosen betroffen wie viele meiner jüdischen Glaubensbrüder und Glaubensschwestern. Vielleicht ist das auf den Umstand zurückzuführen, *dass ich recht jung war. Es fiel mir etwas schwerer, mir etwas zu Herzen zu nehmen und mich in all diese schwierigen Fragen zu vergraben.*«[362]

Depersonalisierung/emotionales Verkümmern

Klein gewachsen

Oscar fragt: »Sollten wir einige Bilder von mir zeigen, als ich 13 war, ich meine … Wie groß war ich damals, was glauben Sie? Ich war etwa so wie ein normaler Neunjähriger. Endlich fing ich an, erwachsen zu werden, glaubte ich, da ich ordentliche Kleidung bekommen hatte.«[363] Als Davids Mutter ihn im Krankenhaus in Schweden fand, war er sechs Jahre alt, aber er wurde auf der Station für Dreijährige behandelt, weil er so »klein und mager« war.[364]

Verantwortung übernehmen/Frühreife

Verantwortung für die Eltern übernehmen

Wie bereits deutlich gemacht wurde, war es nicht selten, dass die Väter zwar das Konzentrationslager überlebten, kurz vor oder während der

Befreiung aber starben. Einige Lastwagenfahrer, die die Kranken und Verwundeten zur Behandlung nach Schweden brachten, weigerten sich, Sams Vater mitzunehmen, der todkrank war. Sam hielt daraufhin einen Krankenwagen an und brachte ihn dazu, seinen Vater aufzunehmen. Er sagt: *»In meinem Kopf war ich 100 Jahre alt und kümmerte mich sowohl um mich selbst als auch um meinen Vater.«*

Die Nachkriegszeit

Flüchtlingseinrichtungen in Schweden 1945

Für die Überlebenden wurde eine Reihe von Flüchtlingseinrichtungen errichtet. Einige der Interviewten haben von ihrer Zeit in den Einrichtungen der Sigtuna-Stiftung erzählt. Dort bekamen sie die Chance, eine Bindung zu ihrer Betreuungsperson aufzubauen, und in einigen Fällen, wie bei Ester, konnten sie in eine Pflegefamilie umziehen. Sofia dachte, dass »die Menschen in Sigtuna unglaublich waren ... Das Essen war sehr gut ... Man kann nicht beschreiben, wie wir aufgenommen wurden.«[365] Sofia zeigt auch ein Foto von sich in Sigtuna, das gemacht wurde, als sie noch nicht aufrecht sitzen konnte. Sie bemerkt: »Hier hat mein Leben eigentlich begonnen.« Auf einem anderen Bild ist »Mutti«, die sich um sie kümmerte. Sie war »ganz besonders lieb«.

Die Psychoanalytikerin und Psychiaterin Ester Lamm wurde als medizinische Beraterin für die Überlebenden in die Stiftung berufen. Sie dachte darüber nach, wie die jungen Menschen die Konzentrationslager hatten überleben können. Ihrer Schlussfolgerung nach war es vorrangig eine Frage zufälliger Faktoren und nicht der »Ellenbogen«. Überdies hatte sie den Eindruck, dass diejenigen bessere Aussichten hatten, die das Glück gehabt hatten, in den Lagern gewisse Kontakte aufrechterhalten zu können, etwa zur Mutter oder Schwester. Dies traf auch auf diejenigen zu, die neue Kontakte festigen konnten, sodass sie sich in Gruppen untereinander helfen konnten (Ester Lamm im Tonbandinterview mit Staffan Lamm 1988).

Nicht in die Heimatländer zurückkehren können

Die Überlebenden wurden davor gewarnt, in ihre Heimatländer zurückzukehren. Sie hörten Dinge wie: »Es geht nicht einfach darum, eine Tür zu öffnen und hineinzugehen. Dort leben jetzt völlig andere Menschen.« Sofie entsinnt sich an ihre Reaktion: »Ich will nicht nach Schweden gehen, ich will nach Hause, *direkt nach Hause ... Ich will meine Brüder sehen, vielleicht sind sie am Leben.*«[366] Ester merkt an: »Sie lockten uns mit Dingen wie: ›Wenn du nach Schweden kommst, kannst du soviel Schokolade haben, wie du willst.‹ Und das war für mich die Entscheidung.«[367]

Die Heimkehrer erleben das erneute Perforieren

Einige der Überlebenden dieser Studie machten vieles durch, um in ihre Heimatländer zurückzukehren. Sie hofften, ihre Verwandten wiederzusehen, und vielleicht träumten sie davon, ihr früheres Leben zurückzugewinnen. Doch die Nachkriegszeit in ihren Heimatländern bestand in der Regel aus zerstörter Hoffnung, die für ein neues Perforieren des psychischen Schutzschilds sorgte und sogar zu körperlichen Übergriffen führte. Während ihres ersten Aufenthalts in Polen nach der Befreiung hörte Liv jemanden sagen: »Schau mal, jetzt kommen die Wanzen wieder an die Oberfläche gekrochen.« Sie bemerkt: »Dies war wohlgemerkt das erste Willkommen, nachdem wir sozusagen befreit worden waren. Das ist etwas, dass einem *ewig einen Stich versetzen wird* [räuspert sich].«[368]

Diejenigen, die »heimkehrten«, blieben für gewöhnlich nur kurz, bevor sie nach Schweden weiterzogen. Es gab jedoch auch einige, die so lange blieben, dass es schwierig war, wieder hinauszukommen. Der Antisemitismus war noch immer stark in Polen. Die Befragten, die dorthin zurückgingen, scheinen den Empfang nicht erwartet zu haben, den ihre Nachbarn ihnen bereiteten. Marcus beschreibt Folgendes: »Ich erinnere mich so genau; ich hatte gerade einen Hut abgeholt, den ich auf meiner Reise tragen würde ... und plötzlich wurde ich von zwei großen Kerlen in einen Hauseingang gezerrt, und sie brachen mir die Nase, nur weil ich Jude war. Es war meine letzte Erinnerung an Lodz, bevor wir es Richtung Schweden verließen.«[369] Dies erinnert an die einprägsame Schilderung von Igra (2001, S. 131–132;

eigene Hervorhebung): »*Neue Gesichter schauten nun durch die Fenster* der Häuser, in denen sie vor der Katastrophe gelebt hatten.« Er behandelt die »dünne Trennwand zwischen der Unmenschlichkeit und der Kultur und zwischen der Grausamkeit und der Liebenswürdigkeit«. Igra weist darauf hin, dass er diese Metapher nicht dazu verwendet, die »Kultur als dünne Lackschicht über primitiven animalischen Trieben« zu betrachten, »die jeden Moment hervorbrechen können«. Stattdessen ist es sein Ziel zu zeigen, wie nahe beieinander »im Menschen die destruktiven und die lebensbejahenden Elemente« liegen. Er legt eine weitere metaphorische Beschreibung vor, indem er der Trennwand eine »Tür« gibt: Es ist, als könnten wir nie sicher sein, was hinein- und hinausgeht – offensichtlich gesunde Maßstäbe oder unsinnige Handlungen. Vielleicht können die ehemaligen Nachbarn, die dort stehen und aus dem Fenster schauen, als Muster für die Unsicherheit darüber dienen, was durch die Trennwand eines Menschen hindurch- und was durch das Fenster hinausgeht. *Durch das Fenster* bedeutet *durch die Grenze zur Außenwelt* und bedeutet auch die Grenze für die Art Nachbar, die wir selbst in der Gesellschaft darstellen, in der wir leben. Ich frage mich jedoch: Kann die dünne Trennwand der Kultur, auf die sich Igra bezieht und die ich als die gute Erziehung und Stärke in der Generationalen Verbundenheit betrachte, kann sie eine Rolle dabei spielen, in welche Richtung sich das Gleichgewicht neigen wird?

Mit überlebenden Eltern zusammenleben

Eltern zu haben, die nach der Befreiung noch immer lebten, war für die überlebenden Kinder natürlich von unermesslicher Bedeutung, barg aber auch Konflikte. Wie Lena bemerkt: »Es war schwer, sich an den Alltag zu gewöhnen; wir konnten Streitigkeiten zu Hause nicht vermeiden, und jeder war verständlicherweise gleichermaßen nervös … suchte … Hilfe, weil ich glaubte, dass ich anders war als alle anderen. Diese Hilfe führte dazu, dass ich von zu Hause fortzog. Meine Mutter war mir gegenüber natürlich *überfürsorglich* … Es war ein *Reflex* von ihr, aber *ich konnte nicht länger damit leben, eingesperrt zu sein.*«[370] Überlebende Kinder fühlten sich gedrängt, die Rolle des Hoffnungsträgers für die Zukunft zu erfüllen. Julia erklärt: »Ich glaube, ich fühlte es … dass ich unglaublich viel Aufmerksamkeit bekam, und so viel Hoffnung wurde in mich gesteckt.«[371]

Was es bedeutet, *gleichzeitig die erste und die zweite Generation Überlebender* zu sein, wäre ein interessantes Thema für weitere Forschungen.

Nach vielen Jahren wieder mit Geschwistern vereint werden

Janina reiste in ihre Heimatstadt und suchte »verzweifelt« nach ihrer Schwester, die untergetaucht war. Plötzlich sah sie ein *Fenster mit »Mutters handgenähten Vorhängen«*. Sie wollte sich ihrer Schwester vorstellen, aber jetzt war da eine »Muslimin, die 29 Kilogramm wog und sagte, sie sei meine Schwester. Ich weiß nicht, ob sie Angst vor mir hatte. Aber so wurden wir wieder vereint.«[372] Davids kleine Schwester wurde ermordet. Er hat ein Foto von ihr und sagt: »Ich habe überhaupt keine Erinnerung an sie, nicht die leiseste ... Sie ist aus meiner Erinnerung gelöscht. Sie wäre 54 oder 55 Jahre alt.«[373] Edith sah ihre Schwester in einer psychiatrischen Anstalt wieder. Es war eine sehr schmerzhafte Begegnung. Sie bedauert, dass »nichts von meiner Schwester übrig ist als die äußere Hülle«.[374]

Verlorene Jugendjahre aufholen

In einer verschwindend kleinen Zahl von Fällen erinnern sich die Befragten, dass sie es vermieden, über den Krieg nachzudenken. Sie wollten ihre Jugend sehr schnell genießen, bevor sie ihnen vollends entglitt. Marysia, die in Polen zurückgelassen wurde und zum Teenager geworden war, erklärt: »Ich wollte nichts wissen. Ich ging in beknackte Filme, ich tanzte, ich trank Wodka, ich ging mit meinen Freunden aus. Ich wollte nichts vom Getto hören, wollte nichts davon lesen, wollte nichts über irgendein Lager lesen, ich wollte nicht das kleinste bisschen von all dem aufnehmen. *Und es ist gut möglich, dass ich deshalb jetzt darüber reden kann, ohne unter zu großen Ängsten zu leiden, weil ich eine so lange Zeit überhaupt nicht darüber reden wollte.*«[375]

In späteren Jahren nach Hause zurückkehren

Die Vorstellung, in die Heimat zurückzukehren, in das Haus und in die Straßen, wo sie als Kinder gespielt hatten und wo sie mit ihren Familien gewesen waren, stieß bei vielen der Überlebenden auf großen seelischen

Widerstand. Im Zusammenhang mit den Interviews planen jetzt viele, eine solche Reise zu unternehmen. Emilia sagt: »Das zu tun ist etwas, was ich mir überlegt habe. Jetzt habe ich das Gefühl, dass es der richtige Zeitpunkt ist, dass ich dafür bereit bin. Ich bin sicher, dass dort niemand mehr lebt. Aber ich will das Haus sehen, die Orte. Ich will es tun.«[376] Im Zusammenhang mit dem Folgeinterview verrät Emilia, dass sie dort gewesen ist und es »auf erschreckende Weise wie früher« sei.[377] Eine solche Erfahrung ist von einer Reihe anderer Personen bestätigt worden.

Neue Trennungen erzeugen ein Katastrophengefühl

Direkt nach dem Krieg wurden einige Kinder in Jugendlager geschickt und waren somit wieder von ihren Eltern getrennt, die die Shoah überlebt hatten. Julia erinnert sich: »Ich weinte und weinte nur noch, und meine Mutter musste kommen und mich holen … also alles [, was damit zu tun hatte,] *meine Mutter im Blickfeld zu haben, und der Glaube, dass sie verschwinden wird, dass ich verschwinden werde, all das, sehen Sie, kam später.*«[378]

Die schmerzlichsten Teile auslassen, die »eingeschlossen« aufbewahrt werden, und versuchen zu »akzeptieren«

Viele wollen nicht über ihre Vergangenheit sprechen. Andere sind bereit, darüber zu reden, aber sie wollen die schmerzlichsten Teile auslassen können. Sam fasst das wie folgt zusammen: »Ich werde von Auschwitz erzählen, aber ich will nicht … Ein Mensch kann nicht alles erzählen, also werde ich … einige Episoden erzählen.«[379] Ester sagt: »Es ist da, in mehreren Schichten; im Hintergrund ist vieles über das Konzentrationslager … aber ich akzeptiere es, ja, so ist es … lauert aber still und düster irgendwo … gehört zu mir, aber ich muss es nicht aufgreifen, es ist dort eingeschlossen in einer Kiste … irgendwo in mir; das ist es also, *Akzeptanz.*«[380]

Kapitel 6

Der Völkermord in Ruanda 1994*

Ruanda ist mit einer Fläche von 26.338 km² etwas kleiner als der US-Bundesstaat Maryland. Das kleine und extrem arme Land mit einer Bevölkerung von ungefähr acht Millionen Menschen** liegt nördlich von Burundi, eingeschlossen von Tansania, der Demokratischen Republik Kongo sowie Uganda, in der Mitte Zentralafrikas auf einer fruchtbaren grünen Hochebene.

Als wir zum ersten Mal in Kigali landeten, hatten wir eine ungeheure Zahl grüner Bergkuppen überflogen. Ruanda wird oft das Land der tausend Hügel genannt: »milles collines«. Kigali besteht aus kleinen, schmucklosen Häusern. Die meisten Straßen sind nicht befestigt – ausgenommen die Viertel, in denen sich die Häuser ausländischer Geschäftsleute, Botschaften und Regierungsgebäude befinden. Die Stadt erstreckt sich zwischen den Hügeln, und die Menschen tragen schwere Lasten hin und her. Aufgrund der Lage auf der Hochebene ist das Wetter in Ruanda am Tag unserer Landung mild, etwa 25° Celsius, und es gibt einen mittäglichen halbstündigen Regenschauer.***

---

* Die Inhalte von Kapitel 6 finden sich ebenfalls in: Tomas Böhm & Suzanne Kaplan (2006): Hämnd – och att avstå från att ge igen. Stockholm: Natur och Kultur. Auf Deutsch erschienen als: Tomas Böhm & Suzanne Kaplan (2009): Rache. Zur Psychodynamik einer unheimlichen Lust und ihrer Zähmung. Gießen: Psychosozial-Verlag.

** Anm.d.Ü.: Was die Fläche betrifft, liegt Ruanda somit zwischen Brandenburg und Mecklenburg-Vorpommern (mit 2,5 bzw. 1,7 Millionen Einwohnern). Seine Bevölkerungszahl entspricht etwa der Österreichs, das gleichzeitig mehr als drei Mal so groß ist wie Ruanda.

*** 2003 und 2004 wurden bei Forschungsaufenthalten ruandische Forscher, Traumatherapeuten und Jugendliche sowie internationale Völkermordwissenschaftler interviewt.

Während des Völkermords in Ruanda von April bis Juni 1994 wurden innerhalb von 100 Tagen zwischen 800.000 und 1.000.000 Ruander getötet. Die Ermordeten gehörten hauptsächlich der ethnischen Gruppe der Tutsi an, schreibt der Enthüllungsjournalist Philip Gourevitch (1998). Ungefähr 75 Prozent der Tutsi-Population des Landes wurden ermordet. Die Mörder waren fanatische Hutu, die für ihre Bewegung »Hutu-Power« großen Rückhalt im Volk gewonnen hatten. Schätzungen zufolge nahmen über 120.000 Menschen aktiv an den Tötungen teil. Die Tutsi machten 15 Prozent der Bevölkerung aus und stellten seit Langem die Bildungselite. Sie waren zumeist Viehhalter. Die Hutu bildeten 85 Prozent der Bevölkerung; die meisten waren Landarbeiter ohne Grundbesitz.

Mahmood Mamdani (2001), Experte für afrikanische Geschichte und Politik, betont: Je ausgedehnter die Kolonialisierung ist und je mehr Siedler sich auf einem Landgebiet befinden, desto größer ist aufgrund des unvermeidlichen Gerangels um Land die an den Einheimischen verübte Gewalt. 1904 löschten die Deutschen innerhalb eines Jahres 80 Prozent der Herero in Südwestafrika (Namibia) aus – dies kann als der erste Genozid des 20. Jahrhunderts mit einem Anspruch auf rassische Überlegenheit als legitimierende Argumentation gewertet werden. In den meisten Fällen politisieren Kolonialisten die Volkszugehörigkeit einer Personengruppe, ihre Identität als Einheimische des Landes, zunächst negativ, dann übernehmen dies die Einheimischen selbst und politisieren sie als positiv. Die Tutsi wurden von den Belgiern als privilegierte Gruppe eingesetzt und dann, nach 1990, von Hutu-Power als »zugewandert« negativ abgestempelt. Mamdani legt dar, dass der Völkermord in Ruanda ein Genozid war, der von denen, die sich selbst als einheimische Ruander sahen, an denjenigen verübt wurde, die sie als Siedler betrachteten. Für den Hutu war der Tutsi ein Ausländer, kein Nachbar.

In den 1920ern wurden die Hutu von den Belgiern als gebürtige Bantu definiert und die Tutsi als »Hamiten« mit fremdländischer Abstammung. Im Sinne von Teilen und Herrschen wurde die direkte Herrschaft mit der indirekten Herrschaft durch die Tutsi verbunden. Auf ähnliche Weise wurden die Völker anderer afrikanischer Staaten von den Kolonialisten in sogenannte unterlegene Rassen eingeteilt, die dann politisiert wurden – das heißt, ihnen wurde ein unterschiedlicher Status zugewiesen, so zum Beispiel Farbigen, Asiaten, Arabern. Laut Mamdani war Julius Nyerere aus Tansania der einzige afrikanische Führer, der auf eine vereinigte Bürgerschaft hinarbeitete.

Während Ruanda in der ersten Hälfte des 20. Jahrhunderts belgische Kolonie war, wurden die Hutu und die Tutsi gegeneinander ausgespielt, und die Belgier instrumentalisierten die Führungsrolle der Tutsi. Als die Tutsi 1959 die Unabhängigkeit verlangten, änderten die Belgier ihren Ton und unterstützten die Hutu, die die Herrschaft übernahmen. Als Ruanda 1962 vom Kolonialismus befreit wurde, war eine Hutu-Regierung an der Macht, und gegen die Tutsi wurden Restriktionen hinsichtlich Arbeit, Bildung und Gleichheit mit den Hutu verhängt.

Das wichtigste Kommunikationsmittel in Ruanda war das Radio. Bereits 1990 begannen Hutu-Extremisten, ihre sich auf die Volkszugehörigkeit stützende Hasspropaganda zu senden. Die heute nur allzu bekannten Hasspropagandasendungen im Radio begannen 1993 *(Radio Télévision Libre des Milles Collines)*. Die Tutsi wurden als Kakerlaken bezeichnet, die dorthin zurückgeschickt werden sollten, wo sie hergekommen waren. Die sukzessiven Maßnahmen, durch die die Menschen an die Vorstellung gewöhnen werden sollten, die zum ausländischen Abschaum erklärten Tutsi auszulöschen, werden jetzt in Publikationen dokumentiert (Mamdani 2001). Eine Reihe von Konzepten diente als Schlagwörter. Der politische Indoktrinationsprozess und die Ermordungen der Tutsi fanden zwischen 1990 und 1994 statt.

In verschiedenen Teilen des Landes gab es wiederholt Massaker an Tausenden von Tutsi; trotz allem blieben die meisten der überlebenden Tutsi dort, wo sie waren. Die von den Tutsi dominierte Befreiungsarmee RPF, ausgebildet in Uganda, versuchte 1990, den Hutu-Diktator zu stürzen. Sie drang bis in die Vororte der Hauptstadt vor, aber die Hutu-Regierung wurde durch einen Telefonanruf beim französischen Präsidenten Mitterrand gerettet, der Ruandas französischsprachige Regierung als Teil der frankofonen Welt betrachtete (Melvern 2000). Die Hutu-Regierung erhielt Fallschirmjäger, Waffen und Geld aus Frankreich, und die Tutsi wurden zum Rückzug gezwungen.

Die Herkunft der beiden ethnischen Gruppen ist hinter Mythen verborgen und unklar, schreibt Gourevitch (1998). Solche Mythen und Unklarheiten scheinen einen wesentlichen Beitrag zu Racheideologien zu leisten. Der vorherrschende hamitische Mythos macht geltend, dass die Tutsi vor mehreren Jahrhunderten aus Äthiopien kamen, während die Hutu aus anderen Teilen Zentralafrikas nach Ruanda übersiedelten.

Die ethnischen Gruppen sind heute – und waren es seit Langem – stark vermischt. Sie haben immer untereinander geheiratet und teilten ein gemeinsames gesellschaftliches und gemeinschaftliches Leben. Die Regierung, die 1962 an die Macht kam, zwang jedoch jeden, sich ethnische Ausweispapiere zu besorgen. Abhängig von der ethnischen Herkunft des Vaters musste man sich als Tutsi oder Hutu einstufen lassen. Die Frage nach der ethnischen Herkunft blieb daher im Vordergrund, was in gewisser Weise an die Methoden der europäischen Faschisten erinnert. Mit der Zeit entwickelte sich diese Hervorhebung der ethnischen Zugehörigkeit zu biologisch begründetem Rassismus. Nasenlöcher und Kopfgrößen wurden vermessen – genau wie im Europa der 1930er. Hochgewachsene, schlanke Menschen mit schmalen Nasen wurden als typische Tutsi eingestuft, während man kleinere Menschen mit dunklerer Haut und breiteren Nasen als Hutu einordnete.

Ruanda ist ein ungemein organisiertes Land, während es gleichzeitig ungemein arm ist. Die Bevölkerung wird über ein unnachgiebiges hierarchisches System kontrolliert. Nach einer vierjährigen Schmutzkampagne gegen die Tutsi wurde ein Flugzeug mit Ruandas Hutu-Präsident und dem Präsidenten von Burundi an Board abgeschossen; beide Männer starben. Nach der vorherrschenden Meinung inszenierten die Hutu-Faschisten den Angriff, um einen Grund zu haben, aus Rache den Genozid anzuzetteln. Ferner waren sie bereit, ihren Präsidenten zu beseitigen, der eine zu große Bereitschaft zeigte, mit den Tutsi und den Vereinten Nationen zu verhandeln. Das alles geschah im April, dem bekanntermaßen ertragsärmsten Monat, als sie damit rechnen konnten, die Unterstützung hungriger, verzweifelter Menschen zu entfachen, angeheizt durch die Möglichkeit für Plünderungen.

Zu dieser Zeit begannen die hemmungslosen Massaker, die zum Völkermord führten. Ziviler Gehorsam hat Tradition in Ruanda, und die Menschen neigen dazu, dem zu vertrauen, was die Obrigkeit sagt: Dies trug zu einer schnellen Eskalation der Zerstörung bei, wie die Anthropologin Jet Pagnier (2004) es schildert. Die Gewalt wurde ohne jede Einmischung der Behörden trivialisiert und zur Normalität. Die Täter verwendeten Ausdrücke wie »die Wurzeln des Unkrauts ausreißen«, wenn sie sich auf das Töten von Frauen und Kindern bezogen. Jede Lebensmöglichkeit für eine neue Generation sollte ausgeschaltet werden. Das Ideal einer Endlösung erreichte allgemeine Zustimmung. Als Präsident Habyarimanas Flugzeug abgeschossen wurde, waren scheinbar alle Hindernisse beseitigt, die einem groß angelegten Genozid im Weg standen, und die Genocidaires* zögerten nicht, ihre Pläne zu verwirklichen.

Innerhalb der ersten 48 Stunden wurde die gesamte politische Opposition und nach relativ kurzer Zeit auch 50.000 gemäßigte Hutu ermordet. Der Genozid wurde weder von den Vereinten Nationen gestoppt noch von einer anderen internationalen Organisation oder durch Bemühungen anderer Länder, obwohl es eine Reihe von Warnsignalen und Berichten über die Vorgänge in Ruanda gab. Im Gegenteil: Frankreich belieferte die Hutu weiterhin mit Waffen. Nach starkem Druck von den Vereinigten Staaten und Frankreich zogen zwei Wochen nach Beginn des Genozids auch die Vereinten Nationen ihre Schutztruppen ab. Boutros Boutros-Ghali, zur damaligen Zeit UN-Generalsekretär und verantwortlich für diese Truppen, trägt laut der Enthüllungsjournalistin Linda Melvern (2000) die Verantwortung für einen großen Teil dieses Fiaskos. Der kanadische Kommandant der UN-Truppen in Ruanda, General Roméo Dallaire, brachte mehrfach seine feste Überzeugung zum Ausdruck, dass die vor dem Rückzug dort stationierten 5.000 Mann starken UN-Truppen ausgereicht hätten, um den gesamten Genozid aufzuhalten, hätten sie nur den Auftrag zum Eingreifen erhalten. Er bekam diesen Auftrag jedoch nicht, und die wenigen Hundert UN-Soldaten, die im Land verblieben, konnten nur zusehen, wie sich die Tragödie entfaltete.

Manche Tutsi und neutrale Hutu wurden erschossen, doch die meisten wurden mit Macheten, Knüppeln, Pfeilen und Äxten ermordet. Die Methoden waren bestialisch. Dieser Völkermord ist einzigartig, weil er von mehr als 100.000 Zivilisten ausgeführt wurde, von denen viele in Milizen organisiert waren. Die Mehrheit der Bevölkerung des Landes ist römisch-katholisch, und Priester und Bischöfe wirkten am Genozid mit. Versammelte Tutsi sperrte man in Kirchen ein, die dann angezündet oder dem Erdboden gleichgemacht wurden. Ärzte ermordeten ihre Patienten, Lehrer ihre Schüler, Nachbarn ihre Nachbarn. Wie diese Beispiele zeigen, unterstütze eine große Zahl normaler Leute den Genozid.

Als die ruandische Befreiungsarmee schließlich von Uganda aus in das

* Anm. d. Ü.: frz. »Völkermörder«

Land einmarschierte, konnte sie dem Töten Einhalt gebieten. Eine neue Regierung mit General Paul Kagame, einem Tutsi, als Präsident wurde ernannt, und ihr gehörten mehrere Hutu an. Die Vorschrift, dass die ethnische Gruppe einer Person in ihre Ausweispapiere gestempelt sein muss, wurde aufgehoben. Die neuen Oberhäupter betonten, dass sich die Ruander zusammentun müssten, und packten gleichzeitig die außerordentlich schwierige Aufgabe an, einen Versöhnungsprozess oder – wie es ihrer Meinung nach bezeichnet werden sollte – eine »Akzeptanz« der Geschichte in Gang zu setzen.

Auch 2003 saßen noch 120.000 Völkermordverbrecher in Gefängnissen: Es hätte Jahrhunderte gedauert, sie alle im regulären System vor Gericht zu stellen. Nach dem Krieg mangelte es an allem, auch an Anwälten, Richtern und Gerichtshöfen. Damals war Ruanda das ärmste Land der Welt. Die Vereinten Nationen richteten einen Gerichtshof in Arusha in Tansania ein, wo einige der barbarischsten Anführer vor Gericht gestellt wurden. Mehrere Millionen Dollar wurden aufgewendet, doch bisher ist erst eine kleine Zahl von Urteilen gesprochen worden. Die neue Regierung in Ruanda verfolgte einen weiteren Ansatz und setzte die alten Dorfgerichte – die Gacaca-Gerichte – wieder in Kraft (Pagnier 2004). Es wurde beschlossen, dass mit dem Genozid in Verbindung stehende Fälle über ein System behandelt werden sollten, das auf dem alten System basierte, und im Jahr 2000 wurde ein Gacaca-Gesetz erlassen. Alle den Genozid betreffenden Delikte, die zwischen 1990 und 1994 begangen wurden, sollten im Rahmen des Gacaca verhandelt werden, und die gerichtlichen Abläufe würden die gesamte ruandische Gesellschaft einbeziehen (Pagnier 2004). Tausende Richter und andere Mitarbeiter erhielten Schnellschulungen, wie funktionierende Gacaca-Gerichte aufgebaut werden. Mit Tausenden neu geschaffener Dorfgerichte, die sich in kleinere geografische Einheiten unterteilen, würde es möglich sein, die mehr als 120.000 des Genozids verdächtigten Personen vor Gericht zu stellen. Ein Prozessablauf wurde festgelegt, der sich aus acht verschiedenen Phasen zusammensetzt, in denen die neuen Beamten herausfinden, wer in einer Provinz gestorben ist, wer dort noch lebt, wer verschwunden ist, was die derzeitigen Bewohner gesehen und über die Mordopfer und deren Mörder wissen und gehört haben. Es ist ein Beispiel für Gerechtigkeit und Restitution; dies sind die notwendigen Bedingungen, um im Gegensatz zur Rache eine Aussöhnung zu erreichen. Die Bezeichnung »Gacaca« für die Dorfgerichte geht auf das Wort für die Grasbüschel zurück, auf denen die Dorfbewohner während der traditionellen Verhandlungen saßen. Streitigkeiten wurden in Anwesenheit der gesamten Gemeinschaft von einem Rat beigelegt.

Einer der führenden Hutu-Faschisten war Théoneste Bagosora, den man auch Afrikas Hitler nannte, wie der Autor Lars Berg (2001) betont. Bagosora war einer derjenigen, die vor dem Internationalen Strafgerichtshof der UN in Arusha erschienen, und gilt als der führende Kopf hinter dem Völkermord in Ruanda. Er und seine Kohorten hatten den Genozid seit Herbst 1992 bis ins kleinste Detail geplant – also zwei Jahre, bevor der Völkermord tatsächlich angezettelt wurde. Sie importierten eine halbe Million Macheten und ließen sie verteilen. Sie bauten Hutu-Milizen auf. Sie steckten hinter der im Radio gesendeten Propaganda, die die Menschen anstachelte, sich auf die endgültige Ausrottung der Tutsi – »der Kakerlaken« – vorzubereiten.

Diese Anführer lieferten dem Genozidprozess eine zerstörerische Ideologie, die als Antriebskraft diente. Die Rolle, die sie bei einem großen Teil der Bevölkerung in der Initialisierung zerstörerischer Vorgänge spielten, war vernichtend. Dies traf insbesondere zu, weil Gegengewichte – wie eine Intervention der Vereinten Nationen oder anderer Länder – fehlten oder beseitigt worden waren, so auch im Fall der eigenen Opposition innerhalb der Gruppe der Hutu.

Aufgrund einer langen Vorgeschichte der Unterdrückung und einer Kultur des Misstrauens lassen sich Ruander schnell in Gruppen aufnehmen, um nicht zu riskieren, dass ihre Köpfe rollen, sei es physisch oder gesellschaftlich (Pagnier 2004). Dies erzeugt eine Atmosphäre des gesellschaftlichen Konformismus. Gruppen mit wenig oder ohne Macht passen sich aus der Angst heraus an, dass ihre Unterdrücker sich ansonsten an ihnen rächen werden. Sie fürchten sich auch davor, von Mitgliedern ihrer eigenen Gruppe kritisiert zu werden.

Wir können jedoch nicht davon ausgehen, dass die Menschen auf allzu simple Weise gehorchten, als sie sich am Völkermord beteiligten, obwohl sie Teil einer Kultur mit einer langen Tradition von Angst und Gehorsam waren. Es gab auch Widerstand. Wo immer Macht ist, gibt es auch Widerstand.

Die Atmosphäre in Ruanda

Pagnier, der lange Zeit unter Ruandern lebte, vertritt die Auffassung, dass die stark hierarchische und auf Kontrolle basierende Gesellschaft eine Atmosphäre des Misstrauens erzeugt hat (Pagnier 2004). Ruander beschreiben sich häufig selbst als misstrauisch. Eine Frau sagt: »Wenn dich jemand nach dem Weg zu einem bestimmten Ort fragt, warum solltest du ihm das sagen? Du weißt nicht, warum er dich fragt oder warum er dorthin will. Es ist nicht gut, die ganze Wahrheit zu sagen.«

Außerdem ist Ruanda noch immer ein von Ideologie beherrschtes Land, von einer Ideologie, die den Menschen von oben – vom Staat – nach unten vermittelt wird. Der Staat predigt von Moral, Regeln und guten contra schlechten Gewohnheiten. Die Menschen müssen den Regeln Folge leisten und Dorfversammlungen beiwohnen, ansonsten riskieren sie eine Geldstrafe. »Solidaritätslager« oder *ingando* wurden zur Rehabilitierung ehemaliger Häftlinge auf dem Weg zurück in die Gesellschaft geschaffen, ebenso wie zur Umschulung für Menschen, die neue Verwaltungspositionen einnehmen. Einigkeit und Aussöhnung sind Schlüsselkonzepte der heutigen Regierungsideologie. Zusammen mit dem Hang zu blindem Gehorsam und sozialer Ungerechtigkeit gibt es jedoch das Risiko neuer Misstrauensausbrüche.

Wir wissen, dass vor einigen Jahren eine Million Menschen getötet wurden, aber ist man weit weg, kann dieses Wissen ziemlich abstrakt bleiben. Diejenigen von uns, die Gelegenheit hatten, Zeit in Ruanda zu verbringen, Ruander von Angesicht zu Angesicht zu treffen und ihre wichtigsten Orte – Kirchen, Museen – zu besuchen, die durch ihre bloße Existenz Zeugen der Geschichte sind, haben allerdings wichtige Erfahrungen gemacht, die den Blickwinkel auf das Leben verändern. Alles in Ruanda ist vom Völkermord gezeichnet, und somit liegt die Spannung zwischen Rache und Aussöhnung in der Luft.

Es gibt auch Heldengeschichten in Ruanda, wenn auch nur ganz vereinzelt, wenn man berücksichtigt, dass drei Viertel der gesamten Tutsi-Bevölkerung ausgelöscht wurden. Allerdings gab es Hutu, die Möglichkeiten fanden, sich dem Genozid aus moralischen Gründen zu widersetzen. Einige riskierten ihr Leben, um einen Tutsi zu retten. Man kann sagen, dass praktisch jedem Tutsi, der überlebt hat, dies durch die Hilfe eines Hutu gelang (Pagnier 2004).

Wie können Menschen nach einem Inferno weiterleben? Alles in Ruanda war zerstört – es gab eine Million Tote. Straßen, Häuser, Schulen und die Infrastruktur waren weg. Hunderttausende von Kindern lebten in von einem Kind geführten Haushalten, das in vielen Fällen kaum älter war als sie selbst. Wir besuchten Josephine, 14 Jahre alt, die sich um drei jüngere Geschwister kümmerte, seit ihre Mutter als einziger verbliebener Elternteil an Aids gestorben war. In reifer, fürsorglicher Weise führte sie den Haushalt und ermöglichte es ihren Geschwistern, in die Schule zu gehen. Wir können uns fragen, wie sich dieses erzwungene vorzeitige Erwachsenendasein, die »Altersverzerrung«, auf die Jugendlichen auswirken wird, wenn sie vor ihrem wahren Erwachsenenalter und ihrer zukünftigen Elternschaft stehen. Josephine ist gut gekleidet und sagt: »Wir wachen frühmorgens auf, holen Wasser, machen das Haus sauber … [*Schweigen*], ich bereite den Tag und das Porridge vor, bevor ich in die Schule gehe. Später … zum Gebet zusammentreffen, das Wort Gottes lehren, und …« Ich frage: »Wo liegen der größte Bedarf und die größten Sorgen?« Josephine ist still. Sie senkt den Kopf (keine mündliche Antwort).[381]

Ein Jugendlicher, dessen Eltern und Geschwister ermordet wurden und der den größten Teil seines Lebens auf der Straße lebte, sagte mit einer Handbewegung in Richtung seines Herzens zu uns: »In meinem Herzen werden immer Trauer und Wut sein. Ich werde mich nie damit abfinden können, aber ich muss es akzeptieren.«[382]

Wir sehen die Leitbilder, die die Obrigkeit ausgegeben hat und die ihrer Erwartung nach alle Bürger übernehmen und nach denen sie leben sollen. Die Ehrenworte sind Aussöhnung und nationale Einigkeit. Die Obrigkeit ist dagegen, über Hutu und Tutsi zu sprechen. Sie will, dass sich jetzt alle als Ruander sehen. Tutsi, die überlebt haben, werden Überlebende genannt (frz. »rescapés«). Hutu, die man als »Genocidaires« bezeichnete, werden jetzt Nicht-Überlebende genannt, »non-rescapés«. Gleichzeitig, so argumentiert Pagnier – die in einem Teil Ruandas forschte und mit Menschen zusammenlebte, wo Racheakte besonders häufig vorkamen –, ist es unmöglich, über den Völkermord zu sprechen oder ihn betreffende Fragen zu stellen, ohne über die beiden Gruppen der Tutsi und Hutu zu reden. Wir können uns fragen, ob es eine konstruktive Politik oder ein Versuch ist, so zu tun, als sei nichts geschehen – oder zumindest ein Versuch, verbleibende Gefühle zu verschleiern, die an die Oberfläche kommen und durchgearbeitet werden müssten. Pagnier konzentriert sich auf die Beziehung zwischen dem Obrigkeitsstaat und einer gehorsamen Gesellschaft. Umfassende Untersuchungen des ruandischen Genozids liefern uns ein Bild, wendet sie ein, während uns die historischen Berichte einzelner Personen ein anderes vermitteln. Diejenigen, die persönlich mit den Mördern konfrontiert waren, hegen starkes Misstrauen, und die Bevölkerung insgesamt ist weit entfernt von der Bereitschaft, ein kollektives Bild dieser historischen Tragödie zu schaffen. Darüber hinaus plappern die Menschen »vorbereitete« Phrasen nach, die von der Obrigkeit verkündet wurden. Genozid, Gacaca und Aussöhnung sind sensible Themen, und es gibt vieles, das nie ausgesprochen wird. Daneben hat Pagnier die Erfahrung gemacht, dass es in der ruandischen Kultur gewöhnlich missbilligt wird, seine Gefühle zu zeigen, und man kann nur schwer in den Gesichtern lesen. Die wirklichen Erlebnisse kommen manchmal erst dann zum Vorschein, wenn das Aufnahmegerät abgeschaltet wurde.

Wir besuchten das Kigali Memorial Centre, ein Museum in Kigalis Stadtteil Gisozi, in dem Unterlagen zum Genozid gesammelt werden. Hier liegen auch die Massengräber der 250.000 in Kigali ermordeten Menschen. Durch ausländische Hilfe war es möglich, eine eindrucksvolle Gedenkstätte zu bauen, die die Vergangenheit mit der Gegenwart verbindet. Sie hilft Besuchern zu verstehen, welche Vorgeschichte all die verstümmelten Bettler, all die angsterfüllten Äußerungen und all die finsteren Soldaten haben.

Führung und Gruppenphänomene

Wir sollten nochmals betonen, dass sich Völkermord nie aus spontanem Handeln seitens einer Gruppe Einzelner oder einer Bevölkerung entwickelt. Persönliche oder sozialpsychologische Faktoren reichen nicht aus. Die impulsgesteuerte Destruktivität einer Gruppe ist zeitlich begrenzt, und tumultartiges Verhalten endet, sobald sich die ausgebrochene Wut abgekühlt hat. Im Gegensatz dazu benötigt ein Genozid Führung, Ideologie und Organisation. Menschen, die sich an einem Völkermord beteiligen, hatten Zeit, eine Veränderung zu durchlaufen und in der Spezialisierung und Mechanisierung sowie der Verwässerung der Verantwortung geschult zu werden. Es besteht eine Wechselwirkung zwischen ideologischer Organisation und blindlings funktionsfähigen Gruppenphänomenen, sodass die ideologischen Anführer wissen, wie sie ihre Anhänger dazu bewegen, sich blind um sie zu scharen. Auch werden politische Machtkämpfe häufig zu ethnischen Kämpfen umgeformt, um Anhänger zu gewinnen. Diese Strategie kann ein Teil der Methode der Führung zur ideologischen Organisation und Wegbereitung sein. Die Regression in Großgruppen kann von den Anführern dahingehend manipuliert werden, dass entweder die Großgruppe effizienter funktioniert oder dass der regressive blinde Glaube der Großgruppe an ihre Anführer gesteigert wird, wie der Psychoanalytiker Vamik Volkan (2004) beschreibt.

Der Sozialpsychologe Ervin Staub (2000) stellt mittels der folgenden Punkte die sozialpsychologischen Faktoren dar, die den Hintergrund eines Genozids bilden:

- ➢ Erniedrigung – von oben nach unten;
- ➢ Vernichtungsideologie – das Fehlen einer komplexen gemeinsamen Wahrheit;
- ➢ unverheilte Wunden, die ein defensives Überlegenheitsgefühl zur Folge haben;
- ➢ bedingungslose Achtung vor der Obrigkeit und eine geteilte eindimensionale Sichtweise von der Geschichte;
- ➢ eine monolithische Gesellschaft;
- ➢ soziale Ungerechtigkeit;
- ➢ passive Zuschauer, die von den Tätern als Unterstützung angesehen werden;
- ➢ oberflächlicher Kontakt mit Nachbarn, der mit gemeinsamen vereinfachenden Zielen verbunden ist (im Gegensatz zu einem tiefgehenderen Kontakt).

Wie in diesem Kapitel gezeigt, ist eine interdisziplinäre Diskussion genozidaler Vorgänge von entscheidendem Wert.

III Wie werden Erinnerungen abgerufen?

Kapitel 7

Zwei Jungen, ein Ereignis: Wie Erinnerungen in Interviews über massive Traumata abgerufen werden*

In diesem und den beiden folgenden Kapiteln kehre ich zur Interviewsituation zurück, die ich in einem der Anfangskapitel vorgestellt habe. Ich hebe die Phänomene hervor, die in Verbindung damit stehen, *wie* Erinnerungen abgerufen werden, und stelle anschließend eine Theorie vor, die sich in der Arbeit mit den Interviews herausgebildet hat.

Abbruch des Denkens und Affekte

Man kann sich »das Undenkbare nicht vorstellen, den unmenschlichen und undenkbaren Gedanken an das Schicksal, das den meisten von uns bevorstand«,[383] erinnert sich Sofia: »Wir wussten nicht einmal, ob es Nacht oder Tag war … Wir wurden einer totalen Gehirnwäsche unterzogen, und in gewisser Weise war das gut, denn andernfalls hätten wir nicht … Wir hätten es nicht aushalten können.«[384] Nahrungsmittel erinnern ständig daran, sagt David: »Wenn du nichts zu essen bekommst, funktioniert dein Kopf nicht, du denkst nicht.«[385] Es ist niemals in Worte gefasst worden; es ist »etwas, das ich wie einen Buckel mit mir herumtrage«, erklärt Bella.[386] Sam sagt: »Es war die Hölle auf Erden … Es ist ein *Päckchen*, das du den

---

* Kapitel 7 ist eine überarbeitete Fassung von: Suzanne Kaplan (2002): »Two boys – one event: how memories are recalled in interviews about massive trauma«. Scandinavian Psychoanalytic Review, 25 (2002): 108–116.

Rest deines Lebens mit dir herumträgst, wie Sie vielleicht verstehen.«[387] Krystal (1968) beschreibt, was die überlebenden Kinder durchmachten: Der »Automatismus«, der die geschilderten Phänomene umgab, der Vorgang des »Nicht-Denkens«, resultiert vermutlich aus dem Umstand, dass »die Brutalität der Nazis die Selbstdarstellung der Gefangenen systematisch veränderte, von einem Individuum mit Selbstachtung hin zur Ware«.

Hier lässt sich das Affektkonzept anwenden. Mit ihm wird der körperliche Aspekt des von äußeren oder inneren Stimuli ausgelösten Gefühls beschrieben (Lerner 1999; Nathanson 1992). Für die Befragten bedeutet dies, dass es sowohl unbewusste als auch bewusste Aspekte des Affekts gibt. Der ursprüngliche Affekt kann verschiedene Wege einschlagen, und er scheint auch anstelle eines Gedankens auftreten zu können. Der gängige Ausdruck der »überwältigenden Erinnerungen« wirkt wie ein Widerspruch in sich, da Erinnerungen etwas sind, um das ein Mensch herumdenken und das er ausschalten kann. Vielmehr scheint der Affekt, die Angst, zu überwältigen. Meiner Erkenntnis nach sollte es also das Konzept der »überwältigenden Affekte« lauten. Frühere Untersuchungen haben deutlich gemacht, dass traumatische Erfahrungen auf spezifische Weise im Gedächtnis der Überlebenden gespeichert werden: Als Folge solch traumatischer Umwälzungen werden die Erlebnisse nicht als Erinnerungen im üblichen Sinne des Wortes gespeichert, sondern als ein Abbruch des Denkens und ein mehr oder weniger ausgeprägter Affekt, der später in das Leben einströmen kann, wie H. Enckell sagte (persönliche Kommunikation 2002). Das Trauma prägt sich somit als Affekt ein, und die »Erinnerung« ist eine Reproduktion dieses Affekts.

Die Erinnerungsbilder werden an die Oberfläche gebracht und in den Momenten in der Gegenwart erlebt, die Spuren der Vergangenheit tragen. Affekte können das Selbst »überfluten« (Matthis, persönliche Kommunikation 2002). Der entscheidende Faktor scheint das Ausmaß zu sein, in dem der Einzelne zwischen der Gegenwart und der Vergangenheit zu unterscheiden vermag, wenn Emotionen scheinbar von gleicher Natur sind. Die Form, die die Erinnerung annimmt, wird offenbar durch den Grad bestimmt, zu dem das Trauma integriert ist. Als eine Folge von Schwierigkeiten im Umgang mit Erinnerungen von schweren Traumata kann auch eine Spaltung im Selbst auftreten. Wenn Überlebende versuchen, sich an das Geschehene insgesamt zu erinnern, können sie es höchstwahrscheinlich nicht umgehen, das Ganze in seiner Gesamtheit zu erkennen, und dieser Schmerz kann absolut entsetzlich sein. Wenn die Überlebenden in ihrer Kindheit ihre Aufmerksamkeit auf einige Objekte wie Hüte oder Knöpfe konzentrierten, konnten diese als Bindungsobjekte dienen und auch als eine Möglichkeit, die Aufmerksamkeit von dem abzulenken, was am schmerzlichsten war. Gleichzeitig können diese Wahrnehmungsbilder, wie oben erwähnt, als Auslösereize des traumatischen Ereignisses fungieren.

Die Bedeutung und den Kern der äußeren Wirklichkeit bewahren

Erinnerungsforscher sind sich heute einig, dass wir von unseren früheren Erlebnissen keine objektiven Momentaufnahmen abspeichern, sondern die Bedeutung, die Atmosphäre und die Gefühle, die uns diese Erlebnisse vermittelten. Gleichzeitig ist es allgemeine Annahme, dass abgerufene Erinnerungen immer noch einen »Kern« der äußeren Wirklichkeit widerspiegeln, also der stattgefundenen geschichtlichen Ereignisse, selbst wenn sie eine umstrukturierte psychische Realität darstellen können. Ein Merkmal falscher Erinnerungen ist, dass sie selten von Furcht-, Horror- oder Angstgefühlen – das heißt dem traumatischen Erlebnis selbst (Christianson 1994) – begleitet werden, wenn sie nacherzählt werden. Erinnerungen an emotional traumatische Ereignisse, zum Beispiel wiederholte extreme Traumatisierungen, sind häufig zutreffender als Erinnerungen an ein einzelnes traumatisches Ereignis (Sandler/Fonagy 1997).

Aufgrund der Stärke der Traumatisierung bin ich davon ausgegangen, dass die überlebenden Kinder von schweren Traumata in ähnlicher Weise und im Zusammenspiel mit früheren Persönlichkeitsstrukturen beeinflusst wurden. Gleichzeitig können auf einer anderen Ebene die Entwicklungsphase der Kinder zum Zeitpunkt des Traumas sowie die Nachkriegserlebnisse im Kindes- und jungen Erwachsenenalter – unter anderem das Vermögen, schmerzhafte Erfahrungen auszudrücken – das spätere Erzählen der eigenen Lebensgeschichte beeinflussen. Somit spiegeln die Lebensgeschichten sowohl die historische Wirklichkeit als auch die psychische Realität jeder einzelnen Person wider. Durch die Berichte können wir uns ein Bild davon machen, wie traumatische Ereignisse auf individuelle Weise in Erinnerungsbilder und Affekte umgewandelt werden.

Zwei Jungen: Ein Ereignis

Im Interviewmaterial der 40 überlebenden Kinder der Shoah bezogen sich Sequenzen von zwei der Befragten offenbar auf das gleiche Ereignis: Als Jungen waren beide Teil dieses Ereignisses, bei dem es um die Deportation einer Gruppe Kinder ging. Dass die Schilderungen den gleichen Vorfall zum Inhalt haben, bestätigt sich durch aussagekräftige Hinweise in beiden Berichten sowie dadurch, dass sie sich gegenseitig beim Namen nennen. Es gibt sowohl Ähnlichkeiten als auch Unterschiede in ihren Erinnerungsbildern. Man kann sagen, dass die beiden Männer auf Basis von *Erfahrungen* in ihren jeweiligen psychischen Realitäten über das stattgefundene Ereignis sprechen. Die Interviews wurden unabhängig voneinander durchgeführt, zu unterschiedlichen Zeitpunkten und von zwei unterschiedlichen Interviewern mit mir als Koordinatorin. Zuerst stelle ich die Interviewsequenzen, die das Ereignis betreffen, so wortgetreu wie möglich dar; anschließend erörtere ich die inhaltlichen Ähnlichkeiten und Unterschiede sowie Aspekte der Rekonstruktion und Konstruktion – also die »historische« sowie die »narrative Wahrheit«.

Die Interviewsequenzen beziehen sich auf die Deportation einer Gruppe von Kindern aus dem Getto in Kielce. Kielce ist eine Stadt nördlich von Krakau, das 1939 von den Deutschen besetzt wurde. Zu dieser Zeit lebten dort etwa 24.000 Juden. Das Getto in Kielce wurde im April 1941 eingerichtet, und Tausende Juden wurden gezwungen, aus den Kleinstädten der Umgebung dorthin umzusiedeln. Die Juden arbeiteten für die Deutschen, doch als Folge der Auflösung des Gettos im Jahr 1942 verringerte sich die jüdische Bevölkerung auf 2.000. Kranke Juden und jüngere Kinder wurden vor der Deportation in die Vernichtungs- und Konzentrationslager getötet (vgl. Gutman 1990).

Ich werde nun die Berichte der beiden Jungen wiedergeben. Ich nenne sie Noa und Sam. Obwohl sie entkamen, wurden sie später erneut gefangen genommen und nach Auschwitz gebracht. Nach der Befreiung schickte man sie nach Schweden.

Laut der untenstehenden Berichte war einer der Jungen zwölf und der andere zehn Jahre alt, als sich der Vorfall ereignete. Die beiden konnten sich zusammen mit einer dritten Person verstecken. Beide Männer schildern, dass »eine dritte Person dort« war, aber gleichzeitig unterscheiden sich die Lebensgeschichten an gerade diesem Punkt am stärksten.

Zwei Berichte

Noa, der kleinere Junge, erzählt

»Es war ein Sägewerk. Sie wollten es schließen, und sie sortierten jeden aus, den sie nicht brauchten. Und sie ließen alle antreten … die Alten und die Kranken, die Frauen und Kinder getrennt; Kinder, die sie für zu klein hielten. Und nach und nach fingen sie an, die Kinder irgendwohin zu bringen, ich weiß nicht, aber diese Kinder [schnaubt]. Womit transportierten sie sie? Das war mit Pferdewagen, oder sie hatten eine Art Laster. Es sind Deutsche, heißt das, die sie abholten und allmählich wegbrachten, sobald sie den Wagen vollbekommen konnten. Also versuchte ich, der Letzte zu sein [Schweigen]. Als ich sah, dass … Ich begriff, wissen Sie [Schweigen], dass ich um mein Leben rennen musste … oder mich verstecken [schnaubt] … das eine oder das andere. So standen wir … stand ich nicht weit von einem Haus dort weg, also ich … Es war offen, also bewegte ich mich langsam, und auf dem Weg dorthin sah ich noch ein paar Kinder, die ich kannte [Schweigen], und ich fragte sie kurzerhand, ob sie … mit mir kommen und sich verstecken wollten [weint]. Nein, das wollten sie nicht, aber stattdessen ging ein Junge mit mir in das Haus. Wir rannten schnell dorthin und fingen an, nach einem Platz zu suchen …, um uns zu verstecken. Es war ein ziemlich großes Haus, also ich meine, es gingen Treppen hinauf, also rannten wir, und ich nahm den anderen Kerl mit. Sein Name war Sam. Und als wir in das Haus gingen, waren wir überrascht. Wir *fanden einen älteren Mann*, der bereits in dem Haus dort war. Er konnte nicht laufen. Er war allein, niemand bei ihm. Man durfte nicht in diesen Häusern sein, aber er hatte versucht, sich zu verstecken. Also blieb er auf der Treppe sitzen. Wir rannten umher und suchten überall, um mögliche Verstecke zu finden. So rannten wir so hoch wir konnten, und da war ein Dachboden über einem weiteren Dachboden, der offen war. Also sahen wir dort hinauf und wir … Sam, er hob mich hoch, sehr mühsam, konnte dort hineinsehen. Wir glaubten, das sei ein gutes Versteck, in diesem Moment, um dem Transport zu entgehen. Wir nahmen den älteren Mann mit uns, und wir gingen … Einer ging zuerst auf den Dachboden, und dann zogen wir den älteren Mann hinauf. Weiß nicht, er hatte eine Beinverletzung, also war er hinausgeworfen worden, zum Sterben zurückgelassen. Und wir halfen ihm auf den Dachboden hinauf, und wir versteckten uns dort. Nach einer Weile war es draußen still. Sie hatten alle Kinder weggebracht, alle Erwachsenen, alles im Arbeitslager war vollkommen still, Grabesstille [seufzt]. Dann war es Nacht, und wir lagen immer noch da oben, wir alle drei, ich, Sam und der ältere Mann. Und dort ragten Gauben hinaus, Öffnungen, in die wir hineinkrochen. Dann, als wir dort lagen, kam ein SS-Mann ins Haus und begann herumzusuchen, um zu sehen, ob sich drinnen irgendjemand versteckte. Ich weiß nicht, ob er einen Verdacht hatte oder ob es nur eine Routinekontrolle war. Und wir sahen hinaus und zwängten uns hinein – wir waren nicht so groß, also zwängten wir uns in diese Öffnungen, und dann sahen wir, wie der Soldaten seinen Kopf durch die Öffnung im Dachboden steckte. Und er schaute umher, und wie das Glück es wollte, war er allein, und er kam zu dem Schluss, dass niemand dort oben war, also ging er weg [seufzt]. Und das war an diesem Tag, wissen Sie. Und dann war es vollkommen still, und wir waren da und lagen regungslos in der Nacht, und wir hörten viele Schüsse, die erste Nacht. Es waren vermutlich Menschen, die sich versteckt hatten und versuchten, aus dem Lager zu fliehen, und dieses Lager, man konnte aus diesem Lager nicht fliehen. Es war ganz, einmal rundherum, mit Stacheldraht und Zäunen umschlossen und gesichert. Soldaten waren überall um das Lager herum aufgestellt, sodass niemand spät in der Nacht fliehen konnte. Aber wir hörten aus verschiedenen Richtungen Schüsse. Also lagen wir in dieser Nacht da, und dann lagen wir den ganzen Tag da, den nächsten Tag. Dann war es wieder Nacht, und wir hörten vereinzelte Schüsse dann und wann, ja, das ist richtig, die Schüsse kamen aus … Aber das Lager war die ganze Zeit bewacht. Natürlich bekamen wir Hunger, also stiegen Sam und ich nachts von diesem Dachboden hinunter, wir krochen auf dem Bauch, krochen auf allen Vieren, sozusagen, und wir sahen in … Wir durchsuchten die Häuser, sie waren völlig leer. Wir suchten nach etwas, das wir essen konnten. Das Einzige, was wir finden konnten, war altes Brot, sehr hart, es war hart wie Stein. Aber wir fanden … konnten Wasser mitnehmen oder trinken, als wir dort unten waren. Und wir krochen auf allen Vieren, so weit wir konnten. Wir krochen umher und trauten uns nicht, aufrecht zu laufen, Sie verstehen, was ich meine, weil wir dann entdeckt worden wären. So machten wir weiter, so weit wir konnten, und wir holten etwas zu essen, oder Brot, für den Mann, der immer noch auf dem Dachboden war. Wir gingen wieder hinauf, und zu diesem Zeitpunkt hatten wir gegessen, ich meine, wir hatten Zeit, dort unten etwas zu essen, und dann nahmen wir ein bisschen Essen mit hinauf. Aber wir konnten nicht viel mitnehmen, und was wir in den Häusern gefunden hatten, war sehr wenig. Die Menschen, die dort lebten, sie hatten selbst sehr wenig. Dann wurde es also wieder Nacht, und wir gingen wieder hinunter, Sam und ich, und krochen voran, durch Häuser, andere Häuser. Und dann gingen wir auf allen Vieren um den Zaun herum und versuchten, ein Loch zu finden, das wir möglicherweise zur Flucht nutzen könnten, weil wir nicht wussten, wie wir dort hinauskommen sollten. Aber wir fanden nichts. Alles war dicht, mit Stahldraht und Stacheldraht, der gesamte Zaun. Also gingen wir, so weit wir konnten, und dann holten wir wieder Essen für den anderen Mann. Wir lagen tagsüber noch immer da oben und gingen nur nachts hinunter. Dann, am dritten Tag, wir lagen dort drei Tage, wissen Sie, am dritten Tag, nachmittags, sahen wir … *hörten wir Geräusche*. Wir hörten einen Pferdewagen hereinfahren. Sie waren geschickt worden, um einige Sachen aus diesem Lager zu holen; ich meine, einige Sachen und so, weil sie alles hinüber ins Getto verlegten, wissen Sie, an den anderen Ort. Also schauten wir hinunter, und ich sah, dass die beiden Leute mit dem Wagen, die die Sachen aufluden, Juden waren. Also rannten wir hinunter zu dem Wagen, er und ich … Sam und ich. Ich erinnere mich nicht, ob der ältere Mann bei uns war. Wir versteckten uns unter … Ich glaube, er war auch dabei … Und wir versteckten uns unter all den Dingen, die sie auf den Wagen geladen hatten, und sie fuhren aus dem Lager hinaus. Sie wurden von Wachen angehalten, aber die sahen sich nur an der Außenseite um. Wir hörten sie Deutsch reden, wissen Sie, und sie schauten nur, aber sie durchsuchten den Wagen nicht sehr sorgfältig, also kamen wir da raus und konnten ins Getto gelangen oder in das andere Lager. Nachdem wir dort angekommen waren, mussten wir uns die ganze Zeit verstecken, bis das gesamte Getto aufgelöst worden war.«[388]

Sam, der ältere Junge, erzählt

»Und … ich muss zwölf Jahre alt gewesen sein, vermute ich. Im Lager begann sich das Gerücht zu verbreiten, dass wir verlegt werden sollten, weil die Erwachsenen gesehen hatten, dass sie bei den Fabriken Baracken mit Stacheldraht bauten. Hier lebten wir noch in richtigen Häusern. Und eines Tages mussten wir auf diesem Platz dort antreten. Das Lager war um diesen Platz herumgebaut, wissen Sie. Und dann stellten wir uns dort auf, und ein SS-Wachmann kam und packte mich im Genick und schleifte mich zu einem Haus und warf mich dort hinein. Und über 100 Kinder waren dort versammelt. Diejenigen Kinder, deren Eltern eine Funktion hatten – in jedem Lager gab es viele Kapos. Deren Kinder, ungefähr zehn, konnten bei ihren Eltern bleiben. Es waren mehr als 100 Kinder in diesem Haus versammelt … [Schweigen]. Ich ging zu den Wachmännern und sagte: ›Ich möchte zurück zu meinen Eltern.‹ Ich bekam eine Ohrfeige, und das öffnete mir vielleicht die Augen. Auf jeden Fall hatte ich das Gefühl, dass etwas vor sich ging, das nicht gut war. Es gab ein zweites Stockwerk, also ging ich dort hinauf. Dort fand ich einen Freund von mir namens Noa, und er fragte mich, was ich machen würde. Ich sagte: ›Ich werde mich verstecken‹, und er sagte, dass er das auch tun würde. Und es gab ein weiteres Kind, *einen sechs oder sieben Jahre alten Jungen*, dessen Name Matthias war. Wir waren … ich muss etwa zwölf gewesen sein und Noa elf, oder ich weiß nicht, so ungefähr, vielleicht zehn. Und die anderen Kinder schrien oder saßen apathisch herum, also kletterte ich einfach hinauf, ging hinauf in das andere Stockwerk. Und da sahen wir eine Öffnung zu einem Dachboden. Die Decke war sehr niedrig, und von den Treppenstufen aus gab es eines dieser Holzgeländer. Also stiegen wir auf das Geländer, und Matthias half Noa, sich hochzuziehen. Dann holte er Matthias wieder hinauf, und die beiden zogen mich auf den Dachboden hinauf. Und dann sahen wir, dass das Dach herausragte, wissen Sie, wie eine Gaube mit einem Fenster mit einem eigenen kleinen Dach darauf. Wir sahen, dass es dort ein kleines Loch gab, in das wir hineinklettern und unter das kleine Dach gelangen konnten. Also kletterten wir dort hinein, und es war so klein, dass ich neben Noa lag, und Matthias lag auf unseren Rücken. Wir lagen dort, und wir sahen nichts, aber wir *hörten.* Wir hörten, als die Erwachsenen wegmarschierten, und nach einiger Zeit hörten wir die Laster kommen und die Kinder holen. Ich sage Laster, das fanden wir später heraus. Ich hörte Fahrzeugmotoren, *ich höre Kinder schreien, und es wird still im Lager.* Von polnischen Christen, die in der Nähe der Grabstätte lebten, erfuhren wir später, dass die Kinder direkt hinausgefahren und über frisch ausgehobenen Gräbern erschossen wurden. Nun ja, auf diese Weise wussten wir, dass wir viele weitere Freunde verloren hatten. Wir lagen dort den ganzen Tag, und wir fragten uns, konnten wir dort liegen bleiben, denn das Lager war völlig leer, aber es waren Decken und andere Sachen zurückgelassen worden, und es waren Wärter in der Nähe, die Wache hielten. Aber wir wussten, dass es an einer bestimmten Stelle, wo die Gleise verliefen, ein Loch gab. Kinder sehen solche Dinge. Dort war ein Loch im Zaun, also beschlossen wir zu versuchen, nachts hinauszugehen, uns hinauszuschleichen, und zu versuchen, die Fabriken zu finden, in denen unsere Eltern arbeiteten. Also gingen wir in der Nacht hinunter und versuchten, uns in diese Richtung zu schleichen. Und es war wirklich schwierig, weil sie Suchscheinwerfer über das Lager schweifen ließen, sodass wir uns unterhalb der Fenster Zentimeter für Zentimeter nach draußen bewegen mussten. Wir warteten, bis die Scheinwerferkegel vorbei waren, und dann krochen wir zum nächsten Fenster und saßen und warteten. Und schließlich kamen wir zu einer Stelle, wo neben einem Haus Ruinen standen. Wir gingen hinein und sahen, was von drei Räumen übrig war, und da war eine Mauer mit einer Öffnung, wo ein Fenster gewesen war. Es war dunkel dort drin, und wenn wir hinaussahen, war es hell. Und als wir ungefähr in der Mitte des anderen Raums waren, kam ein Wärter vorbei und stand mit dem Rücken zu uns in der Fensteröffnung. Es war ein Wunder, dass wir keinen Herzinfarkt bekamen. Das sagten wir alle [ringt nach Luft]. Aber Noa hielt diesem kleinen Jungen den Mund zu, sodass er sehen konnte, dass etwas … Und ich erinnere mich daran, dass ich versuchte, mein Herz anzuhalten, weil es so laut schlug, dass der Wärter es hören musste. Ja, er stand dort vielleicht zwei, drei Minuten, aber *wir drei wurden in dieser kurzen Zeit alle etwa 20 bis 30 Jahre älter*, denn wir hatten das Gefühl, dass es so lange dauerte, bis er wieder wegging. Wir sahen, dass wir auf keinem anderen Weg hinauskommen konnten, als den ganzen Weg zurück auf den Dachboden zu kriechen. Und wir lagen dort ungefähr vier Tage und Nächte, und am vierten oder fünften Tag, ich erinnere mich nicht genau, hörten wir Stimmen auf der Treppe, die Jiddisch sprachen. Es war ein Arbeitstrupp, der geschickt worden war, um aufzuräumen und Decken ins neue Lager zu bringen. Also spähten wir aus dieser Öffnung im Dachboden hinaus, und wir sahen drei unserer Leute und keinen Wärter bei ihnen. Also machten wir auf uns aufmerksam. Sie schauten hinauf, und sie wurden bleich, weil sie glaubten, Geister zu sehen. Auf jeden Fall machte es insgeheim die Runde, dass lebende Kinder gefunden wurden, sodass sie … Alle wurden, wie Sie wissen, nach Auschwitz gebracht, und diejenigen, die eine Armbanduhr hatten oder einen Ring, sie sammelten alles ein und vergruben es so weit weg wie möglich von dem Haus an diesem Platz. Sie sagten den Wärtern, dass sie vergrabene Kostbarkeiten gefunden hatten. Sie gingen dorthin, und dann holten sie uns vom Dachboden herunter und legten uns in die Wagen mit Unmengen an Decken über uns, und auf diese Weise wurden wir in das neue Lager gebracht. Und sie ließen mich meine Eltern nicht sofort sehen, weil meine Eltern schließlich mehrere Tage lang geglaubt hatten, dass ich tot sei, und das Kaddish für mich gesprochen hatten – das Gebet für die Toten, wissen Sie. Und wäre ich also plötzlich einfach aufgetaucht, ich wäre … sie hätten vielleicht … [lacht]. Aber nach einigen Stunden konnte ich sie sehen, und es war natürlich absolut wunderbar.«[389]

Diskussion

Gemeinsamkeiten in den Berichten

Selbst wenn die zwei Männer nicht wortwörtlich das Gleiche sagen, drückt das, was sie sagen, ähnliche Phänomene im Zusammenhang mit den Verfolgungen aus. Ihren Berichten ist die Beschreibung der Verfolgung und ihrer Verwundbarkeit gemein. Sie haben sowohl physische als auch psychische Verletzungen erfahren. Beide mussten »antreten«, und zwar Kinder und Erwachsene getrennt voneinander. Einer von ihnen wurde grob »im Genick« gepackt und bekam eine Ohrfeige. Beide erwähnen, dass sie in ein Haus gebracht oder gezerrt wurden und spürten, dass die Gefahr bestand, von ihren Eltern getrennt oder ihnen weggenommen zu werden. Beide »hörten« die Stille. Sie hörten auch Geräusche: Noa erinnert sich an das Geräusch abgefeuerter Schüsse, während Sam sich an Motorgeräusche und Kinderschreie erinnert. Beide erwähnen einen Wärter, von dem sie sich bedroht fühlten.

Als Kinder zeigten die zwei Männer die Bereitschaft, als Freunde gemeinsam zu handeln. Sie geben an, dass sie sich gegenseitig sahen und dass es Noa war, der den Kontakt herstellte und die Idee hatte, sich zu verstecken. Sie beschreiben sich selbst als gewandt, und sie waren scheinbar in der Lage, sich räumlich zu orientieren. Sie verstanden, was hoch oben und weit unten war und auch die Beschaffenheit von Löchern und Öffnungen, wie im Bereich des Dachbodens. Sie halfen sich gegenseitig beim »Hochziehen«. Sie pressten ihre Körper aneinander und machten sich klein und geschmeidig. Beide sprechen von Löchern im Zaun, der das Areal umschloss, von Juden, die Sachen aufluden, und von Decken auf der Flucht, unter denen sie auf den Wagen versteckt wurden.

Sie erinnern sich an ihr jeweiliges Alter, als das Ereignis stattfand. Sam fügt etwas Bezeichnendes hinzu: Seiner Erfahrung nach »sehen Kinder solche Dinge«, was ihm in diesem Zusammenhang dabei half, den Raum zu schaffen, um über eine Fluchtroute nachzudenken. Wie zuvor erwähnt haben Kinder, die einem massiven Trauma unterworfen werden, eine verzerrte Vorstellung vom Alter. Sam machte die Erfahrung, dass er selbst schnell alterte: »Wir drei wurden […] alle etwa 20 bis 30 Jahre älter«. Wahrscheinlich sehen Kinder sowohl Dinge, die Erwachsene nicht sehen, als auch Dinge, von denen die Erwachsenen nicht wissen, dass Kinder sie sehen. Darüber hinaus waren die Kinder durch die Situation gezwungen, Dinge zu sehen, die Kinder besser nicht sehen sollten; sie wurden frühreif und wie Erwachsene, was zu ihrer Wahrnehmung einer Altersverzerrung geführt haben kann. Die Altersverzerrung scheint im Hinblick auf die Vorstellung vom Alter der dritten Person vorzuliegen: War er ein kleines Kind oder ein älterer Mann?

Unterschiede in den Berichten

Die Interviewsequenzen liefern ein Bild vom gleichen Geschehen mit relativ ähnlichen Affekten, obwohl es gleichzeitig Unterschiede gibt. Sam erinnert sich an das Weinen der älteren Kinder, die deportiert wurden, während sich Noa an die nachfolgende Stille erinnert. Noa sagte, sie »suchten nach etwas, das wir essen konnten«. Sam erwähnt dies nicht.

Noa erinnert sich an die dritte Person als älteren Mann, und Sam erinnert sich an ihn als kleinen Jungen von sechs oder sieben Jahren. Ich kann nur spekulieren, warum die Berichte speziell im Fall der dritten Person voneinander abweichen. Eine dritte Person war da, wurde aber unterschiedlich wahrgenommen. Diese dritte Person älter zu machen, wie Noa es tat, könnte in seiner Erinnerung daran begründet liegen, sich nach einer Sicherheit erzeugenden Person zu sehnen, während dieser ältere Erwachsene gleichzeitig verletzt war – »hinausgeworfen«. Im Gegensatz zu Sam erwähnt Noa in diesem Zusammenhang nicht, seine Eltern zu vermissen. Sam, der älter war, hatte vermutlich mehr Zeit, um Bindungen an ein inneres Objekt zu festigen.

Beide erlebten das plötzliche Erscheinen eines Wärters. Beide scheinen sich an dieses Ereignis zu erinnern, also ist es sehr wahrscheinlich, dass es tatsächlich stattfand, auch wenn Noa es so im Gedächtnis behalten hat, dass es sich auf dem Dachboden ereignete, während es in Sams Erinnerung ebenerdig neben dem Fenster stattfand. Noa, der Jüngere, vermittelt den Eindruck, aus »kindlicher Perspektive« zu sprechen. Es ist, als würde er während der Zeit, in der er das Geschehene nacherzählt, von Affekten überwältigt. Dass er Informationen einbaut, die er später über den Verlauf der Ereignisse in Kielce erhielt, zeigt, dass Sam als der Ältere anscheinend eine größere Distanz zum Trauma wahren kann. Im Zusammenhang mit dieser speziellen Interviewsequenz scheinen die Affekte verhaltener zu sein.

Vielleicht sind ihr jeweiliges Alter zum Zeitpunkt des Traumas sowie der jeweilige Grad, zu dem sie damals genauso wie später ihre Erlebnisse in Worte fassen können, von Bedeutung für ihre Erinnerungsweise. Aufgrund seines Alters hatte Sam möglicherweise einen besseren geografischen Orientierungssinn, während Noa sich mit seiner größeren Nähe zu Affekten an andere Details im Verlauf der Ereignisse erinnert. Noa sagt, dass er sich in einem Haus »versteckt«, während Sam erwähnt, in einem Haus die Treppe hinaufzugehen. Die genannten Phänomene veranschaulichen die Komplexität der Lebensgeschichten der Überlebenden.

Psychoanalytisches Zuhören

Es ist eine zentrale Funktion des psychoanalytischen Zuhörens, zu einem Verständnis der *Erfahrungen* des Erzählenden zu gelangen – also der psychischen Realität, die in der manifesten Erinnerung zutage tritt. Ein Historiker schenkt diesem zu berücksichtigenden Faktor vielleicht große Beachtung und betrachtet ihn möglicherweise als Befangenheit, weshalb weiteres Material aus anderen Quellen erforderlich ist. Indem der Psychoanalytiker sich auf Informationen stützt, die an anderen Stellen der Lebensgeschichten verfügbar sind, versucht er, Anhaltspunkte zu finden, die das Verständnis verbessern – im geschilderten Fall zum Beispiel hinsichtlich »der dritten Person«. Allgemein gesagt kann jemand, der darin geschult ist, zu interviewen und aufgezeichneten Interviews zuzuhören, überraschende Hinweise von sowohl historischem als auch psychologischem Wert erkennen, indem er den Widersprüchen oder augenscheinlich irrelevantem Material besondere Aufmerksamkeit widmet.

In meiner Herangehensweise betrachte ich Noa und Sam als zwei völlig verschiedene Individuen unterschiedlichen Alters und mit unterschiedlichen, in ihren persönlichen Lebensgeschichten begründeten Weltbildern. Trotzdem erzählten sie jedoch mehrere Situationen aus dem Krieg von sich aus auf ähnliche Weise. Abgesehen davon, dass sie das Versteck auf dem Dachboden erwähnten, auf dem sie sich beide befanden, gibt es zwei Situationen, in denen sie voneinander getrennt waren. Bei einem dieser Ereignisse handelte es sich darum, gezwungen zu werden, das Hängen ihnen aus dem Getto bekannter Menschen mitanzusehen. Ihre Darstellungen dieser schmerzhaften Situation wurden während des Erinnerungsvorgangs beide von starken Affekten begleitet. Die andere Situation betraf das Umgehen einer Routinemaßnahme in Auschwitz, wohin beide gebracht wurden, ohne vom Schicksal des anderen zu wissen. Sie schafften es, sich der Prozedur zu entziehen, unter einer Querstange hindurchgehen zu müssen, was ihre geringe Größe und ihr junges Alter preisgegeben hätte. Offenbar sind auch andere Erinnerungen kongruent.

Um auf die dritte Person zurückzukommen, an die sie sich völlig unterschiedlich erinnern, spricht Noa von einem älteren, verletzten Mann, der »hinausgeworfen« worden war, während Sam von einem sechs- oder siebenjährigen Jungen spricht, den er auch mit Namen nennt. Sie sehen das

Gleiche, interpretieren es jedoch offensichtlich auf unterschiedliche Weise. In späteren Abschnitten ihrer Lebensgeschichten finde ich heraus, dass Noa an seinem ersten Tag in Auschwitz zusammen mit anderen Kindern und Menschen, die alt und krank waren, in Baracken untergebracht wurde; vermutlich warteten sie auf den Weitertransport zu den Krematorien. Am Morgen entdeckte er »einen älteren Mann, der seitlich von mir lag und … tot war.«[390] Später, mithilfe einiger älterer Jungen, konnte Noa wie durch ein Wunder durch ein Dachfenster aus den Baracken entkommen. Der Bericht von dieser Flucht, die in gewisser Hinsicht dem Ablauf der Ereignisse auf dem Dachboden im Getto ähnelt (Flucht nach oben in Richtung Dach), kann uns Hinweise für eine Hypothese bezüglich der Verschiebung und Verdichtung verschiedener Erinnerungsbilder liefern. Der sterbende Mann neben Noa in Auschwitz scheint mit »der dritten Person« auf dem Dachboden »zu verschmelzen« (verdichtet zu werden) und auf ihn verschoben zu werden, woraufhin die dritte Person alt wird, statt ein Kind zu sein. In Sams späterer Lebensgeschichte gibt es keine entsprechende Erinnerung an einen Jungen, die den Stoff dafür hätte liefern können, sich an »die dritte Person« als einen kleinen Jungen zu erinnern. Die Erinnerungsbilder der zwei Männer vom Getto können also damit zu tun haben, wie – basierend auf den jeweiligen persönlichen Erlebnissen des Einzelnen nach diesem Trauma sowie auf dem Umfang, in dem jeder der beiden das Geschehene in Worten ausdrückte – die Erinnerung konstruiert wird. Man kann davon ausgehen, dass das Ereignis mit der »dritten Person« unterschiedliche »Eindrücke« in ihren Persönlichkeiten hinterlassen hat, sowohl damals, als es stattfand, als auch jetzt, wenn sie sich daran erinnern.

Rekonstruktion und Konstruktion von Erinnerungen

Historische Wahrheit und narrative Wahrheit sind heute gängige Konzepte in der sozialwissenschaftlichen Forschung. In der Psychoanalyse gibt es eine parallele Begriffsbildung, bezeichnet als die Rekonstruktion und Konstruktion von Erinnerungen (Reeder 1996) oder als das Wiederholen und Überschreiben von Erfahrungen (Modell 1990). Wenn die Interviewperson starke Affekte zeigte, ist es wahrscheinlich, dass die Affekte auch während des eigentlichen Ereignisses vorhanden waren – dies ist sowohl von der kognitiven Gedächtnisforschung als auch durch Erfahrungen aus der psychoanalytischen Praxis bestätigt worden. Wenn »die Konstruktion anstrebt, verschiedene Elemente zu einem Ganzen zusammenzufügen, dann darum, weil sie immer eine geschichtliche Neigung hat« (Etchegoyen 1991). Es stellt sich jedoch die Frage, ob die Affekte immer genau das Ereignis betreffen, das die Person erlebt hat, wenn sie sie während des Erzählprozesses zeigt. Matthis (2000) zieht einen Vergleich mit dem Träumen: Es ist nicht sicher, dass der Affekt mit der Geschichte verknüpft ist, die die Person erzählt, »aber er hängt mit etwas zusammen, etwas weckt den Affekt; es ist jedoch unmöglich zu wissen, was es genau ist, das einen heftigen Affekt weckt«. Matthis betont, dass man ein Bild von der Realität oder ein Traumbild erzeugt, um den Affekt zu verstehen. Dieses Bild kann beispielsweise erklären, warum man sich derart fürchtet. Sinnbildlich oder buchstäblich ist etwas geschehen. Diese bildhafte Repräsentation kann sowohl teilweise rekonstruiert sein und ist gewöhnlich in hohem Maß konstruiert. Vor dem Hintergrund von Freuds Traumatheorie entwirft Matthis eine Abgrenzung von Rekonstruktion und Konstruktion: »Die Rekonstruktion kann auf der Grundlage verdrängter Erinnerungen stattfinden – das heißt, die Erinnerungen waren zu einem bestimmten Zeitpunkt bewusst –, während die Konstruktion auf unbestimmten Anhaltspunkten aufbaut; wie ein Neubau, der aus ›Schutt‹ errichtet wurde« (ebd., S. 224). Die Geschichten der Patienten sind somit auf einer gewissen Ebene immer wahr, doch ob sie eine den Tatsachen entsprechende historische Wahrheit ausdrücken oder nicht, kann nicht immer ausschließlich auf Basis der bewussten Berichte der Patienten festgestellt werden. Theoretisch scheinen sich Rekonstruktion und Konstruktion leicht auseinanderhalten zu lassen, doch in der Praxis ist es zwangsläufig schwierig. Beide Elemente sind fortwährend gegenwärtig; das eine schließt niemals das andere aus. Spence hebt hervor, dass es keine klare Trennlinie gibt, an der die Rekonstruktion aufhört und die Konstruktion anfängt. Er sagt: »Die Sprache steht immer zwischen dem, was der Patient gesehen oder gefühlt hat, und der Art und Weise, wie diese Erfahrung im analytischen Gespräch in sichtbar wird« (1982, S. 286).

Es ist kaum Zufall, dass bestimmte Worte in beiden Lebensgeschichten vorkommen – zum Beispiel im Zusammenhang mit Geräuschen und Stille. Unter Bezugnahme auf Damasio (1994), der autobiografische Erinnerungen erforscht hat, weist Matthis darauf hin:

»Wenn wir einem gewissen Stress unterliegen, beginnt die Nebennierenrinde mit der Produktion von Glucocorticoiden, und dies trägt dazu bei, unsere Erinnerung an bedeutende Ereignisse zu verbessern. Unterliegen wir jedoch übermäßigem Stress – [wie] in Kriegssituationen –, erhöht sich Glucocorticoidausschüttung der Nebennierenrinde auf ein solches Niveau, dass der Hippocampus blockiert statt angeregt wird; ja, er kann seine Aktivität sogar völlig einstellen. Erfahrungen, die eine Person unter solchen Umständen durchlebt, hinterlassen nur *undeutliche Spuren*, vielleicht nur in Form von Erregung und innerer Unruhe, aber die Verbindung zu einem bestimmten Ort und einer bestimmten Zeit geht verloren« (2000, S. 224).

Erinnerungen an starke Angst »können nur konstruiert werden, niemals rekonstruiert«. Erkenntnisse aus der Arbeit mit Lebensgeschichten zeigen, dass Wahrnehmungen von traumatischen Ereignissen wie erwähnt »Eindrücke« von solcher Tiefe erzeugten, dass sie in einem Teil des Selbst als überwältigende Affekte »aktiv« gehalten werden. Reeder sagt, dass

»die Konstruktion die Lücke in den historischen Berichten der Analysanden [hier: der Befragten] über sich selbst füllen kann, wenn es keine Erinnerung mehr gibt, an die sie sich klammern können – mit anderen Worten, die Konstruktion greift ganz auf der erzählerischen Ebene ein und dient dem Zweck, Kohärenz im Selbstverständnis des Analysanden zu erzielen« (1996, S. 243).

Dies lässt sich mit den Bemühungen der Interviewperson vergleichen, Bedeutung in ihren persönlichen Lebensgeschichten zu erzeugen. Es gibt Beispiele für Debatten zwischen Historikern und Psychoanalytikern über die Beurteilung von Lebensgeschichten. Felman und Laub (1992) schildern ein Beispiel, wo Historiker einer Zeugenaussage über die Sprengung von Schornsteinen keine Glaubwürdigkeit einräumen konnten, weil sich die Überlebende an weniger Schornsteine erinnerte als während des Ereignisses tatsächlich vorhanden waren. Dem Verständnis des Psychoanalytikers nach sagte die Überlebende etwas anderes aus – etwas Fundamentales und Vordringliches: Dass ein Schornstein in Auschwitz gesprengt wurde, war genauso unglaublich wie die Sprengung von vier Schornsteinen. Die Anzahl war weniger bedeutend als die Tatsache, dass das Ereignis tatsächlich stattgefunden hatte. Die Überlebende bezeugte ein Ereignis, das jede Vorstellungskraft sprengte – jüdischer Widerstand konnte hier einfach nicht stattfinden. Ihre Aussage ging über ein einzelnes Bild hinaus, was als historische Wahrheit angesehen werden kann. Zusammenfassend gesagt:

Wir müssen offen bleiben dafür, wie die Situation in Wirklichkeit (zum Zeitpunkt des historischen Ereignisses) tatsächlich war. Basierend auf den Lebensgeschichten der Überlebenden mit ihren Erfahrungen massiver Traumata wie die von Noa und Sam können wir jedoch Beobachtungen machen, Überlegungen anstellen und Hypothesen formulieren.

Bei meiner Theorievorstellung führe ich im folgenden Kapitel zusammen, *wie* die befragten Personen ihre Lebensgeschichten erzählten (Affektregulierung) und *was* sie ausdrückten (Inhalt).

IV Vom Begriffsmodell zur Theorie

Kapitel 8

Der »Affektpropeller« als Instrument für die Analyse traumabezogener Affekte*

Es gibt mittlerweile ein wachsendes Interesse an interdisziplinären Aspekten bei dem Versuch, die Ursachen von Völkermorden sowie deren Konsequenzen für die Traumatisierten zu verstehen. Studien über die Affektregulierung der Opfer und insbesondere über die psychischen Erfahrungen von Kindern im Anschluss an Völkermorde sind jedoch bis heute innerhalb der Forschung unterrepräsentiert.

Geweckt wurde mein Interesse, als ich mit Anna und Emilia, die die Shoah überlebt hatten, Tiefeninterviews durchführte. Beide waren zum Zeitpunkt der Besetzung ihrer Vaterländer acht Jahre alt gewesen. Bei der Frage, ob sie Kinder haben wollten oder nicht, schien die Traumatisierung ein zentraler Faktor zu sein, denn sie sorgten aktiv dafür, selbst keine Kinder zu bekommen. Eine von ihnen, Anna, sagte mit lauter Stimme: »Ich habe zweimal abgetrieben, *weil ich selbst ein Kind war.*«[391] Diese Aussage war der Ausgangspunkt für einige bis heute wichtige Fragen: Welche Bedeutung hatte das (eigene) Alter für ein Kind und was verstand es während des Völkermordes und später darunter, wenn es darum ging, das Gefühl für innere Beziehungen zu ihm wichtigen Menschen bewahren zu können? Wie mögen diese inneren

---

* Dieses Kapitel ist eine überarbeitete Fassung von Kaplan 2006 und wurde auch als Vortrag auf dem 44. IPA-Kongress vom 28._31. Juli 2005 in Rio de Janeiro/Brasilien sowie auf dem 45. IPA-Kongress vom 22._29. Juli 2007 in Berlin gehalten (Hayman Prize 2007). Auf Deutsch wurde es unter dem Titel »Extreme Traumatisierung und der ›Affektpropeller‹« bereits in Junkers 2007 veröffentlicht und ist für die vorliegende Publikation aktualisiert worden.

Beziehungen als Voraussetzung dafür dienen, Verbindungen zur nächsten Generation herzustellen? Das Thema der Fortpflanzung scheint eine Art »Fokus« zu sein, in dem sich die verschiedenen traumatischen Erfahrungen während der Verfolgungen gleichsam wie in einem Brennpunkt bündeln und zur Folge haben, dass überlebende Kinder sich später dagegen entscheiden, selbst Kinder zu haben – oder sich im Gegenteil dazu entschließen, viele Kinder zu bekommen, was ich als zwei Seiten derselben Medaille betrachte. Diese Erkenntnisse veranlassten mich, weitere Lebensgeschichten von Frauen und Männern zu untersuchen, die die Shoah als Kinder überlebt hatten (Kaplan 2000, 2002a), und später die Lebensgeschichten von Teenagern, die 1994 den Völkermord in Ruanda überlebt hatten. Was ich zunächst als Bruch im Fortpflanzungsvermögen betrachtet hatte, erwies sich später als wichtiger Aspekt eines »Generationenzerfalls«.

Durch die Analyse der Interviews ließen sich psychologische Phänomene herausarbeiten, bei denen die Überlebenden »nicht auf die Idee gekommen« waren, sich psychotherapeutische Hilfe zu suchen (sofern sie überhaupt die Chance dazu gehabt hätten), da ihre Lebensgeschichten voller überwältigender Affekte und Erinnerungsbilder sind, die sie am liebsten vergessen möchten. So können die Interviews als Ergänzung zu Erfahrungen aus der psychoanalytischen Arbeit betrachtet werden. Es geht um Situationen, deren Erleben für uns selbst vollkommen unvorstellbar ist, um nicht vorstellbare primitive Affekte, wie Grubrich-Simitis (1984) sie beschreibt.

Kinder werden verfolgt

Während der Shoah haben Kinder zum Teil furchtbar gelitten (mit Shoah meine ich die gesamte Nazizeit von 1933 bis 1945, da die letzten, finalen Verfolgungen auf früheren Vorbereitungen aufbauten). Lediglich elf Prozent der jüdischen Kinder in den von den Nazis besetzten Ländern überlebten (Dwork 1991).

Anna, die zu jener Zeit elf Jahre alt gewesen war, beschreibt das Gedränge in den Viehwaggons:

> »... Sie [eine Frau] hatte ein Kissen dabei. Alle waren sehr überrascht. Sie fragte mich, ob ich mich neben sie stellen wollte. Sie kam in den Waggon mit diesem Kissen und stand da, man konnte sich nicht hin-

setzen. Wir konnten nicht wirklich alle nebeneinander stehen. Jeder schubste. Es war furchtbar. Sie können sich das nicht vorstellen. Jeder versuchte, ein bisschen Luft zu bekommen. Die einzige Möglichkeit war, in die Nähe einer kleinen Öffnung an der Seite zu gelangen.«

»Können Sie sich erinnern, was Sie dachten in dem Waggon?«

»*Da haben Sie nicht gedacht, man hatte Angst* … Jeder wollte in die Nähe der Öffnung, aber es ging nicht … Und dann, als wir in Lettland, in Riga, ankamen, hielten die Waggons an, und die großen Türen gingen auf. Dann begannen Russen, Ukrainer, zu schreien, ich kann es gar nicht beschreiben … und sie stürzten in alle Waggons. Raus hier, raus hier, sie waren wie Wilde. Und können Sie sich vorstellen, ein kleines Mädchen [das Kissen war in Wirklichkeit ein kleines Mädchen] wurde wach. Die Frau hatte eine Tochter, die sie zum Einschlafen gebracht hatte, und dann wurde sie wach und fing an zu weinen. Jeder war überrascht. Ein kleines Kind! Und dann kam ein Ukrainer und drängte und schubste und wollte wissen, wo das Geschrei herkommt. Er trampelte mit seinen Stiefeln so lange auf dem Baby herum, bis es tot war. Und als wir nach Estland kamen, nahm sich die Mutter das Leben … Sie nahm sich das Leben.«[392]

In Ruanda wurde von extremistischen Hutus ein Völkermord organisiert, der in vielerlei Hinsicht den Grausamkeiten der Nazis während der Shoah ähnelte. Das Hauptziel war die Vernichtung eines Volkes (Melvern 2000). Nach Schätzungen von Human Rights Watch (Rakita 2003) sind heute 400.000 Kinder – mehr als zehn Prozent der Kinder in Ruanda – Waisen. Ursache hierfür sind der Völkermord und HIV bzw. Aids-Erkrankungen infolge von Vergewaltigungen während des Völkermords. Sieben männliche Teenager, die nach dem Völkermord auf der Straße lebten, wurden zweimal ausführlich interviewt, jeweils mit einem Jahr Abstand zwischen den Interviews (Kaplan 2005a).*

Frédéric, zur Zeit des Völkermordes neun Jahre alt, spricht über Ereignisse an der Straßensperre:

* Die Interviews wurden mithilfe eines Übersetzers durchgeführt. Die Antworten der Jungen in der regionalen Sprache Kineyarwanda wurden später detailliert übersetzt und von einem ruandischen Übersetzer ins Englische transkribiert.

»Dort hielten sie Leute an und fragten sie, ob sie Hutu oder Tutsi wären. Als wir dorthin kamen, fragten sie uns, ob wir wüßten, zu welcher ethnischen Gruppe wir gehörten. Einer von ihnen sagte, wir sollten unsere Hände herzeigen, denn sie könnten das aus der Handinnenfläche sehen. Er sagte, dass Hutus keine Mittellinie in der Hand hätten, während Tutsis eine gerade Mittellinie hätten. Als ich mich vorbeugte und meine Hände öffnete, schnappte sich einer das Kind meiner Schwester … Sie drehten sich zu mir um, nahmen das Kind von meinem Rücken …, schnappten mich und warfen mich in einen Berg brennender Kaffeehülsen. Ich verbrannte überall, während sie einfach lachten. Nach einiger Zeit holten sie mich aus dem Feuer und warfen mich in einen Teich in der Nähe. Sie dachten, dass ich darin ertrinken würde. Es war gut, dass sie mir das Baby weggenommen hatten – ich hätte es nicht weiter tragen können, weil ich überall Verbrennungen hatte. Ich schrie laut, bis einer von ihnen sagte: ›Warum machen wir den Idiot nicht fertig, damit er aufhört, Alarm zu schlagen?‹«[393]

Die extreme Grausamkeit dieser Aktionen – wobei die Selektionen das Schlimmste sein mögen – hat offenbar dazu geführt, dass sich überlebende Kinder, männliche wie weibliche, mit dem notleidenden Kind identifiziert haben. Ich nehme an, dass eine Extremtraumatisierung im Moment des traumatischen, unerwarteten, abnormalen Ereignisses stets in ähnlicher Weise *erfahren* wird, unabhängig vom jeweiligen kulturellen Hintergrund. Aber wie das Individuum in Verbindung mit dem traumatischen Moment und in der Zeit danach *seine Angst reguliert*, wird von seiner individuellen Vulnerabilität und persönlichen Lebensgeschichte beeinflusst. Dies gilt vor allem für von Menschen verursachte Traumata und, in geringerem Ausmaß, auch für Naturkatastrophen. Sgoifo et al. (1999, zit. n. Schore 2003a) zeigen, dass soziale Stressfaktoren sehr viel schädlicher sind als nicht-soziale aversive Stimuli. Daher wirkt sich ein Bindungs- oder »relationales Trauma« aus der sozialen Umgebung negativer auf das Gehirn des Kindes aus als »Anschläge« aus der nicht-menschlichen oder der unbelebten, physischen Umgebung. Die Notwendigkeit, sich einen psychischen Raum zu bewahren, zieht sich daher wie ein roter Faden durch diese Arbeit.

Einzelne traumatische Ereignisse, kumulative Traumata, andauernde Traumata

Dieses Buch befasst sich mit von Menschen verursachten Traumata, die vor allem mit Demütigungen einhergehen. Ich unterscheide zwischen einem einzelnen traumatischen Ereignis – zum Beispiel wenn ein Kind auf dem Schulhof angegriffen und gedemütigt wird, sich jedoch an fürsorgliche Erwachsene wenden kann, die ihm helfen, Worte zu finden für das, was passiert ist – und einem prolongierten, wiederholten Trauma, bei dem das Opfer keinen Zugriff auf einen solchen *psychischen Raum* hat, wie es während eines Genozids der Fall ist. Im ersteren Fall ist es möglich, über das Geschehene zu sprechen, das Ereignis durchzuarbeiten. Im zweiten Fall können Kinder das, was passiert ist, lediglich als körperliches Panikgefühl registrieren. Annas Aussage, »da haben Sie nicht gedacht«, hört man oft in den Interviews. In diesen Fällen tritt eine Denkunterbrechung auf. Das Gesehene oder ein Geräusch, wie die Stimme des Täters, hinterlässt seinen Ein-Druck im Körper. Das Ereignis kann nicht in der Weise als Erinnerung verarbeitet werden, in der wir normalerweise an Erinnerungen denken. Es steckt stattdessen als nicht ausdrückbares Unbehagen im Körper. Infolge der Schwierigkeiten, mit der Angst fertig zu werden, entsteht ein Riss im Selbst. Menschen mit frühkindlichen Missbrauchserfahrungen reagieren häufiger als andere auf spätere Traumata mit dissoziativen Störungen (Bremner 1999, zit. n. Schore 2003a). Eine Dissoziation verweist auf die Zersplitterung einer Erfahrung, die dann in Form isolierter Fragmente, sensorischer Empfindungen, affektiver Zustände oder Verhaltensmuster (behavioural re-enactments) (van der Kolk/Fisler 1995) im Gedächtnis gespeichert wird. Aus psychoanalytischer Sicht sollte die Beziehung zwischen innerer und äußerer Realität betont werden (Varvin 2003). Dies könnte die fragmentierten Erzählungen und plötzlichen körperlichen Reaktionen erklären, die durch entsprechende Anlässe im Alltagsleben ausgelöst werden. Schore formuliert: »Jemand weiß dann nicht, dass seine Angst einen Ort, Raum und Zeit hat« (2003a, S. 258). Dies könnte man als ein traumatisches Re-enactment beschreiben, das im impliziten Gedächtnis verschlüsselt gespeichert ist.

In vielen Ländern geschehen permanent andauernde Traumatisierungen. Kinder kennen es dann nicht anders, als in einem politischen Konfliktherd zu leben und Zeugen von Gewalt und Tod zu werden. Dies kann der Traumatheorie eine neue Dimension hinzufügen.

Methode

Indem wir die Psychoanalyse auf die Lebensgeschichten von Überlebenden anwenden, können wir eine theoretische Vorstellung davon entwickeln, wie Erinnerungen einen Teil der Lebenswelt des Überlebenden ausmachen. Rubovits-Seitz (1998, S. 294) unterscheidet zwei Ebenen psychoanalytischer Theorie, was das Verständnis dessen erleichtert, was mit Angewandter Psychoanalyse gemeint ist. Die erste Ebene betrifft fundamentale methodische Kernkonzepte, die sowohl im klinischen wie im nicht-klinischen Sinne das Fundament für Deutungen bilden, wie das Unbewusste, die Abwehr, die Bedeutung und die Wichtigkeit der Kindheit. Sie betrifft also die Grundlagen psychoanalytischen Zuhörens. Auf der zweiten Ebene geht es um spezielle »klinische« Theorien, bei denen es sich um vorläufige Konstruktionen handelt, die sowohl klinisch als auch in anderen Bereichen, etwa in Interviews, angewendet werden können (z.B. das Konzept der *Nachträglichkeit*). Auf dieser Ebene zuzuhören, kann manchmal mit vorgefassten Folgerungen einhergehen. Allerdings können diese Denkmodelle im Widerspruch stehen zu der höchst persönlichen Bedeutung, die ein Individuum selbst seinen Erfahrungen zuschreibt. So habe ich mich in dieser Studie, ungeachtet meiner vorhandenen Präkonzeptionen, um Offenheit gegenüber dem Material bemüht und versucht, mich von jedem Interviewpartner überraschen zu lassen. Dies hängt auch mit meinem Interesse für interdisziplinäre Sichtweisen zusammen. Deshalb wende ich sowohl aus den oben genannten Kernkonzepten abgeleitete Hypothesen als auch andere relevante Denkmodelle auf das Interviewmaterial an (Kaplan 2000, 2002a).

Wie in der Einleitung dargestellt, bringt mich die Verwendung der »Grounded Theory« (gegenstandsverankerte Theoriebildung; Glaser 1978) dazu, konzeptionell zu denken. Diese Methode zielt darauf ab, theoretische Modelle aus Hypothesen abzuleiten, die aus den erhobenen Daten geschlossen und in Konzepten formuliert werden können. Im Mittelpunkt steht die Beziehung zwischen Konzepten und Theorien sozialer und psychischer Prozesse. Dabei gibt es Ähnlichkeiten mit der psychoanalytischen Arbeit.

Ich habe weiter auf die Ausdrucksweisen der Interviewten hingewiesen – sowohl in Bezug auf Inhalte wie auf Affekte. Derzeit wird untersucht, wie diese Konzepte hypothetisch zueinander in Beziehung stehen, und zwar innerhalb der assoziativen Felder, die sich daraus ergeben, *worüber* die Interviewten sprechen und *wie* sie ihre Lebensgeschichten präsentieren. Im Folgenden fasse ich die in meinen Untersuchungen erarbeiteten Themen und Konzepte zusammen.

Aufkommende Themen in den Interviews

Besonders bemerkenswerte Phänomene in den Interviews basieren auf sensorischen Wahrnehmungen der teils bruchstückhaften Beschreibungen von Verfolgungen sowie den Affekten, die im Raum in dem Moment spürbar werden, in dem die Interviewten über diese Erfahrungen sprechen. Von großer Bedeutung für mein Verstehen war, wie Personen, die den Betroffenen wichtig waren, sowie eine Reihe bedeutungsvoller Bindungsobjekte geschildert wurden. In sich wiederholenden Aussagen ging es oft darum, »in die Gesichter von Erwachsenen zu sehen« oder »aus dem Fenster zu schauen«. Ich habe diese Bemerkungen als signifikante Grenzen für Erfahrungen zwischen der inneren psychischen und der äußeren Welt gedeutet. Diese Beobachtungen stimmen mit Schores (1994) ausführlichen Untersuchungen der Signifikanz der affektiven Reaktion der primären Bezugsperson – wechselseitige Blick-Transaktionen und der mütterliche Gesichtsausdruck – überein. Die Empfindsamkeit älterer Kinder gegenüber dem mütterlichen Blick bedeutet möglicherweise, dass sie dessen enorme Wichtigkeit während der traumatischen Ereignisse im Nachhinein zurückgewinnen. Die Affektausdrücke in den Interviews oszillierten zwischen plötzlichem, stummem Weinen bis hin zu manchmal kohäsiven Geschichten mit entspannterem Blickkontakt.

Generationenzerfall als Kernprozess

Die Hauptsorge der Überlebenden, der Kernprozess, mit dem die meisten der Schlüsselerlebnisse in der Lebensgeschichte verbunden zu sein scheinen, habe ich den »Generationenzerfall« genannt. Dieser Prozess basiert auf zwei zentralen Konzepten, die ich als »Perforieren« und »Raumschaffen« bezeichne, sowie auf der Dynamik zwischen diesen beiden. »Perforieren« umfasst die unvorstellbaren Grausamkeiten, denen die Juden durch die Nazis und die Tutsis durch die Hutu-Extremisten in Verbindung mit ihrer systematischen Verfolgung ausgesetzt wurden. Alle Formen äußerer Aktivitäten der Täter, die aus der Perspektive der Verfolgten beschrieben wurden, gehören zu dieser Kategorie. »Raumschaffen« ist mein Ausdruck für die in den Interviews beschriebenen inneren Prozesse, mithilfe derer die Verfolgten trotz der minimalen Möglichkeiten ihren eigenen Denk- und Aktionsraum schufen. Indem ich für die nachfolgend erläuterten Begriffe möglichst eine aktive Form benutze, möchte ich auf den nicht abschließbaren Prozess hinweisen.

Perforieren

Die Mimik der Erwachsenen sowie die Atmosphäre zu Hause änderten sich radikal. Die Kinder merkten, dass irgendetwas im Gange war, aber sie wussten nicht, was. Sie beobachteten Diskussionen zwischen den Eltern, oder, umgekehrt, wie diese in Schweigen verfielen. Irgendetwas »Diffuses« machte ihnen Sorgen. Es gab ein Gefühl von »Gefahr und Verletzlichkeit … die Gefahr kroch einem immer mehr unter die Haut«, sagt Sandor.[394] Es sind Generationen zerstört und ausgelöscht worden, indem der psychische Schutzschild durch Sinneswahrnehmungen perforiert wurde. Die psychische Membran wird im konkreten wie übertragenen Sinne »durchlöchert«, wenn *die Sinne durchdrungen* werden (etwas Zerstörerisches verschafft sich gewaltsam Eintritt, beispielsweise eine furchterregende Stimme), etwas *auseinandergerissen* wird (etwas wird weggenommen und hinterlässt ein Vakuum: Familienmitglieder, bedeutsame Objekte oder Alltagsgewohnheiten) und *Körper gebrandmarkt* werden (im konkreten wie im symbolischen Sinne, beispielsweise vergewaltigt zu werden, einen Davidstern oder »T« für Tutsi im Personalausweis tragen zu müssen oder die Festlegung eines Rassenunterschiedes wie im Falle von Frédérics Hand). Sensorische Wahrnehmungen hinterlassen »Ein-Drücke« in der Persönlichkeit.

Raumschaffen

Indem sich die Kinder mit der Mimik der Erwachsenen befassten und sich räumlich zu orientieren suchten, konnten sie die Chancen ausloten, inwiefern es ihnen möglich sein würde, sich einen Raum zu schaffen und das *Leben zurückzuerobern*, so, wie es war, als es »normal« gewesen war. *Raumschaffen* nimmt Bezug auf einen psychischen Raum, den sich ein Individuum, auch ein Kind, gemäß seinen Bedürfnissen herstellt. Dieses Phänomen kann manchmal einem realen Raum gelten, in dem es sich beispielsweise für eine Weile verstecken konnte. Trotz des minimalen Raumes in den Lebensbedingungen, die während eines Völkermordes vorherrschen, gab es in den Erzählungen der Lebensgeschichten doch ab und zu flüchtige Spuren von Fantasien oder Tagtraum-Erlebnissen, die assoziativ mit den traumatischen Ereignissen verknüpft waren. Solche Fantasiereisen waren wahrscheinlich eine Grundvoraussetzung, um überhaupt existieren, um bedeutungsvolle Themen für die eigene menschliche Existenz finden zu können – ein »Flicken« für das Trauma. Neue Situationen konnten sogar für Momente »aufregend« sein, auch wenn sie zugleich voller Angst waren. Als Kind hatte Edith fantasiert, durch ein kleines Loch im Viehwaggon, in dem die Opfer zu den Lagern gebracht wurden, in der Ferne einen Baum sehen zu können. Auf diese Weise konnte sie sich selbst aus der furchtbaren Situation »hinausbewegen« und sich für einen Moment »lebendig« fühlen. Wenn wir diese Momente hervorheben, bekommen wir einen Einblick in die mentalen Strategien der Interviewten, mit deren Hilfe sie Verbindungen zu inneren Ereignissen und Bildern wichtiger Personen herzustellen suchten, um das Perforiertwerden und die Todesangst abzuwehren. Bestimmte Kleidungsstücke, kleine Gegenstände oder Puppen dienten nun als wesentliche *Bindungsobjekte*. Kultur und Religion mögen diesen Prozess unterstützt haben. Mit Strategie meine ich Situationen, in denen der kreative Prozess zuerst und vor allem spontan aus existenziellen Bedürfnissen heraus entsteht. *Denken/Fantasieren* und *Denken/Handeln* sind diejenigen Phänomene, die ich als Grundlage für das Raumschaffen betrachte.

Ich fragte Jean, einen Teenager aus Ruanda, woran er immer wieder denken müsse. Seine Antwort illustriert die Dynamik zwischen Perforiertwerden und Raumschaffen. Zu Beginn ist er überaus aufgewühlt und drückt die Fingerspitzen an seine Stirn.

»Woran ich immer wieder denken muss, ist, wie meine Schwester starb … Während ich mich in Kigali herumtrieb, überall übernachtete, über Leichen sprang und so weiter, und wenn ich an meine Schwester dachte und wie ich sie nicht finden konnte, obwohl man mir sagte, dass sie noch am Leben sei, fühlte ich mich sehr schlecht. Sie war nicht alt, als sie starb, denn wir haben miteinander gespielt damals, als wir noch zusammen zur Kirche gingen. Sie sagten mir, wie sie starb. Sie wurde mit einem Hammer auf den Kopf geschlagen und dann auf ein Motorrad gesetzt und sehr weit weg gebracht und dort hingeworfen. Am meisten tut mir weh, dass es unser Nachbar war, der sie umbrachte. Der hatte immer in der Nähe von unserem Haus Fleisch gebraten. Ich denke immer, dass ich ihn, wenn ich ihn nur einmal sehen würde, auch umbringen würde. Das bringt mich immer wieder fast um den Verstand. In jenen Tagen suchten sie nach jungen Leuten für die Armee, und wann immer ich an diesen Mann denke, der meine Schwester umgebracht hat und meinem Vater nahestand, möchte ich am liebsten in die Armee eintreten, damit ich ihn jagen und töten könnte. Selbst wenn sie mich dann da draußen finden und töten würden, hätte ich mich doch wenigstens für meine Schwester gerächt. Als ich noch auf der Straße lebte, mich drogenmäßig wegknallte, gingen wir immer zu so einer Stelle … und da versuchten sie, mich von meinen Rachegedanken abzubringen, sie badeten mich, gaben mir zu essen und ich begann, mich wie ein normales Kind zu benehmen. Dann setzte ich mich hin und erzählte ihnen von all meinen Plänen, und wenn sie mich dann zu stoppen versuchten, lief ich weg und lebte wieder auf der Straße. Während ich dort war, bei dieser Stelle, traf ich so eine Frau, die mich mochte und zu einem Ort mitnahm, wo gebetet wurde. Sie gab mir sogar Plastiktüten zum Verkaufen, damit ich etwas Geld zum Leben verdienen konnte. Später war sie sehr froh, als sie sah, dass ich nicht mehr auf der Straße lebte, und als sie hörte, dass ich nun auf einer Schule war und lernte. Ich denke inzwischen nicht mehr so wie früher, weil die Toten nicht in unser jetziges Leben zurückkehren können. Ich wünsche mir nur eine bessere Zukunft mit einer Frau und Kindern. Ich werde ihnen erzählen, was mir alles passiert ist.«[395]

Wir können die schnellen affektiven Veränderungen erkennen. Wenn es bei der Schaffung von innerem Raum Unterstützung gibt, wächst die Chance, psychische Beschädigungen oder Demütigungen zu überleben, ohne sich rächen zu müssen. Hierfür ist Jeans Geschichte ein Beispiel.

Altersverzerrung

Die Altersverzerrung beinhaltet sowohl Aspekte von Perforieren als auch von Raumschaffen und kann als Teil des Selbstbildes betrachtet werden. Der Begriff »Verzerrung« (distorting) wird hier im Sinne von »Verkehrung« oder »Verdrehung« benutzt. Die überlebenden Kinder geben an, sich nicht ihrem chronologischen Alter entsprechend zu fühlen. Bei den Selektionen zu behaupten, dass man älter sei, als man tatsächlich war, konnte einen psychischen und realen Raum schaffen, eine Überlebenshoffnung. Aber die Notwendigkeit zu lügen ist eine Belastung für das Selbst. Sam sagte: »Ich war hundert Jahre alt in meinem Kopf und kümmerte mich um mich und meinen Vater.«[395] Anna, die ich bereits erwähnt habe, vermittelte ihre Signalangst, die durch die Erinnerung an ihre Schwangerschaft ausgelöst wurde, durch Weinen. Diese emotionale Reaktion mag mit ihren traumatischen Erfahrungen im Viehwaggon neben der Frau mit dem neugeborenen Kind verbunden sein und darüber hinaus zeigen, dass im Allgemeinen überlebende Kinder vorzeitig erwachsen wurden und ihre Teenagerjahre verloren. Daran zu denken, Kinder zu bekommen, scheint verwirrende Verbindungen zwischen unterschiedlichen Zeitdimensionen auszulösen. Fragmentierte Lebensgeschichten zeugen von der Schwierigkeit, die Vergangenheit als etwas zu erfahren, das man hinter sich gelassen hat, um voranzuschreiten im Leben – es fehlt das Empfinden von Kontinuität im Leben. Untergeordnete Kategorien sind *Depersonalisierung/emotionales Verkümmern* sowie das Gegenteil: *Verantwortung übernehmen/Frühreife*. Ich habe assoziative Verbindungen zwischen dem Perforieren, dem Raumschaffen und der Altersverzerrung wahrgenommen, was den Entwurf eines konzeptionellen Modells (vgl. Tabelle 4.1) erlaubte, das wie ein analytisches Werkzeug für die Inhalte traumatischer Lebensgeschichten funktioniert (Kaplan 2002a).

Was gesagt und *wie* es erzählt wird – Inhalt und Affekte in den Interviews

Im Verlauf der Studie achtete ich zunehmend auf den emotionalen Ausdruck der Interviewten. Die Affekte und auch das Ausbleiben von Affektregungen dienten mir als Signal und Wegweiser. *Wie* etwas gesagt wurde sowie die Mimik der Interviewten wurde beim Verstehen dessen, was die Opfer durchgemacht hatten, genauso bedeutsam wie das, *was* mitgeteilt wurde. So entstand ein Netz aus Erinnerungsfragmenten und Affekten, das die Grundlage für eine Reihe von Hypothesen zur Affektregulierung bildet, die innerhalb des Kernprozesses des Generationenzerfalls im Mittelpunkt zu stehen scheinen. Diese Hypothesen sind wiederum die Grundlage einer Entwicklungstheorie derjenigen psychischen Phänomene, die ich *Traumabindung* und *Generationale Verbundenheit* nenne und die eine der Achsen in Tabelle 8.1 bilden. Die andere Achse besteht aus Kategorien zur *Affektregulierung*. Zusammengefasst bedeutet das:

1. Perforieren und Raumschaffen bilden narrative Elemente,
2. Traumabindung und Generationale Verbundenheit erzeugen assoziative Verknüpfungen zu diesen Elementen und umgekehrt und
3. diese Verknüpfungen basieren auf Affekten, die vom Individuum reguliert werden.

Traumabindung ist also eine innere psychische Folge von Perforierung und bedeutet, dass traumatische Erfahrungen assoziativ in den Interviews und in Verbindung mit Ereignissen im Alltag »leicht wiedererweckt« werden können. Die Überlebenden scheinen mit einer Art »Verdoppelung«, einem »vertikalen Riss« (Spaltung) im Selbst zu leben. Vergangenheit und Gegenwart existieren nebeneinander in unterschiedlichen Bereichen ohne assoziative Verbindung. Das bedeutet, dass das Trauma in einem Teil des Selbst permanent präsent bleibt, während man sein normales Leben lebt und scheinbar unversehrt wirkt.

Die Generationale Verbundenheit, Ergebnis des erfolgreichen Raumschaffens, bedeutet, dass die Interviewten ihre Aufmerksamkeit auf bestimmte Personen und Objekte in der Vergangenheit und der Gegenwart richten, die in ihnen das Gefühl stärken, in Bezüge eingebunden zu sein, was auch als Faktor innerer Beweglichkeit betrachtet werden kann. Durch die sensible

		Affektregulierung			
Verbindung	Affektausstoßung	A Affekt einströmung	B Affektisolierung	C Affektaktivierung	D Affekt-symbolisierung
Traumabindung	Transportierte Verbindung	A1 Affekt als Verbindung	B1 Eingekapselte Verbindung	C1	D1
(Perforieren)	Perzeption des Traumas – kann zu *Rache* führen	Perzeption des Traumas – Retraumatisierung, die sich in Körpersprache und *Wiederholung* zeigen kann	Perzeption des Traumas – Retraumatisierung, die zu Somatisierung und *Distanzierung* führen kann	Repräsentation des Traumas/verbal ausgedrückt – Perforierung in geringem Ausmaß – kann zu (optimaler) *Angst* führen	Repräsentation des Traumas/verbal ausgedrückt – Perforierung in geringem Ausmaß – kann zu (aushaltbarem) *Schmerz* führen
Generationale Verbundenheit		A2	B2	C2 Normalisierung als Verbindung	D2 Metapher als Verbindung
(Raumschaffen)	Illusionären Raum schaffen – Fordern von persönlicher Rehabilitation – *Pseudonormalisierung*	Geringes Raumschaffen – *Hilferuf*	Teilweises Raumschaffen – *Kontrolle* über das Trauma *erlangen*	Das Raumschaffen erweitern – kann zum *Zurückgewinnen* eines »normalen« Lebens führen	Bewegliches Raumschaffen – kann zu *Kreativität* führen

Tabelle 8.1: Affektdiagramm – Hypothesen über die Affektregulierung in Prozessen der Traumabindung und der Generationalen Verbundenheit in jedem Individuum (nach Kaplan 2005a, S. 176, © Iatros)

Aufmerksamkeit des Interviewers wird die Fähigkeit zur Assoziation verbessert. In der Analyse verringert sich die Angst des Analysanden, zwischen seinen traumatischen Erfahrungen und dem »normalen« Alltagsleben die »Kanäle zu öffnen«. Diese verschiedenen Tendenzen, Traumabindung und Generationale Verbundenheit, können bei jedem Individuum in unterschiedlichen Lebensphasen sowie in verschiedenen Stadien einer Analyse dominieren.

Das Affektdiagramm (Tabelle 8.1) zeigt den Prozess der Traumabindung und der Generationalen Verbundenheit in *jedem* Individuum. Das bedeutet, dass das Diagramm sowohl etwas über die Zeitperspektive aussagt als auch über den Prozess zwischen verschiedenen Kategorien von Affekten, der permanent im Individuum stattfindet. Bei manchen Menschen werden einige Kategorien von Affekten andere dominieren. Der Übergang zwischen Traumabindung und Generationaler Verbundenheit ist also fließend. Man kann nur hoffen, dass sich generationale Verbindungen über die Zeit entwickelt haben, sodass dieser Prozess, Jahrzehnte nach der Shoah und dem Völkermord in Ruanda, gegenüber der Traumabindung mehr Gewicht erhält.

Traumabindung dominiert

Affekteinströmung (A) war zu beobachten, wenn die Interviewten offen Gefühle zeigten, indem sie beispielsweise panisch erschrocken weinten oder lachten. Die Erinnerungsbilder schienen mit starken Gefühlsausbrüchen und Wiederholungszwängen einherzugehen. Ein Beispiel hierfür war Annas verzweifeltes Weinen anstelle einer Antwort (Hilfeschrei), wenn sie über ihre Abtreibungen nachdachte, ein Affekt, der vermutlich mit früheren Traumata assoziativ verbunden ist. Der Affekt ist die Verknüpfung, die mit Kleins (1975) Konzept der »in Gefühle eingebundenen Erinnerungen« verglichen werden kann. Wird das Individuum von Affekten überwältigt, die die Schwelle zum psychischen Schmerz überschreiten, erhöht sich das Risiko für eine Psychose aufgrund dessen, was ich *implodierende Affekte* nenne. Dies könnte dem »Löschen« von Erinnerungen (Laub 2005) und den »Angriffen auf Verbindungen« (Bion 1959) entsprechen.

Die *Affektisolierung* (B) wird durch eine distanzierte Erzählweise charakterisiert. Die meisten begannen ihre Interviews auf diese Weise. Sie erzählen die »übliche Geschichte«, die halt erzählt wird, wenn jemand fragt. Dies mag als völlig verschlossene Haltung erscheinen, kann jedoch auch im Sinne der Generationalen Verbundenheit eine erworbene Kontrolle über das Trauma bedeuten und in diesem Sinne einen gewissen Aktionsraum schaffen. Man sollte jedoch darüber nachdenken, was mit den Affekten geschieht, wenn sie vollständig eingekapselt sind – was beispielsweise die Konsequenzen bei chronischen Zuständen sein können. Vielleicht manifestieren sich dann die Affekte als körperliche Symptome. Dieses extreme Phänomen könnte man als *Affekteinschließung* bezeichnen. Das Implodieren und die Einschließung werden im folgenden Kapitel behandelt.

Generationale Verbundenheit dominiert

Sich interviewen zu lassen, kann sowohl ein Aspekt von *Affektaktivierung* (C) als auch von *Affektsymbolisierung* (D) sein. Indem man über die traumatischen Empfindungen spricht, geht man das Risiko ein, berührt zu werden und Angst oder Schmerz zu empfinden. Im Vordergrund stehen die Bemühungen, ein »normales« Leben zurückzugewinnen, die vorherrschende Identität als »Überlebender« hinter sich zu lassen und sich stattdessen lebendig (creative) zu fühlen. Der Interviewte mag sich in diesen Momenten *in Relation zur Vergangenheit freier fühlen.* Man könnte sagen, da das Trauma nicht mehr nur abgespalten existiert, in einem abgeschlossenen Teil des Selbst, sondern sich auch in gewissem Maße in eine Zeitperspektive des eigenen Lebensprozesses einfügt.

Affektausstoßung

Tabelle 8.1 zeigt eine ideale Entwicklung von einem niedrigeren zu einem höheren Integrationslevel (von A zu D), aber in der Realität geschieht die Affektregulierung wohl eher als ein Oszillieren zwischen Affekteinströmung und Affektsymbolisierung – während verschiedener Stadien eines Interviews, eines analytischen Prozesses oder auch in unterschiedlichen Alltagssituationen. So gibt es beispielsweise Bewegungen von körperlicher Erstarrung mit »leerem« Blick hin zu körperlich-metaphorischen Ausdrucksformen mit »lebendigem« Augenkontakt und wieder zurück zu möglicher Somatisierung. Zusammengefasst sind Affekteinströmung und Affektisolierung realitätsverzerrende und unwirksame primitive Abwehrmechanismen, Affektaktivierung und Affektsymbolisierung hingegen sind wirksamer und für die Anpassung an die Realität geeigneter.

Inwieweit ist es möglich, dauerhaft »offene Kanäle« zwischen traumatisierenden und späteren »normalen« Erfahrungen zu entwickeln? Wahrscheinlich ist es besser, so früh wie möglich über die traumatisierenden Ereignisse zu sprechen, was in Ruanda heute möglich wäre. Rachefantasien können dann, wie in Jeans Fall, noch virulenter sein, und das Risiko projektiver Identifikation ist groß, beispielsweise Demütigungsgefühle in die Täter zu projizieren, um so etwas wie eine »pseudonormale Bedingung« zu schaffen. *Affektausstoßung* – Projektionen –, die primitivste Ebene im Integrationsprozess (also: keine Integration), ist in Tabelle 8.1 schattiert dargestellt und erscheint in der ersten Rubrik (diejenige ohne zugeteilte Buchstaben). Jedenfalls sollte diese destruktive Form von Affektregulierung *nach* jeder der anderen Affektkategorien, als Aspekte derselben, aufgeführt werden. Dies wird im nächsten Schritt des Affektdiagramms, dem »Affektpropeller«, illustriert.

Umgang mit Frustration und Wut

In Ruanda müssen die Hutu und die Tutsi damit umgehen, nebeneinander im gleichen Land zu leben. Nach der Shoah waren die Überlebenden über die ganze Welt verstreut, und die reale Distanz zu den Tätern vergrößerte sich. Es kann viele Gründe dafür geben, dass Rachephänomene in Interviews mit Überlebenden aus Ruanda häufiger zum Ausdruck kommen als bei Überlebenden der Shoah. Es gibt Aspekte traumabezogener Affekte wie Jeans Rachefantasien, die, verglichen mit Überlebenden der Shoah, in Interviews mit Überlebenden aus Ruanda natürlich deutlicher zutage treten. Zum Zeitpunkt des Interviews waren seit dem Völkermord erst neun bis zehn Jahre vergangen. Bei den Überlebenden der Shoah kann die Rache in eher sublimierter Form auftreten, zum Beispiel indem keine deutschen Waren gekauft werden. In der tiefen Überzeugung, nicht länger in einer irgendwie unterlegenen Position zu sein, kann bei überlebenden Juden auch ein Rachepotenzial vorliegen. Die extreme Armut in Ruanda – die mangelnde Befriedigung der Grundbedürfnisse der Mehrheit – spielt wahrscheinlich eine maßgebliche Rolle dabei, wie Menschen mit ihren Gefühlen umgehen. Die Geschichte der Region ist wichtig, und die extreme Armut sollte als zentraler Faktor für den Beginn des Genozidprozesses berücksichtigt werden (Staub 1989).

Der »Affektpropeller«

Mit der kontinuierlichen theoretischen Weiterentwicklung des Affektdiagramms (Tabelle 8.1) möchte ich zeigen, wie sich die mit dem Trauma verbundenen Affekte genauer verstehen lassen. Ich habe die Form eines Propellers (Grafik 8.1) gewählt, um den dynamischen Prozess, der in jedem Individuum stattfindet, zu unterstreichen (Kaplan 2005a). Die Blätter des Propellers drehen sich um den zentralen Punkt: die »Affektregulierung«. Jedes Blatt besteht aus drei verschiedenen Formen von Verbindungsprozessen gemäß meiner vorherigen Kategorisierung. Auf jedem Blatt gibt es zwei Ebenen der *Traumabindung*: Eine hat mit den Vorgängen des Abreagierens, mit der *Affektentleerung*, Rache, zu tun, die zweite befasst sich mit von den Überlebenden empfundenen und erlebten traumabezogenen Affekten, und die dritte Ebene ist die eher konstruktive *Generationale Verbundenheit*. Die Blätter rotieren um ihren Angelpunkt und können sich gegenseitig verdecken oder großen Abstand voneinander haben, je nach dem Fluktuieren von Emotionen. Manchmal herrscht die eine Affektkategorie vor, manchmal eine andere, und manchmal gibt es Mischformen. Einige Ausdrucksformen mögen gleichsam stillgelegt sein, weil sie zugunsten anpassungsfähigerer Formen nicht mehr benutzt werden. Eine Behandlung kann auf jeder Ebene oder jedem Blatt beginnen. Die Trauma-Affekt-Ausstoßung, die ich hier näher diskutieren möchte, zeigt *die verschiedenen Wege der Rache* auf.

So besteht bei der Affekteinströmung die Gefahr, von unerträglichen Gefühlen überflutet zu werden, und dann können *Racheakte* das Ergebnis sein. Der Gedanke an Rache kann Gefühle einer »persönlichen Wiedergutmachung« (Igra 2001) auslösen, aber es ist ein Pseudoraum anstelle eines »normalen« Lebens, in dem das Opfer zum Täter wird. Innerhalb der

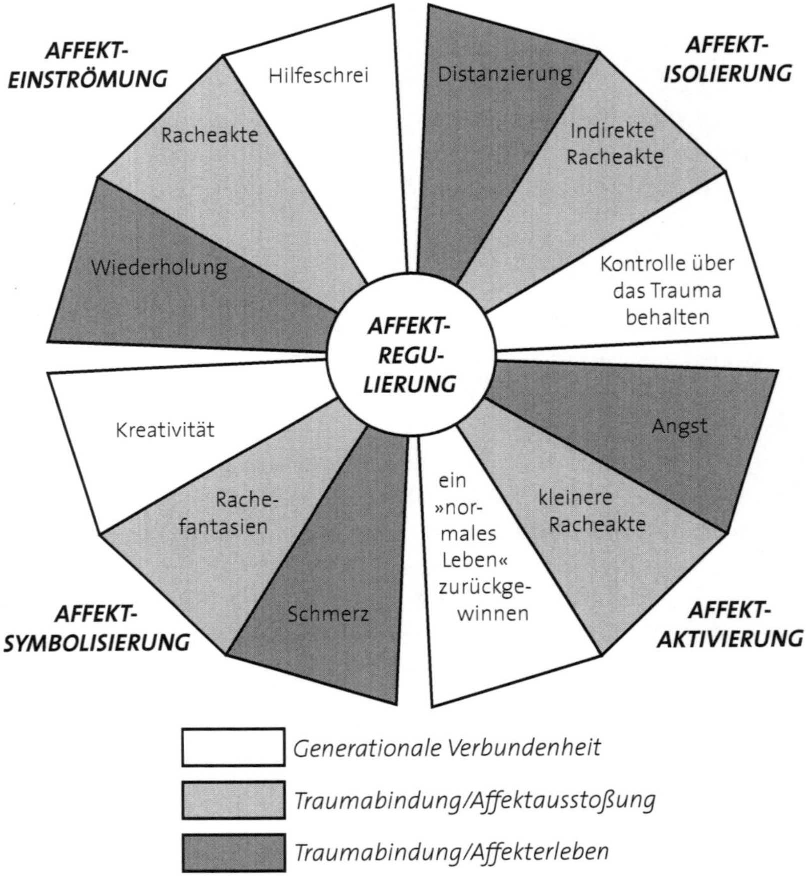

Grafik 8.1: Der »Affektpropeller« als Instrument zur Analyse der Affektregulierung bei einzelnen Personen (nach Kaplan 2005)

Kategorie Affektisolierung gibt es das Risiko *indirekter Racheakte*: »Eliminierung« des Traumas durch Flucht in die innere oder äußere Emigration. Hier besteht die Gefahr selbstdestruktiven Verhaltens.

Ferner gibt es im Rahmen von Affektaktivierungen das Risiko *kleinerer Racheakte*, etwa wenn jemand nach (negativer) »Befriedigung« sucht, indem er beispielsweise sein Publikum traumatischen Lebensgeschichten aussetzt, ohne den Zuhörern Zeit zur Reflexion zu geben – und dies möglicherweise mit dem Nebengedanken: »Sie werden mir nicht entkommen!«, wie es ein Überlebender einmal ausdrückte. Auch bei der Affektsymbolisierung können wir einen *Rachewunsch* vermuten, beispielsweise wenn man mit einem Buch über die eigenen Erfahrungen ein größeres Publikum erreichen will, es innerlich jedoch an die Täter richtet. Gleichzeitig haben solche Aktivitäten noch eine andere Seite. Man kann durch sie versuchen, seinen »Schmerz zu teilen«, weil »alle Menschen beteiligt sind« an einem gerade stattfindenden Völkermord. Anders gesagt: Völkermord ist ein globales Problem. Jedenfalls ist es auf dieser Ebene wichtig zu betonen, dass es für den Überlebenden auch eine gesunde Entlastung sein kann, dass es Menschen gibt, die zuhören wollen und bereit sind, zu Zeugen der berichteten Erlebnisse zu werden und die Empfindungen zu teilen. Das interpretiere ich als Fortschritt in dem Bemühen, in einem übergreifenden Zusammenhang zu leben, in Generationaler Verbundenheit, was das Gegenteil von Rache ist. Herman (1992) beschreibt dieses Phänomen als die Bitte des Opfers an den Zuschauenden, die Last seines Schmerzes mitzutragen.

Eine Konzeptualisierung ist immer eine Simplifizierung der Realität. Wenn wir uns darüber im Klaren sind, kann sie auch als analytisches Instrument genutzt werden, um den gegenwärtigen Fokus der Affektregulierung eines Individuums als Teil des traumatischen Prozesses zu verstehen. Auch kann der Affektpropeller als Ganzes die unterschiedlichen Ausdrucksformen der Affektregulierung eines Traumas veranschaulichen und damit zeigen, wie komplex die Affektregulierung für traumatisierte Individuen ist. Langfristig werden Traumabindungen hoffentlich aufgefangen und in Prozesse der Generationenfolge eingebunden, sodass diese die Vorherrschaft übernehmen.

Rache und Rachefantasien sind Phänomene, die offenbar für selbstverständlich gehalten und vielleicht deswegen vergleichsweise selten psychoanalytisch untersucht und beschrieben werden, zumal sie psychisch sehr präsent sind und oft gewalttätig ausagiert werden. Es erscheint uns als dringend erforderlich, jene Bedingungen zu untersuchen, unter denen Rache unterlassen werden kann (Böhm/Kaplan 2009). Wie wir sehen, befinden sich die Blätter mit der Rache zwischen den Erfahrungen der Traumabindung und der Generationalen Verbundenheit. Die Rache kann am einen Rand ein zerstörerisches Ausagieren beinhalten und am anderen den Wiedergutmachungsversuch, um die eigene Würde wieder herzustellen.

Die hier entwickelten Begriffe im Vergleich zur gegenwärtigen Theoriebildung

Ebenso wie die Untersuchungsansätze verwandter Disziplinen in die Erforschung menschlicher Emotionen integriert werden sollten (Schore 1994), kann es von Nutzen sein, die in dieser Studie entwickelten Konzeptionen mit anderen wissenschaftlichen Konzepten zu vergleichen.

»Perforieren« im Vergleich zu bestehenden Konzepten

Anzieu (1989) beschreibt, wie sehr chronischer Schmerz den psychischen Apparat beeinträchtigen, die Integration der Psyche im Körper gefährden und die Fähigkeit zu wünschen und zu denken behindern kann. Das Konzept des Perforierens bezieht sich auf Theorien von Anzieu, der auf Freuds (1920g) fruchtbare Metapher einer Wunde verweist, eines Durchbruchs im *psychischen Reizschutz*, einem inneren Bluten aufgrund eines psychischen Traumas. Es herrscht heute Einigkeit darüber, dass das Traumakonzept keine klare und sorgfältig definierte Bedeutung hat. Stattdessen wird es für verschiedene psychische Belastungserfahrungen benutzt. Krystal (1978) betont Nachwirkungen, die sowohl affektive als auch symbolische Funktionen betreffen. Zunehmend gibt es Einvernehmen darüber, dass Erinnerungen nicht als etwas Statisches gespeichert werden, sondern als etwas Veränderliches. Zentrale Konzepte innerhalb der heutigen Forschung sind *Symbolisierung* und *Mentalisierung*, womit psychische Prozesse gemeint sind, die körperliche oder affektive Erfahrungen in mentale Repräsentationen transformieren (Varvin 2003). Wie empfindlich Kinder auf eine veränderte Atmosphäre reagieren, was auch die Konfrontation mit einem angstvollen und aggressiven Gesichtsausdruck der Mutter beinhaltet, und wie diese Erfahrung sich einprägt und später als *Erinnerungsblitz* auftaucht, wurde ausführlich von Schore (2003a) untersucht. Er verweist auch auf klinische Untersuchungen, in denen eine mögliche Verbindung zwischen traumatisierenden Ereignissen in der Kindheit und somatoformen Dissoziationen bei chronischen posttraumatischen Belastungsstörungen (PTBS) (2003b) angenommen wird. Die Relevanz der PTBS-Diagnose wird allerdings in zunehmendem Maße in Frage gestellt. Kinder, die von Kriegen betroffen sind, sollten nicht als dauerhaft beschädigt stigmatisiert werden, meint Summerfield (1998). In einem zentralen Punkt allerdings wird heute die PTBS anders definiert. Die Bezeichnung kann heute am ehesten verstanden werden als Frage danach, wie jemand in ein traumatisches Ereignis gerät und welche Erfahrungen er im Nachhinein macht – es geht also nicht nur um das traumatisierende Ereignis selbst (Schore 2003a). Dies stimmt mit Ergebnissen einer ausführlichen Untersuchung von überlebenden Kindern durch Keilson (1992) überein.

»Raumschaffen« im Vergleich zu bestehenden Konzepten

Es gibt ein zunehmendes Interesse an der Entwicklung von Denkmodellen vom *inneren Raum* (mental space), also Interesse daran, wie sinnliche Wahrnehmungen in psychische Inhalte transformiert werden. Aus verschiedenen Perspektiven haben Theoretiker die Entwicklung des Denkens und seine Verbindung zum aktiven Suchen des Kindes nach einem aufnehmenden Objekt (Bion 1967), zur Bedeutsamkeit von Übergangsphänomenen (Winnicott 1971) und zur Haut als Ausgangspunkt für Theoriebildungen über das Denken (Bick 1968; Anzieu 1989) beleuchtet. Ebenso wurde im Rahmen der in diesem Zusammenhang zentralen Bindungstheorie untersucht, wie wichtig es ist, dass sich ein Kind an ein versorgendes Objekt binden kann (Bowlby 1988; Fonagy et al. 2002; Schore 1994). Winnicott (1971) beschreibt, wie das Übergangsobjekt einen Schutz gegen Angst bildet, vergleichbar mit Segals (1957) und Modells (1993) Ansicht, dass Ängste hinter der Entwicklung des Symbolisierens stehen. Der Gebrauch von Objekten kann aus dem Bedürfnis heraus, jemanden zu haben, an dem man sich »festhalten kann«, wichtig sein (Bick 1968). Dieses »Etwas-zum-Festhalten-Haben« ist eine unbewusste Konstruktion, die das Gefühl stärkt, integriert und »contained« zu sein (Bion 1967), nicht »auseinanderzufallen«, wenn man mit der Verfolgung oder mit Erinnerungsbildern des Traumas konfrontiert wird. Es scheint sich um ein Phänomen mit besonderem »Überlebenswert« zu handeln. Diese Verbindungen werden geschaffen, um alles zu unterstützen, was das Selbst mit dem Gefühl für die eigene Existenz verbindet, und sind folglich ein zentraler Aspekt beim Raumschaffen und der Generationalen Verbundenheit.

Winnicott (1971) beschreibt einen »Möglichkeitsraum«, der eine Brücke zwischen der Isolation von der Mutter einerseits und der Nähe zu ihr andererseits bildet. Er unterscheidet zwischen dem Gebrauch des Objekts als Tröster (starke Bindung mit der Mutter) und als Ruhespender (Übergangsobjekt). Raumschaffen und die Benutzung von Bindungsobjekten durch das Kind kann sowohl Symbolisieren (mit einer kreativen Beziehung zum Objekt/der Mutter) als auch verschiedene Fetisch-Prozesse (ängstliches Kleben am Objekt) beinhalten. Die Objekte können in einer oszillierenden Bewegung benutzt werden, charakterisiert durch Erfahrungen einer sicheren Kindheit auf der einen und die traumatisierende Situation mit einer langen Trennung von der Mutter auf der anderen Seite. Fantasien über Objekte, die man aus der Ferne sieht, wie in Ediths Gedankenspiel vom Baum, können – aus einer *Dimension von Verbundenheit* – mithilfe der Symbolisierungsfunktion einen Raum bilden. So können Widersprüche verbunden und vereint werden, worauf Winnicott hingewiesen hat. Auch der Fetisch kann als raumschaffend betrachtet werden, weil er durch die »Verklebung« Angst mindernd wirkt, indem das Objekt kontrolliert wird, wenn beispielsweise das Opfer das Objekt fest in der Hand hat, im Mund behält oder manchmal sogar hinunterschluckt.

Die Interviewpartner scheinen gute frühe Beziehungen mit ihren Eltern gehabt zu haben und waren daher offenbar in der Lage, symbolisierende (Übergangs-)Objekte zu errichten. Dennoch können gute Symbolisierungsobjekte zerstört werden und zu fetischähnlichen Objekten verkommen, wenn beispielsweise die Mutter nicht rechtzeitig zurückkehrt, bevor das Verlangen nach ihr zu einer traumatischen Erfahrung wird. Dann besteht die einzige Funktion des Objekts darin, das Kind so gut wie möglich gegen seine Frustrationsangst zu schützen. Ob das symbolisierende Objekt zum einen oder anderen psychischen Phänomen führt, hängt davon ab, wie lange die Mutter abwesend war (Deri 1978). Elias, seinerzeit 13 Jahre alt, erinnert sich

> »… an das Sammeln der Dinge, die uns am wichtigsten waren … Ich hatte ein … kleines Schmuckstück oder wie man das nennen soll. Es war nicht wirklich Schmuck; es war ein Kalender an einer Kette, die man um den Hals trägt. Es sah aus wie eine Halskette. Das war das Einzige, was ich mitnahm. Ich trug es den ganzen Weg bis Auschwitz mit mir rum. Aber das ist das Einzige, was ich besaß, an das ich mich deutlich erinnere.«[397]

Dieses »Schmuckstück« mag wie ein Fetisch mit möglicherweise symbolischem Wert (Winnicott 1971) und dadurch als Verbindung zu seinem eigenen Körper, seinem Hals (Ferrari 2004) und seinem früheren Leben funktioniert haben. Ferraris Hypothese betont die fundamentale Rolle des Körpers für die Entwicklung und Realisierung mentaler Funktionen.

Nach Fonagy (1998) gibt es in uns allen auch nach einer ganz normalen Versorgung in der Kindheit samt der damit einhergehenden Unzulänglichkeiten ein entfremdetes Selbst. Dieses Selbst ist normalerweise von anderen Selbstbildern, die wir aus guten neueren Erfahrungen gewinnen, überdeckt. Das entfremdete Selbst wird besonders dann zu einer Gefahr, wenn spätere traumatisierende Ereignisse in der Familie oder der näheren Umgebung das Kind zwingen zu dissoziieren und einen Teil des erlittenen Schmerzes durch die Identifizierung mit dem Aggressor abzuspalten. In diesen Fällen werden die überdeckten Defizite der Versorgung – die leeren Räume – mit Bildern des Aggressors angefüllt und das Kind wird sich selbst als destruktiv und, in extremen Fällen, als monströs erfahren. Brutales Verhalten von Bindungsobjekten zieht intensive Scham nach sich, und ich denke, dass dies auch für nahestehende Nachbarn gelten kann, die, wie in Jeans Geschichte, zur Peripherie des eigenen Netzwerks gehören. Frühe elterliche Defizite können eine Verletzlichkeit im Kind hervorrufen, die sich bei ungünstig verlaufenden späteren Erfahrungen sehr destruktiv auswirken kann, entweder in Form gescheiterter Mentalisierung oder als Versuch, die eigene Ohnmacht nicht spüren zu müssen (Fonagy et al. 2002).

»Altersverzerrung« im Vergleich zu bestehenden Konzepten

Nach Extremtraumatisierungen sind das Zeitgefühl und die zeitgebundene Gedächtnisfunktion verletzt. Es ist, als ob das Trauma nicht lange Zeit zurückläge, sondern sich Tag für Tag aufs Neue ereignet. Laub und Auerhahn beschreiben dieses Phänomen, indem sie darauf hinweisen, wie Bruchstücke »erinnert werden, ohne dass der Einzelne weiß, dass sich das ›Ich‹ – oder derjenige, der den Vorfall erlebte – von demjenigen unterscheidet, der sich daran erinnert«; »es kommt im Moment des Erinnerns zu einem Kollaps der beiden, ohne dass ein reflektierendes Selbst vorhanden ist« (1993, S. 291).

Die Vergangenheit und die Gegenwart existieren gleichzeitig nebeneinander im erlebenden Selbst, was mit meinen Eindrücken in dieser Studie übereinstimmt. Winnicotts Untersuchungen (1984) zeigen, dass überlebende Kinder diese zur sogenannten Latenzperiode gehörenden Merkmale aufrechterhalten oder nach einem erfolglosen Versuch, ein reiferes Entwicklungsniveau zu erreichen, zu ihnen zurückkehren können.

Grubrich-Simitis (1984) betont die Fähigkeit des Ichs, Metaphern zu benutzen, ebenso wie die damit verbundene Fähigkeit, Zeit in Vergangenheit, Gegenwart und Zukunft zu strukturieren. Die Erinnerung an die Verwundbarkeit der Mutter angesichts des Schocks, der durch die häuslichen Überfälle und Deportationen ausgelöst wurde, kommt in einer ganzen Reihe der Lebensgeschichten zur Sprache. »Meine Mutter war ...« »gelähmt«, »sprachlos«, »ratlos«, »blind«, sagten vier der Interviewten. Psychisches Wachstum wurde, zumal wenn die frühen Bindungen schwach waren, schwierig, insbesondere wenn die Kinder selbst das Ziel von Verfolgungen wurden (Bowlby 1988). Außerdem besteht bei Eltern, die ihrerseits überlebende Kinder in Gegenden mit jahrzehntelangen politischen Konflikten gewesen waren, die Gefahr, dass sie traumatisierende Erfahrungen von einer Generation zur nächsten weitervermitteln, wenn sich ihr natürliches Gefüge von Emotionen ihren Kindern gegenüber plötzlich verändert. Dies entspricht Faimbergs Überlegungen (1988). Schore (2003a) hat herausgearbeitet, wie sich Stressregulierungs- und -disregulierungsinteraktionen der Bezugspersonen auf die heranreifenden Bewältigungssysteme des Kindes auswirken. Sowohl während der Nazizeit im Zweiten Weltkrieg als auch unter der Hutuherrschaft in Ruanda wurde das Fortpflanzungsvermögen durch Vergewaltigungen, Experimente und Folter beschädigt. Die aufgeführten Phänomene münden offenbar in einer Angst davor, Kinder zu bekommen und Vater oder Mutter zu sein.

»Affektregulierung« und »Gedächtnis« aus interdisziplinärer Perspektive

»Alle Beschreibungen der Trauma-Phänomene beinhalten eine Störung der Affekte, aber die genaue Rolle der Affekte [...] ist nicht klar«, meint Krystal (1988). Metaphorisch betrachtet sind Affekte so etwas wie »Klebstoff« oder etwas, das »Energie verleiht«, indem sie die Bildung von Verbindungen unterstützen. Unsere früheste psychische Welt wird durch diesen Prozess geschaffen, da affektive Prozesse im Kern des Selbst stattfinden. Die klinische Praxis hat gezeigt, dass Menschen, die keinen Zugang zu ihren Affekten haben, nicht in der Lage sind, ihre Erfahrungen zu einem kohäsiven Erleben ihrer eigenen Lebensgeschichte und ihres Selbst zusammenzufügen. Die Fähigkeit zur Symbolisierung kann als Fundament für das Denken und Handeln betrachtet werden. Segal (1957) versteht die Symbolbildung als einen Prozess, in dem sich die Innenwelt mit der äußeren zusammenfügt und integriert, ähnlich wie ein Selbst mit wichtigen Bezugspersonen oder frühere Erlebnisse mit späteren sich verbinden. Nach Segal ist die Symbolbildung eine Aktivität, durch die das Ich versucht, mit der Angst fertig zu werden, die mit seiner Beziehung zum Objekt aufkommt. Nach Modell, der Vorstellungen über Affektkategorien entwickelt hat, werden spezielle Kategorien von Affekten wachgerufen: »Abgespaltene Selbstaspekte drehen sich um spezifische affektive Erinnerungen der traumatischen Interaktion zwischen dem Selbst und dem Anderen [...]. Sowohl das Selbst als Opfer als auch das Selbst als Aggressor werden als abgespaltene Selbstaspekte internalisiert« (1990, S. 46). Wie Segal versteht auch Modell (1993) Symbolisierung als menschliche Fähigkeit, die eigenen Erfahrungen durchzuarbeiten und, durch eine neue Einordnung der traumatischen Erinnerungen, mit der eigenen Angst umzugehen. Emde (1999) beschreibt frühkindliche Übergänge und beleuchtet insbesondere diejenigen Prozesse, in denen Affekte integrative Verbindungen unterstützen. In welche Richtung die Gedächtnisspuren führen – zu körperlichen Ausdrucksformen oder zu Gedankeninhalten –, wird dadurch bestimmt, inwieweit das Trauma integriert wurde, erklärt Matthis (2000).

Die Affektregulierung ist also ein zentrales Organisationsprinzip der menschlichen Entwicklung und Motivation. Der Verlust der Fähigkeit, die Intensität von Gefühlen und Impulsen zu regulieren, ist möglicherweise die weitestreichende Auswirkung von Trauma und Vernachlässigung (van der Kolk/Fisler 1994). Es geht um das Verstehen des Bewältigungssystems des Individuums, also darum, wie sich frühe Muster individueller Anpassungsfähigkeit in spätere Muster verwandeln (Cicchetti 1994, zit. n. Schore 2003a). Dabei ist die rechte Gehirnhälfte zentral involviert. Sie kontrolliert die Vitalfunktionen, die Überleben und Stressbewältigung unterstützen (Schore 1994; Wittling/Schweiger 1993, zit. n. Schore 2003a). Nach Tutté

(2004) stammen die nützlichsten Ergebnisse der letzten Zeit aus der neurowissenschaftlichen Untersuchung encephalitischer Strukturen, die mit Emotionen und Gedächtnis verbunden sind. Er verweist auf die derzeitige Auffassung, dass das Gedächtnis aus getrennten multiplen Systemen bestehe – also die Unterscheidung zwischen deklarativem und nicht-deklarativem oder prozessualem Gedächtnis – und betont, dass es »heute außer Frage steht, dass es einen deutlichen Unterschied gibt zwischen dem, was gedacht, in Bildern repräsentiert oder in Worte gefasst werden kann und dem, was in Form affektgeladener Prozeduren oder Affekt-Motorik-Schemata verinnerlicht wird« (Davis 2001, zit. n. Tutté 2004, S. 912). Nathanson betont, dass wir alle angeborene, relativ ähnliche Affektmechanismen haben und zugleich unsere je »einzigartige« Art, unser Erleben der angeborenen Affekte zu verstehen oder zu »erinnern«: »Während das heranwachsende Kind Erfahrungen sammelt, werden Affekte sehr rasch mit dem Gedächtnis verflochten« (1994, S. 50). Er betont, dass ein Außenstehender daher die Geschichte unserer affektiven Erlebnisse kennen muss, aber auch, wie das Gedächtnis die Aufnahme aktueller Emotionen beeinflusst. Pally (1997, 2000, Tulving/Thompson [1973] zitierend), beschreibt die Verschlüsselung eines Ereignisses und nachfolgende Faktoren, die die Aktivierung der Erinnerung hieran erleichtern, und meint sogar, dass die Wirkung emotionaler Erregung auf Verschlüsselungen durch Aktivierung von Stresshormonen in der Amygdala angeregt wird (Cortisol etc.). Sie meint, dass die Wiedergewinnung der Erinnerung leichter wird, je mehr die Situation, in der etwas erinnert wird, der verschlüsselten Situation ähnelt. Darum ist Erinnerung zustandsabhängig: Ein Ereignis, das in einer traurigen Verfassung verschlüsselt wurde, fällt einem wahrscheinlich eher ein, während man traurig ist.

Modell (1990) betrachtet Freuds Konzept der *Nachträglichkeit* in einem eher allgemeinen Sinne. Erinnern ist kein permanentes, mechanisches Aufnehmen im Gehirn, bei dem das reale Ereignis eins zu eins kopiert wird, sondern vielmehr eine dynamische Rekonstruktion, die beim Kontext beginnt und mithilfe bestimmter Kategorien hergestellt wird, wie sich durch eine neurobiologische Interpretation dieses Konzepts bestätigt hat.

Wenn jemand nicht in der Lage ist, sich an ein bestimmtes Ereignis zu erinnern, kann das daran liegen, dass es keinen Auslöser gab, der diese spezielle Erinnerung wieder lebendig werden lassen könnte (Schacter 1996). Wenn man traumatische Erfahrungen nicht in die Entwicklungsphase übersetzen kann, in der man sich momentan befindet, können sie nicht integriert werden (Emde 1999). Den Erfahrungen kann dann keine Bedeutung zugeschrieben werden, und deshalb können sie vom Individuum nicht aufgenommen werden. Die zu erwartende Folge ist eine Wiederholung in der nächsten Entwicklungsphase.

Zusammengefasst gibt es auf der einen Seite die Wiederholung intrusiver Gedächtnisfragmente, die mit Körpersensationen oder -affekten einhergehen, welche durch entsprechende Anhaltspunkte in der Gegenwart ausgelöst werden, und auf der anderen Seite gibt es einen Erinnerungsprozess, wenn der Traumatisierte die Möglichkeit hatte, über das traumatische Ereignis zu sprechen (es zu symbolisieren) und dadurch zu verarbeiten. Dies sollte mit Aspekten des impliziten prozessualen Gedächtnisses verglichen werden, beziehungsweise mit dem deklarativen, expliziten, semantischen Gedächtnis (s.o. Tutté). Der bekannte Begriff der »überwältigenden (invading) Erinnerung« wird allerdings nun widersprüchlich; es geht eher um »überwältigende Affekte«.

Aus dem Englischen von Angela Mauss-Hanke

Kapitel 9

Traumabindung und Generationale Verbundenheit: Anwendung des »Affektpropellers«

Die miteinander gekoppelten Konzepte der Traumabindung und der Generationalen Verbundenheit wurden eingeführt, um zwei mögliche Wege aufzuzeigen, die die inneren psychischen Prozesse einschlagen können. In diesem Kapitel werden Beispiele dafür vorgestellt.

Max: Eine klinische Vignette (Kaplan 2006)

Max, ein Junge im Latenzalter, war im Alter von drei Jahren adoptiert worden. Er erhielt eine psychoanalytische Behandlung mit vier Sitzungen pro Woche aufgrund plötzlicher heftiger Wutanfälle. In seinen ersten Lebensjahren war er in verschiedenen Waisenheimen, wo er wiederholt misshandelt wurde, schwer traumatisiert worden. Als die Adoptiveltern ihn zum ersten Mal sahen, war er »am ganzen Rücken grün und blau«. In seinen ersten Sitzungen zeigte Max *Affektisolierungen*, indem er betonte: »Ich will mich nicht erinnern – ich will vergessen.« Zugleich drückte er seine psychische Verfassung durch entsprechende Körperbewegungen und Kommentare aus. Er sagte, »ich bin überhitzt«, ein Ausdruck von *Affekteinströmung*, die möglicherweise durch den analytischen Rahmen hervorgerufen wurde. Während einer Sitzung trug Max einen Pullover mit einer Kapuze. Er saß auf der Couch, zog den Pullover aus und verkehrt herum wieder an, mit der Kapuze über seinem Gesicht. Außer sich drehte er sich zu mir um und rief voller Panik: »Ich schaffe es nicht, aus diesem Bienenstock herauszukommen ... Ich mag Bienen, aber nicht ihr Geräusch.« »Ich höre Ober-Töne«, fuhr er fort. Ich fragte ihn, wie sich diese Töne anfühlten. Sie »tun im Hals weh«, sagte er. Offensichtlich war dies ein Enactment von Max, in dem er seine Verzweiflung zeigte, eingeschlossen und wie blind zu sein, überempfindlich gegenüber jedem Geräusch aus der äußeren und inneren Welt (Bienen im Stock/in der Kapuze [hood]), gegenüber Geräuscherinnerungen früher Traumata, die im Körper gespeichert waren. Er versucht, mit dem Trauma verbundene Affekte abzuwehren, aber schafft es nicht. Außerdem sagt er, er möge Bienen, aber damit mag irgendein Bindungsobjekt in seiner inneren Welt gemeint sein, das ihn sich lebendig (creative) fühlen lässt.

In der folgenden Stunde wurde Max deutlicher und zeigte Tendenzen in Richtung *Affektsymbolisierung.* Er berichtete mir sehr genau von seinem gestrigen Schultag. Es sei »das Schlimmste geschehen, was mir jemals passiert ist«, sagte er. Er hatte sich mit seinem Freund A und seinem schlimmsten Feind B getroffen. B hatte behauptet, dass A »normal intelligent« sei, Max hingegen habe »die Intelligenz einer Seemöwe«. Während Max über dieses Behauptung von B sprach, wurde er immer aufgeregter und rief: »Ich hasse ihn, ich bringe ihn um!« Auf der einen Seite scheint sich eine positive Übertragung, ein Prozess der *Generationalen Verbundenheit*, zu entwickeln – eine vertrauensvolle Haltung gegenüber den Möglichkeiten der Analyse, die ich als *Affektaktivierung* bezeichnet habe. Er verbalisiert, was in ihm vorgeht, und zeigt seine Verletztheit. Auf der anderen Seite will er seinen Feind »umbringen«, ein Ausdruck von *Affektausstoßung.*

Während der folgenden Sitzungen brachte Max zwei Plastikfiguren mit, die er auf die Couch setzte. Er schlug auf den Couchbezug, die Figuren fielen hinunter, und er lachte spöttisch. Diese Szene wiederholte er immer wieder in den folgenden zwei Wochen. Offenbar ging es um ein Agieren von Rachefantasien im Rahmen der *Traumabindung.*

Am Schluss einer Sitzung vor der Wochenendpause wollte Max nicht gehen. Ich sagte ihm, dass die 45 Minuten vorbei seien. Er antwortete: »45 Minuten! Kann ich nicht eine ganze Stunde bestellen?« Die Analyse war ihm wichtiger geworden, und er war bestürzt darüber, dass ich Grenzen hatte. Ich verstand seine Frage als »Hilfeschrei«. Nun begann eine Phase, in der Max wiederholt und konkret den Behandlungsraum

> untersuchte. Stunde um Stunde stellte er sich auf die Couch und ertastete die Struktur der Wände mit seinen Händen. Es bestürzte ihn, wenn er Unebenheiten in der Wand berührte. Er kehrte dann zu den Stellen zurück, um festzustellen, ob die Unebenheit noch vorhanden war. In einer Sitzung meinte er, es wäre besser, wenn ich glatte und geräuschisolierte Wände hätte. Ich fragte, wie das sein würde. In deutlich ambivalentem Ton rief Max aus: »Dann könnte ich Geräusche in meinem Kopf hören und das wäre nicht so nett.«

Nach meinem Verständnis zeigt Max hier zum ersten Mal, dass die Generationale Verbundenheit abgeschnitten ist – keine Bilder, kein Spiel und fast keine Geschichten. Gleichzeitig macht er das Bedürfnis deutlich, Raum zu schaffen und in einem sicheren Rahmen »gehalten« zu werden, um sich auf die Gefahr einlassen zu können, seine Angst zu spüren, die mit den Geräuschen in seinem Kopf verbunden ist, und eine Sprache für seine Affekte zu finden: *Affektsymbolisierung*. Die Art, wie Max sich verhielt, bestätigt Ferraris (2004) Hypothese, dass der Körper eine fundamentale Rolle bei der Bildung mentaler Funktionen spielt. Furchterregende Geräusche und Gesichter hatten sich eingraviert. Um Klein zu zitieren: »Durch Zurückführen der Analyse bis auf die früheste Kindheit geben wir dem Patienten die Möglichkeit, grundlegende Situationen wiederzuerleben« (1975, S. 234). Es ist ein Wiedererleben, das als »in Gefühle eingebundene Erinnerung« bezeichnet wird. Wohin das Pendel der Affekte ausschlägt, ist klar. Es gibt keine ausreichende Kapazität für emotionale Selbstregulierung (Toth/Cicchetti 1998). Max kämpft dagegen an, sich gedemütigt und deshalb »überhitzt« zu fühlen, und sehnt sich zugleich nach der Präsenz einer Bindungsperson, einem Hoffnungsträger für die zukünftige Vorherrschaft von Prozessen der Generationalen Verbundenheit.

Jean: Zweites Interview (Kaplan 2005a)

> Als Jean – der ruandische Jugendliche, den ich in Kapitel 8 vorgestellt habe – ein Jahr später zum zweiten Mal interviewt wird, hat er bereits gut ein Jahr bei einem Kinderarzt gelebt, der Straßenkindern hilft. Der Tag, an dem ich ihn interviewe, ist ein besonderer Gedenktag.

An jenem 7. April 2004 ist es genau zehn Jahre her, dass der Völkermord in Ruanda seinen Lauf nahm. Jean trägt ein schönes afrikanisch gemustertes buntes Hemd. Er ist ruhig und ernst. Der »gefährliche« Ausdruck, den er beim Gespräch ein Jahr zuvor noch gehabt hatte, ist verschwunden. Jean lächelt von Zeit zu Zeit freundlich und höflich und schaut mir in die Augen. Er hält eine blaue Kappe in der Hand, die er auf den Fingerspitzen balanciert (das letzte Mal waren seine Fingerspitzen gegen die Stirn gepresst).

Seit er bei dem Arzt wohnt, »hat sich alles in eine gute Richtung entwickelt«. Das, woran er »am meisten denkt, ist die Schule. In dieser Welt gibt es in der Zukunft viel zu tun«, sagt Jean. Er träumt davon, einmal »in einem Krankenhaus zu arbeiten«. Jean meint: »Ich hoffe, Arzt werden zu können.« Und er ergänzt: »Ich will für mein Land arbeiten.«

An diesem Tag werden im großen Stadion von Kigali Feierlichkeiten zum Gedenken an den Genozid abgehalten und im Fernsehen übertragen. Das Fernsehgerät im Nachbarzimmer läuft den ganzen Tag. Jean sieht traurig aus. Er erzählt, dass er es nicht lange vor dem Fernseher aushalte. Er geht zwischen den Räumen hin und her.

»Ich kann nicht vor dem Fernseher bleiben …«, sagt er. »Ich gehe aus dem Zimmer, um nicht ins Grübeln zu kommen.« Als Jean im Verlauf des Gesprächs gefragt wird, ob er Albträume hat, beginnt sein Blick zu flackern; er schaut weg. Auch wenn seine Zukunftsträume teilweise eine Abwehrstrategie sind, gibt es Hoffnung für Jean, Hoffnung auf eine konstruktive Entwicklung. Man darf erwarten, dass eine Generationale Verbundenheit die Traumabindung langfristig dominieren wird. Jean ist fähig, Hilfe anzunehmen, er kann seinen Schulabschluss machen und die Affekte adäquat regulieren, die aufkommen, wenn er im Fernsehen Bilder sieht und Geräusche hört, die ihn an seine Vergangenheit erinnern. Das Oszillieren zwischen der Generationalen Verbundenheit und der Traumabindung kann somit Teil des Heilungsprozesses sein. Der traditionellere Bearbeitungsansatz ist die intensive Auseinandersetzung mit dem Trauma selbst. Doch die Aufmerksamkeit, die ich der Generationalen Verbundenheit zukommen lasse, hat damit zu tun, dass ich sie als zentralen Aspekt des Verarbeitungsprozesses selbst ansehe.[398]

Eingekapselte Bindung zum Trauma – eine »Kiste mit Erfahrungen«

Eingekapselte Bindungen als Aspekte *der Affekteinströmung und der Affektisolierung* beziehen sich auf »Worte, die nicht da sind« – nur fragmentierte Sätze oder körperliche Reaktionen. Auf den Befragten lastet etwas, das noch nie zuvor in Worte gefasst wurde, »etwas, das ich *wie einen Buckel* mit mir herumtrage«, erklärt Bella. Sam sagt: »Es war die Hölle auf Erden … Es ist ein *Päckchen*, das du den Rest deines Lebens mit dir herumträgst.« Eingekapselte Bindungen zum Trauma können als bewusster oder unbewusster Widerstand gegen Bewusstheit gesehen werden. Es ist besonders schwierig, diesen Widerstand zu überwinden, da die Angst vor den Inhalten gewaltig ist.

Ester sagt: »Es ist da, in mehreren Schichten; im Hintergrund ist vieles über das Konzentrationslager … aber ich akzeptiere es, ja, so ist es … *lauert aber still und düster irgendwo* … gehört zu mir, aber ich muss es nicht aufgreifen, es ist dort eingeschlossen in einer *Kiste* … irgendwo in mir; das ist es also, Akzeptanz.« Ester spricht von Akzeptanz und meint damit vielleicht sowohl die Abhängigkeit von den Umständen als auch die Anpassung an sie. Sie sagt weiter, dass sie »Schwierigkeiten hat, *Elemente* aus dem Verlauf der Ereignisse meiner Lebensgeschichte anzusprechen, die sind …, es ist … es fühlt sich an …« Sie hat Schwierigkeiten, Worte zu finden: »*Ich fühle mich dort so gehäutet*, es fällt mir schwer, es auszudrücken, Worte dafür zu finden.« Das Selbstbild ist verletzt. Sonja erinnerte sich an die Ankunft in Schweden als Flüchtling und an die *»Schwingungen«*, die sie aus dieser »Kiste mit Erfahrungen« *aussendete*, in der sie sich »eingesperrt befand«. Später, im Abschnitt zur *Affektaktivierung und Affektsymbolisierung* im Affektpropeller, wird deutlich, wie Metaphern Lisa helfen, indem sie als Verbindungen zur Vergangenheit dienen. Sie hatte eine Kiste, »Großmutters Kiste«, eine *»Andenkenkiste«*, eine »besonders große Kiste«, in die sie Dinge für ihre Enkelkinder hineinlegte. Die wiederum können sie ihren Kindern weitergeben, sagte sie. Dadurch bleiben die Dinge ewig erhalten: »Hier sind Alben mit Hochzeitsbildern von mir mit dem gelben Stern, mit meinem ganzen Leben, und dies ist das erste Mal, dass ich alles zusammengestellt habe, nicht nur die Fotos, sondern auch schriftliche Darstellungen! Und ich habe über Vater geschrieben, der ausgerottet wurde; das Wort [›ausgerottet‹ zu verwenden] ist wichtig, und das [auf Video aufgezeichnete] Interview ist ebenfalls dort in der Kiste.« Lisa fügt hinzu: »Dies ist mein größtes Lebenswerk, größer als meine Doktorarbeit. Mein Küchentisch blieb ein halbes Jahr lang ausgezogen, während ich daran arbeitete.«

Das Thema wird in den Mittelpunkt gerückt, wenn der Überlebende fragt: »Sollte ein Mensch wirklich über alles sprechen?« In diesen Beispielen von mehr oder weniger verfestigten Positionen der Einkapselung gibt es ein Oszillieren zwischen *Affektisolierung* und *Affektaktivierung*. Alle befragten Personen erhielten eine Kopie ihres eigenen Interviewvideos. Einigen von ihnen bot dies ein Mittel und eine Hilfsstruktur für ihre eigenen Gedanken und für die Kommunikation mit Familienmitgliedern und Betreuern. Andere wiederum zogen es vor, sich das Interview nicht anzuschauen: »war zu faul«, das Band anzusehen; »es ist noch eingepackt«. Es ist somit eine Frage unterschiedlicher Formen von Abwehrstrategien. Nina sagte jedoch: »Einige Erinnerungen werde ich *mit ins Grab* nehmen, so habe ich immer gedacht«, aber gleichzeitig erzählte sie offen und detailliert während des Interviews. Jetzt schien der richtige Zeitpunkt zum Erzählen zu sein (Kaplan 2002).

Transgenerationale Weitergabe eines Traumas

Der ruandische Junge Frédéric fragte mich: »Betrachtet ihr Europäer uns als Lebewesen?« Es ist, als sei man vom Völkermord verunreinigt worden. Zudem strebt der Überlebende an, eine Verunreinigung der nächsten Generation, der Kinder und Enkelkinder, mit den grauenvollen und unkontrollierbaren Affekten zu vermeiden: »Es müssen viele Kisten geöffnet werden, aber aus Sorge um die Kinder habe ich es nicht getan«, sagte einer der Überlebenden der Shoah. Gibt es eine *»transgenerationale Weitergabe eines Traumas«*, dann kann es dazu kommen, dass Traumaerlebnisse eingekapselt werden, was zu einem Bruch in der natürlichen emotionalen Bindung der Mutter gegenüber dem Baby führt. Während sie zum Beispiel ihr Kind stillt, zeigt sich plötzlich eine Starre in ihrem Gesicht, wenn etwas fast Unmerkliches in ihrer Umgebung eine assoziative Verbindung zu eingekapselten früheren Traumaerlebnissen auslöst. Das Baby wird dieses starre Gesicht höchstwahrscheinlich wahrnehmen und verinnerlichen, die Weitergabe eines wortlosen Affekts findet statt, der nie verbalisiert und durchgearbeitet wurde. Diese *eingesperrte Erfahrung* kann als fremdes Element, als Teil der zukünftigen psychischen Welt des Kindes im Baby verbleiben. Wenn sich der Säugling nicht in der Psyche der Mutter wiederfinden kann, findet er stattdessen die Mutter. Der Säugling ist dann gezwungen, den Geisteszustand der Mutter als Kernstück seiner selbst zu verinnerlichen (Fonagy et al. 2002). Dieser Prozess lässt sich mit dem vergleichen, was Brenman (2006) als instrumentelle Fürsorge bezeichnet. In solchen Fällen scheint der verinnerlichte andere – sein unverschmolzener Charakter ohne Verbindung zu den Strukturen des Kernselbst – zu einer chaotischen Bindungserfahrung des Babys zu führen. Die Autorin Eva Hoffman (2004) spricht von der *Macht einer verinnerlichten Vergangenheit*. Die Paradoxa des »indirekten Wissens« verfolgen viele von uns Später-Geborenen, wie sie sagt: »Am Anfang war der Krieg. Das war die Entstehungstheorie aus meiner Kindheit … Für mich kamen die Welt, wie ich sie kannte, und die Menschen darin nicht aus dem Mutterleib, sondern aus dem Krieg.« Die Beschäftigung der Kinder von Überlebenden mit Fantasien der Traumaerlebnisse ihrer Eltern ist offensichtlich. Darüber hinaus erhalten die Kinder von Überlebenden die besondere unbewusste Aufgabe, Wunden zu heilen und, in vielen Fällen, ein verlorenes Kind zu ersetzen. Solche Vorgänge werden von Volkan (2004) als »Ersatzkinder« definiert. Der Affektpropeller (Grafik 8.1) kann – auf Basis der oben angeführten Beispiele – unterschiedliche Ebenen des Phänomens der Einkapselung veranschaulichen. Die Überlebenden, die ein »normales Leben« führen, tragen etwas mit sich herum, für das sie vielleicht keine Worte haben – etwas, dessen Inhalt man kennt, das aber noch nie ausformuliert wurde. Völlig anders ist die Situation bei hospitalisierten Überlebenden.

Dauerhaft hospitalisierte Überlebende der Shoah: Weitere Forschungen

Mit dem klinischen Professor Dori Laub habe ich an einer Studie zusammengearbeitet, die hier kurz vorgestellt werden soll (Kaplan/Laub 2009). Ich zeige, wie der »Affektpropeller« als Ausgangspunkt zur weitergehenden Theoriebildung genutzt werden kann.

Eine Befragung von ca. 5.000 stationär behandelten psychiatrischen Langzeitpatienten in Israel aus dem Jahr 1993 ermittelte ungefähr 900 Überlebende der Shoah. Traumabezogene Krankheiten wurden in der Diagnose und der jahrzehntelangen Behandlung vernachlässigt. 2002 und

2003 wurden in Israel von Dori Laub und seinen Kollegen 26 auf Video aufgezeichnete Interviews durchgeführt. Sie erkannten, dass sich bestimmte gemeinsame Merkmale in Bezug auf die Erinnerung an das Erleben der Shoah feststellen ließen. Ihnen allen lag eine Gemeinsamkeit zugrunde, die Laub *Auslöschen* nennt. Die von diesen Überlebenden häufig verwendeten Strategien umfassten die Behauptung, alles vergessen zu haben, Zweifel daran, dass es jemals geschehen ist oder was genau geschehen ist, sowie die Behauptung, dass ihre traumatischen Erlebnisse weder außergewöhnlich noch einzigartig und daher unwichtig waren und es nicht verdienten, dass man über sie sprach (Laub 2005).

Acht der Interviews werden jetzt im Einzelnen unter Anwendung des Affektpropellers analysiert. Ein allgemeiner erster Eindruck nach dem Sehen und Hören der Interviews dieser Überlebenden, die meist unter einer diagnostizieren Psychose (Schizophrenie, bipolar etc.) litten, lässt eine Erfahrungslandschaft erkennen, welche sich deutlich von der unterscheidet, die sich in den Aussagen von solchen Überlebenden findet, die nach ihrer Befreiung ein »normales« Leben führten. Dies wird bereits offensichtlich, wenn man jeweils eine Seite einer transkribierten Aussage aus beiden Gruppen vergleicht, ohne auch nur den Inhalt zu untersuchen. Die quantitativen Unterschiede dieser Seiten sind auf den ersten Blick ersichtlich: Während die Seite mit der »normalen« Aussage voller in ganzen Sätzen und Absätzen gegliederter Worte aus der Aussage des Überlebenden ist, ist die Transkription des hospitalisierten Überlebenden sehr viel spärlicher formuliert, beschränkt sich auf kurze Äußerungen und Aussagen und wird von vielen weiteren Kommentaren und Fragen des Interviewers unterbrochen. Wir haben den Eindruck, dass die Affekte bei dauerhaft hospitalisierten Überlebenden der Shoah besonders stark eingekapselt zu sein scheinen – eine Auffassung, die eingehend erforscht werden wird.

Das Ziel dieser Studie ist es, von dieser speziellen Untergruppe von Überlebenden der Shoah zu lernen, um welche zusätzlichen Merkmale die Traumabindungsprozesse ergänzt werden müssen (selbst wenn sie als ein Abwehren zum Ausdruck kommen), und auf diese Weise das Verständnis extremer Traumatisierung weiter zu vertiefen und zu verbessern. Was die Aussagen dieser Gruppe Traumaüberlebender von den Aussagen der nicht hospitalisierten Überlebenden unterscheidet, ist die beständige Dekontextualisierung ihrer überwältigenden Affektfragmente, die jeglichen eingrenzenden erzählerischen Rahmen restlos sprengen. In dieser Gruppe ist der Erzählfluss zum Erliegen gekommen, während bei normalen Aussagen intensive Affekte (oder deren Fragmente) Schlüsselpunkte sind, die eine Bedeutung vermitteln und die Erzählung vorantreiben sowie gleichzeitig deren Sackgassen erzeugen.

Extreme

Um diese Phänomene widerzuspiegeln, lassen sich dem »Affektpropeller« (Grafik 8.1) zwei weitere Kategorien hinzufügen, die als Extreme der Affektregulierung bezeichnet werden können:

(a) *implodierende traumatische Affekte* als ein Extrem der Traumabindung innerhalb der Affekteinströmung;

(b) *Einschließung traumatischer Affekte* als ein Extrem der Traumabindung innerhalb der Affektisolierung.

Neue Konzepte, die sich darüber hinaus auch noch überschneiden, mögen überflüssig erscheinen – doch es kann nützlich sein, wichtige Nuancen hervorzuheben, um die unterschiedlichen Äußerungen traumatisierter Personen besser zu verstehen. Während die Anwendung der verschiedenen Kategorien bei anderen Traumatisierten flexibel und austauschbar ist, sollte beachtet werden, dass das Spektrum der Affektregulierung bei der Gruppe der hospitalisierten Überlebenden drastisch eingeschränkt ist. Es ist, als seien der Druck und die Bedrohung der Erinnerungsaffektfragmente viel größer und deren Ausdrucksmöglichkeiten viel dürftiger (Kaplan/Laub 2009). Man könnte sagen, dass das Implodieren und die Einschließung eng beieinander liegen, da im Verlauf eines Interviews ein schnelles Oszillieren zwischen diesen Positionen auftreten kann. Am Beginn dieses Kapitels habe ich die klinische Vignette eines adoptierten Jungen vorgestellt, Max, der empfindlich auf jedes Geräusch reagierte: »wie Bienen in der Kapuze«. Ich deutete dies als im Körper gespeicherte verhüllte Geräuscherinnerungen aus frühen Traumata, die während der Sitzung wie ein Oszillieren zwischen Einschließung und Implodieren agiert wurden. Die beschriebenen Phänomene könnten mittels der in den Flügeln des »Affektpropellers« dargestellten Affektregulierung sowie im Vergleich mit Hoppers Darstellung »Encapsulation as a Defence Against the Fear of Annihilation« (1991) und Anzieus Konzept »Das Haut-Ich« (1985) erörtert werden. Es geht um Extreme nach außen und nach innen gerichteter psychischer Aktivitäten. Scheinbar gibt es einen Spielraum von der psychischen Verzerrung der Traumaerfahrung bis hin zum kreativen Vorverständnis der Traumaerfahrung, bei dem es sowohl dem Überlebenden als auch den Kindern von Überlebenden möglich sein kann, die Erfahrungen im Verlauf ihres Lebens zu integrieren.

Traumabindung und Generationale Verbundenheit in der klinischen Arbeit

Der Austausch mit Kollegen, zum Beispiel in Seminaren, Arbeitsteams und der Supervision, ist bei der Arbeit mit extrem traumatisierten Personen besonders wichtig. Er ist ebenfalls von großem Wert, wenn man in der Entwicklung befindliche Theoriemodelle anwendet, um zu sehen, wie diese funktionieren. Bei diesen Patienten muss man voll und ganz bei der Sache sein – mit Laubs Worten muss man »sich den in sich geweckten Resonanzen zuwenden, um all das zur Verfügung zu stellen, das der Überlebende nicht erzeugen kann« (persönliche Kommunikation, 29. Dezember 2007). Das Hauptaugenmerk sollte auf der therapeutischen Beziehung liegen, wenngleich Übertragungsdeutungen vermieden werden sollten (Pearlman/Saakvitne 1995). Die Gegenübertragung ist jedoch eine wichtige Quelle. In einer Diskussion über den »Affektpropeller« sagt Mauss-Hanke: »Wenn er über seine eigenen Reaktionen nachdenkt, wird der Analytiker erkennen, dass auch er zwischen Traumabindung (zutiefst von dem berührt sein, was der Patient schildert) und Generationaler Verbundenheit (versuchen, in sich einen Raum zum Denken und Kreativität zurückzugewinnen) oszilliert. Aus dieser Erfahrung heraus kann der Analytiker dem Patienten helfen, selbst leichter zwischen diesen beiden Gemütszuständen zu oszillieren und allmählich den Raum für die Generationale Verbundenheit zu erweitern« (persönliche Kommunikation, 20. Januar 2008).

Zusammengefasst: Traumabindung und Generationale Verbundenheit – Phänomene, die ich in diesem Buch vorgestellt habe – können dabei helfen, sich in der analytischen Arbeit mit traumatisierten Personen zu orientieren. Diese beiden Tendenzen wechseln sich, wie oben beschrieben, in ihrer Vorherrschaft ab. Indem man dem Patienten hilft, sich nach und nach der beunruhigenden, möglicherweise irrational erscheinenden Reaktionen – ausgelöst von assoziativen Verbindungen zu traumatischen Ereignissen – bewusst zu werden, kann der Überlebende die Angst und die Fixierung an das Trauma abbauen. Es wird einfacher, das eigene Leben mit einem traumatischen Hintergrund leben zu können, »mit dem Überleben weiter[zu]machen«, wie es ein Überlebender ausdrückte. Indem er auf die zugrundeliegenden Themen hört, die mit Phänomenen der Generationalen Verbundenheit verknüpft sind, diese hervorhebt und dem Patienten auch dabei hilft, diese Arten von Erfahrung – augenscheinlich subtile Beispiele eingeschlossen – zu verbinden, kann der Analytiker gleichzeitig die persönlichen Voraussetzungen der einzelnen Person für Kreativität und Lebenskontinuität aufzeigen. Dies unterscheidet sich meiner Meinung nach sehr von der »supportiven Traumatherapie«, die nicht auf eine Erforschung abzielt, sondern die Abwehr stützt. Meine Konzepte sind eine Möglichkeit, wichtige affektive Verschiebungen im analytischen Prozess hervorzuheben.

Schlussbemerkungen

Lebensgeschichten, erzählt von Überlebenden, die während der Shoah und des Völkermords in Ruanda 1994 Kinder waren, bilden den Kern meiner Forschung. Jede einzelne Lebensgeschichte hat einen starken Eindruck bei mir hinterlassen, ebenso die Interviewten als Menschen. Mithilfe der auf Video aufgezeichneten Interviews, auf die ich im Verlauf der Forschung viele Male zurückgegriffen habe, kann ich jeden Einzelnen vor mir sehen, was mir auch das psychoanalytische Zuhören erleichtert hat. Es war mein übergeordnetes Ziel, über Kinder in einem Völkermord hinzuzulernen: Hinweise auf in den Lebensgeschichten zutage tretende psychologische Phänomene zu finden und diese zu analysieren. Meine Untersuchungen zielten ebenfalls darauf ab, eine allgemeine Gültigkeit in den Phänomenen zu erkennen, die auftreten, wenn Kinder einem massiven Trauma unterworfen sind.

Durch das Wissen um die zunehmende Traumatisierung von Kindern in unterschiedlichen Kriegsgebieten – wo wir wissen, dass die Zivilbevölkerung nicht nur das Opfer ist, sondern auch für strategische Zwecke benutzt wird – gibt es guten Grund, die Theorie über die Nachwirkungen auf die Opfer in Bezug auf die Affektregulierung weiterzuentwickeln. Es geht um Situationen des Perforierens, von denen wir uns nicht vorstellen können, sie selbst zu erleben – nicht vorstellbare primitive Affekte, wie Grubrich-Simitis sagt (1984). Ich möchte betonen, wie wichtig es ist, nicht an dem Punkt aufzuhören, an dem man den einzelnen Fällen zuhört, die alle für sich genommen einzigartig sind. Es ist auch wichtig, sich über das zu erheben (zu theoretisieren), was wir bei der Begegnung mit einer traumatisierten Person vielleicht hören und fühlen, damit wir die Möglichkeit für einen eigenen Raum zum Denken schaffen, um unserer Konzepte und Herangehensweisen weiterzuentwickeln. Dies könnte die Möglichkeit zum Handeln liefern.

Ich habe mir eine Meinung gebildet, wie unterschiedliche affektregulierende Phänomene im Individuum miteinander im Zusammenhang stehen und wie im Rahmen einer neu entstehenden Theorie über traumabezogene Affekte ein Konzept auf einem anderen aufgebaut sein kann. Abweichungen in der Affektregulierung gab es bei jeder einzelnen Person. Demzufolge gibt es in verschiedenen Phasen eines Interviews, klinischer Sitzungen und des alltäglichen Lebens Abweichungen in der Symbolisierungsfähigkeit. Der *»Affektpropeller«* soll die Dynamiken dieser traumabezogenen Prozesse veranschaulichen. Dieses Modell kann als ein *analytisches Instrument* für den gegenwärtigen Zustand der Affektregulierung eines Individuums als Teil des Traumaprozesses betrachtet werden. Als Ganzes betrachtet, kann es durch die verschiedenen Ausdrucksformen der Affektregulierung in einem Trauma auch als Veranschaulichung angesehen werden, wie komplex die psychischen Prozesse für jede traumatisierte Person sind.

Besonders möchte ich die Bedeutung des »Raumschaffens« für traumatisierte Kinder betonen, einen psychischen Raum für alle Arten von Gedanken zu schaffen. Rachegefühle durchzuarbeiten, kann das Selbstbild des Opfers und auch seine Einstellung zur Welt um sich herum ändern. Einen Zustand zu erreichen, in dem man sich in Bezug auf die Vergangenheit freier fühlt, verlangt, dass man seine Wut und seine Demütigungsgefühle in Worte fasst, um ein Bild des Erlebten zu entwickeln, die Ereignisse zu symbolisieren. Erfahrungen aus jungen Jahren und die direkt nach den Traumata gemachten Erfahrungen scheinen für die Genesung von größerer Bedeutung zu sein als die Art der Traumatisierung, die das Individuum erlitten hat, was sich mit Keilsons Erörterung deckt (1992).

Der Prozess der Mentalisierung kann das eigene Selbstbild und die eigenen Einstellungen verändern (Fonagy et al. 2002). Die Symbolisierung wird benötigt, um angstgesteuertes Verhalten zu vermindern. Diese psychologische Arbeit kann von einem Laien geleistet werden (in armen Ländern aus Notwendigkeit heraus), muss unter Umständen aber in einem professionellen Rahmen erfolgen. Beide Formen sind notwendig. Um politischem Extremismus den Nährboden zu nehmen, ist es auch wichtig, einen Raum für den Ausdruck von allen möglichen Gedanken zu schaffen. Ferner ist es wichtig, Manipulationen seitens aktivistischer Gruppen junger, verletzbarer, traumatisierter Opfer zu erkennen, um das Risiko der Eskalation einer zerstörerischen Rachespirale zu vermeiden. Aus diesem Blickwinkel heraus müssen wir uns bewusst sein, welche demütigenden Gefühle von einer Generation an die nächste weitergegeben werden und was die Folgen sein können.

Ein übergreifendes Fazit aus dieser Studie ist, dass frühere traumatische Erfahrungen nicht als Erinnerungen im eigentlichen Sinne des Wortes zurückerlangt werden, sondern als Affekte, die in die Gegenwart einströmen. Entsprechend scheinen Affekte die Sprache der früheren traumatischen Erfahrungen zu sprechen. Die in diesem Buch erarbeitete Theorie stellt eine Einheit dar, die als analytisches Instrument dienen und vielleicht die Grundlage für ein verbessertes Verständnis junger Menschen liefern kann, die von extrem traumatisierenden Vorgängen betroffen sind.

Zwei unterschiedliche Tendenzen, die Traumabindung und die Generationale Verbundenheit, können bei jedem Einzelnen in jeweils unterschiedlichen Phasen dominieren. Traumabindungen werden hoffentlich langfristig in Prozessen der Generationalen Verbundenheit aufgehen, die dann auf beständigere Weise dominieren können. Die Generationale Verbundenheit – die Möglichkeit von Resilienz – erfordert das Vorhandensein bestimmter Maßnahmen auf gesellschaftlicher Ebene, so zum Beispiel ein funktionierendes Justizwesen und Schulsystem. Kulturelle Werte, die zerstört wurden, müssen herausgestellt werden. Dokumentarische Projekte können von unschätzbarem Wert in der Bereitstellung von Informationen für Forschung, Museen und andere Gedenkstätten sein. Eine Aussöhnung wird normalerweise mit Wandlungen in einer Beziehung assoziiert, die weiter gehen, als nur gemeinsam existieren zu können: Es ist ein Prozess, der Zeit braucht, vermutlich mehrere Generationen.

Anhang A

Das Interview mit Emilia, das ich führte, wird hier vollständig wiedergegeben. Dies gibt den Lesern die Möglichkeit, sich jederzeit während der Lektüre des Haupttextes mit einem ganzen Interview vertraut zu machen. In den vorhergehenden Kapiteln habe ich einige von Emilias Erinnerungsbildern vorgestellt und sie im Zusammenhang mit Zitaten anderer Interviewpersonen diskutiert, und die Leser erkennen diese Sätze vielleicht wieder (I = Interviewer, E = Emilia).[399]

Band 1

I: Heute ist der 23. März 1997, und ich werde Emilia interviewen. Wie heißen Sie?
E: Emilia.
I: Wann wurden Sie geboren?
E: Ich wurde am 24. Juli 1931 in Lublin, Polen, geboren.
I: Als Sie ein kleines Mädchen waren, hatten Sie da Spitznamen?
E: Ja, sie nannten mich früher E und F … das war alles, es gab keine anderen …
I: Wer war das, der Sie früher so nannte?
E: Jeder, das waren typische Spitznamen in Polen.
I: Können Sie mir von Ihren allerengsten Familienmitgliedern erzählen, denen, mit denen Sie zusammenlebten?
E: Ich war ein Einzelkind. Der Name meines Vaters war E. Er war Hals-,

Nasen-, Ohrenarzt, und meine Mutter war Hausfrau. Ihr Name war X. Und ich war ihr einziges Kind.

I: Erinnern Sie sich an das Haus – wie es aussah, wo Sie lebten, das Haus?

E: Ja, ich erinnere mich daran. Wir wohnten im zweiten Stock. Mein Vater hatte dort seine Praxis. Da war ich oft. Es gab dort ein Wartezimmer für die Patienten, und dann gab es da den Teil, wo wir wohnten. Ich hatte mein eigenes Zimmer. Und dann war da ein groooßes Esszimmer und das Schlafzimmer meiner Eltern. Und die Küche und das Badezimmer.

I: Sie gingen oft in die Praxis Ihres Vaters, sagten Sie.

E: Ja. Wenn mein Vater Kinder behandelte, schien ich einen beruhigenden Einfluss auf sie zu haben. Ich ging zu ihnen und sagte: Du musst keine Angst haben. Es tut nicht weh, und so weiter. Dann unterhielten wir uns etwas dort in seiner Praxis.

I: Wie alt, glauben Sie, waren Sie damals?

E: Nun, meine ersten Erinnerungen stammen vermutlich aus der Zeit, als ich drei, vier Jahre alt war. Aber das sind nur Bruchstücke.

I: Was sehen Sie vor sich?

E: Dass ich in einem Kinderwagen sitze und weine, weil ich etwas will und es nicht haben kann. Ich weiß nicht, wer bei mir war. Ich war kein liebes Kind!

I: Was meinen Sie damit?

E: Ich war dickköpfig. Das stimmt, ich wollte meinen Willen durchsetzen, aber … Mein Vater bestrafte mich sofort. Er redete nicht mehr mit mir. Das hat gewirkt. Das war die schlimmste Strafe für mich. Ich versuchte, nett zu sein.

I: Können Sie das Verhältnis zu Ihrem Vater näher beschreiben?

E: Er unterhielt sich viel mit mir. Sehr oft unternahmen wir lange Spaziergänge. Er behandelte mich wie einen Gesprächspartner, wie eine Erwachsene, nicht wie ein Kind. Ich konnte ihn nach verschiedenen Dingen fragen, über Religion, über Politik, über Ansichten, und er behandelte mich gut, mit Würde und Toleranz, und ich glaube, das hat mir geholfen zu überleben. Und später! Mit allem, was danach kam, fertigzuwerden. Ich fühlte mich nie minderwertig, Ich war immer ich selbst.

I: Können Sie sich eigentlich daran erinnern, was er über Politik sagte?

E: Ja, alle Konzepten haben etwas Schönes an sich, und es ist egal, ob es politische Konzepte oder religiöse Konzepte sind, aber hinter den Worten stehen Menschen, die nur menschlich sind. Glaube nicht an Worte, glaube nicht an die Obrigkeit. Vertraue dir selbst. Hör zu, denke und entscheide dich. Verletze niemals andere, aber lass sie dich nicht mit Füßen treten. Ich kann die Worte nicht wiederholen, aber … es war seine Lebensweise, die ich übernommen habe.

I: War es Ihnen gleichzeitig möglich zu erkennen, ob er mit einer bestimmten politischen Richtung sympathisierte?

E: Nein, er empfand die Menschen als nicht reif genug, um den schönen Wahlsprüchen gerecht zu werden, die die verschiedenen politischen Parteien zur Schau stellten. Er hatte recht.

I: Was ist mit Religion?

E: Nein, darüber haben wir nicht viel geredet. Er sagte immer: »Wir sind Juden« … und er … das erste Mal … Ich wusste nicht, dass ich Jüdin war, ich muss sehr klein gewesen sein, ich spielte irgendwo im Park und die Kinder riefen »Jüdin, Jüdin« hinter mir her – damals dachte ich, das sei so etwas wie ein fremdes Wesen. Ich wusste nicht, was das ist. Ich ging nach Hause und erzählte, dass die Kinder sagten: »Du bist eine Jüdin.« Und sie sagten: »Ja, das bist du. Du bist Jüdin, und sie sind Polen, es gibt Hindus, es gibt Chinesen … und als Menschen sind wir alle gleich.« Das war das erste Mal. Ich glaube nicht, dass er sehr religiös war, und ich glaube nicht, dass er im Allgemeinen die Traditionen befolgte; ich weiß, dass er sehr selten zur Synagoge ging, aber er ging dorthin. Ich aber war nie in meinem Leben in der Synagoge. Wir sprachen nicht über Gott. Ich glaube, er war Atheist.

I: Aber er ging bei außergewöhnlichen Anlässen?

E: Ich glaube, weil es Tradition war, es war aus Respekt gegenüber der Familie, das war es.

I: Gab es irgendetwas zu Hause, jüdische Symbole oder Ähnliches?

E: Nein, er erzählte [die Geschichte] von Ester und andere alte jüdische Geschichten. Der Judaismus hatte einen Wert als Tradition, aber nicht als Religion.

I: Und Ihre Mutter, wie würden Sie sie beschreiben? [E legt den Kopf in den Nacken.]

E: Erinnere mich an fast nichts. Sie kümmerte sich nicht um mich, weil es ein Kindermädchen gab, das sich um mich kümmerte. Ich erinnere mich nicht daran, dass wir miteinander gesprochen hätten. Ich kannte sie nicht. Ich erinnere mich an fast nichts bei ihr.

I: Erinnern Sie sich daran, wie sie aussah? [E schaut etwas zur Seite]

E: Ja, aber ich weiß nicht, ob ich mich daran erinnere, weil ich nur ein einziges Foto von ihr habe und mich daran erinnere, aber nicht an ihr Gesicht. Nur Papa ist hängengeblieben.

I: Wissen Sie irgendetwas darüber, auf welche Weise sich die Familie/Eltern Ihres Vater und die Familie/Eltern Ihrer Mutter voneinander unterschieden, wenn es um das Jüdisch-Sein ging?

E: Ich weiß nicht … Ich vermute, dass die Familie meines Vaters gebildete sogenannte assimilierte Juden waren. Die Familie meiner Mutter waren einfache Leute, ihr Vater war Wurstverkäufer, war im Wursthandel, eher einfache Leute. Ich weiß nichts über ihre Religiosität.

I: Sie sagten, dass Sie ein Kindermädchen hatten, das sich um Sie kümmerte.

E: Ja, sie war ein sehr junges Mädchen namens Estera. Sehr reizend. Sehr nett. Ich weiß nicht, wie sie mit Nachnamen hieß. Ich weiß, dass sie aus einer sehr armen Familie war und dass sie die Älteste von sehr vielen Brüdern und Schwestern war. *Ich habe sie vergöttert.*

I: Wohnte Sie bei Ihnen?

E: Nein, sie wohnte bei ihrer Familie. Sie kam jeden Morgen und ging dann abends. Ich weiß, dass sie Spaß an ihrer Arbeit hatte. Sie war ein sehr wichtiger Mensch für mich.

I: Wie hieß die Straße, in der sie lebten?

E: Es war Staszica Nummer 3 … in Lublin.

I: Das Umfeld, der Teil der Stadt, in dem Sie lebten, wie würden Sie es beschreiben?

E: Es war recht nah beim Krankenhausviertel, wo mein Vater arbeitete. Die Menschen, die dort lebten, waren Mittelständler. Es gab keine armen Leute dort, aber …

I: Wie groß war der jüdische Anteil der Bevölkerung?

E: Das weiß ich nicht. Wir hatten Kontakt mit einigen Familien. Und hinterher wurde mir klar, dass sie alle Juden waren. Damals habe ich nicht darüber nachgedacht. Aber wir hatten nur mit jüdischen Familien Umgang, und alle meine Bekanntschaften aus der Kindheit waren jüdische Kinder, aber sie waren alle polnischsprachig, alle.

I: Diese Kinder, die Sie im Park trafen, das war das erste Mal, dass …?

E: Dass ich zu hören bekam, dass ich jüdisch bin. Und ich vermute dann, dass meine Eltern mich beschützten, damit ich nie wieder hineingeraten würde … und darum bin ich nur mit jüdischen Kindern umhergezogen.

I: Wie alt, glauben Sie, waren sie damals im Park?

E: Fünf oder sechs.

I: Erinnern Sie sich an das nächste Ereignis, als jemand von außen etwas sagte oder tat, dass auf Ihr Jüdisch-Sein hindeutete?

E: Nicht vor dem Krieg, weil wir nur Umgang mit Juden hatten, bevor der Krieg kam.

I: Wie alt waren Sie, als Sie in die Schule kamen?

E: Sechs. Ich war ziemlich dumm. Ich war nicht reif. Es war früh für mich.

I: Auf welche Weise zeigte sich das?

E: Ich konnte nicht lesen. Ich kannte alle Buchstaben, aber ich konnte sie nicht zu Worten zusammensetzen. Ich glaubte, dass ich ein Dummkopf sein müsse, weil die anderen Kinder lesen konnten. Ich erinnere mich, dass mein Vater sehr besorgt war. Und dann plötzlich verschwanden meine Probleme, und ich war wie all die anderen!

I: Ihre Mitschüler in dieser Klasse. Waren es jüdische Kinder, oder war die Klasse gemischt?

E: Ich weiß nicht. Ich glaube, es waren jüdische Kinder, aber ich weiß es nicht.

I: Erinnern Sie sich an irgendeinen Mitschüler?

E: Ich erinnere mich an niemanden aus der Schule, aber da war eine Freundin … weil es eine jüdische Familie gab, die eine Tochter hatte, aus einer Familie, mit der wir alle unsere Sommer verbrachten, alle unsere Winterferien, also waren wir immer zu zweit. Sie war ein bisschen älter. Sie war sehr hübsch. Ich sah zu ihr auf. Ich war ein bisschen eifersüchtig. Das ist sie.

I: Wie war ihr Name?

E: Ihr Name war Ester Stein. Ich weiß nicht, wie sie ihren Namen schrieb, aber ich habe ein Bild von ihr.

I: Wissen Sie, was mit ihr passierte?

E: Leider ja, ich weiß es. Sie war diejenige, die … zuerst holten sie ihren Vater und töteten ihn. Er besaß eine große Gerberei in Lublin. Sie waren sehr wohlhabend. Er verschwand also zuerst. Dann verschwand ihre Mutter. Zwei Leute versteckten sie in ihrem Haus, es waren zwei ältere Frauen, Schwestern. Dann weiß ich nicht warum, ob sie Angst hatten, denn sie wollten sie loswerden. Da war ich schon bei Luvisa. Luvisa brachte sie mit, konnte aber keinen Platz für sie finden. Nirgends. Und ich habe mich nicht getraut, zu viel zu verlangen. Und es ging nicht … *Und Ester sagte, sie würde lieber sterben, als … also trieben wir irgendein Gift auf, und Luvisa ging mit ihr weg. Wir verabschiedeten uns voneinander, und … und als Luvisa zurückkam, war Ester tot. Wenn sie als Erste zu Luvisa gekommen wäre, dann würde sie hier sitzen, leben, wenn sie die Erste gewesen wäre* [sehr verstört].

I: Das glauben Sie also!

E: Ja, sie hatte bessere Chancen, denn sie war blond, hatte blaue Augen – sie sah gut aus …

I: Wenn wir in der Zeit wieder zurückgehen – denn wir sind in der Zeit ein Stück nach vorne gegangen, als Krieg war –, erinnern Sie sich an die ersten Anzeichen, die Sie erkannten, Anzeichen, dass die Dinge jetzt ernst waren?

E: Zunächst war es nicht so, denn wir waren – es waren Sommerferien, und wir waren an einem Sommerferienort, Mutter und ich. Vater arbeitete, und Ester und ihre Mutter. Und wir sprachen darüber, dass jetzt der Krieg kommen würde. Wir fanden heraus, dass sie mobil machten. Vater musste alles packen und nach Hause fahren.

I: In welchem Jahr geschah das?

E: Es war im Sommer 1939.

I: Hatten Sie gar nichts gehört von …?

E: Die Leute sagten, dass jetzt der Krieg kommen würde, aber ich glaubte, das habe nichts mit mir zu tun.

I: Und wie alt waren Sie damals?

E: Acht … ich verstand nicht, was Krieg war.

I: Haben Sie irgendeine Erinnerung daran, als Sie hörten …?

E: Ich verfiel in Panik, als ich hörte, dass mein Vater eingezogen wurde. Ich wusste, dass Menschen in einem Krieg töten können, und dann erfasste mich die Panik. Und meine Mutter, sie sagte nicht sonderlich viel. Sie sagte nur, dass wir jetzt zu unseren Verwandten nach Lvov flüchten und hoffen müssten, dass Vater dorthin käme. Also flüchteten wir. Es war schrecklich. Es gab eine Welle von Flüchtlingen …, Bomben fielen, und es lagen viele tote Menschen und Pferde auf der Straße. Wenn wir die Flugzeuge kommen hörten, rannten wir und drückten uns auf den Boden.

I: Konnten Sie sich zu Hause auf die Flucht vorbereiten?

E: Nein, wir flohen in Panik. Wir ließen alles zurück. Alles. Es gab also nicht eine einzige Sache, die wir … [schweigt].

I: Und als Sie das Haus verließen, was geschah dann?

E: Meine Mutter organisierte jemanden, der uns im Auto mitnahm. Wir hatten also Glück, dass wir in einem Auto fahren konnten. Es gab viele Menschen, die liefen. Es gab viele, die Pferde und Pferdewagen hatten, und wir hatten den Luxus. Sie begannen zu schießen, und jeder rannte zur Seite. Dann war es für jeden gleich schlimm.

I: Wie lange war Ihr Vater von zu Hause weg gewesen?

E: Ich erinnere mich nicht. Ich weiß nur, dass, als wir zu der Familie nach Lvov kamen, er weg war. Ich weiß nicht, wie lange das gewesen war. Dann fand ich heraus, dass Polen geteilt worden war – die Russen hatten einen Teil eingenommen, und die Deutschen hatten einen anderen Teil eingenommen, und Vater war im deutschen Teil. Sie sagten den Kindern nicht sehr viel. Und dann, eines Tages, war er da. Ich musste gewachsen sein, während er weg gewesen war, weil ich weiß, dass ich dachte, dass er kleiner geworden war, sehr dünn. Er war geflohen. Er war in Gefangenschaft gewesen [seufzt]. Ich weiß es nicht wirklich. Aber ich weiß noch, dass ich vor Freude hätte platzen können, weil er da war. Er sagte nicht viel, aber wir waren zusammen.

I: Als Sie sagten, die Familie in Lvov, können Sie mir sagen, wer sie waren?

E: Es war der ältere Bruder meines Vaters, der dort lebte, er war Anwalt, sein Name war Julius. Es waren er und seine Frau und mein Cousin, der ein paar Jahre älter war als ich und dessen Name H war. Sie hatten Bedienstete. Sie waren vermögend. Mein Onkel war wunderbar [Emilia schließt ihre Augen, reibt wieder und wieder mit ihrer Hand über den Nacken und lehnt ihren Kopf zurück.] Ich liebte ihn, und ich weiß, dass er mich liebte. Zwischen seiner Frau und meinem Cousin und mir liefen die Dinge nicht so gut. Sie waren über meine Mutter und mich nicht erfreut.

I: Wie haben Sie das bemerkt?

E: Wir merkten es … Wir wussten, wo unser Platz ist. Es war so.

I: Haben Sie eine Vorstellung davon, wie lange Sie bei ihnen lebten?

E: Das war August bis September 1939. Dann kamen die Deutschen, 1941. Als die Deutschen kamen, verschwand mein Onkel, er war einer der Ersten.

I: Wie lautete die Adresse in Lvov?

E: Das war J. Straße 17.

I: Sie sagten einmal, dass Ihr Vater dorthin kam, und dann später sagten Sie, dass Ihr Onkel einer der Ersten war, der geholt wurde.

E: Ja, sie kamen mit einer Liste mit Namen und Adressen.

I: Wer kam?

E: Deutsche.

I: Haben Sie sie gesehen?

E: Ja.

I: Erinnern Sie sich, wie sie aussahen?

E: Nein; ich weiß, dass ich große Angst hatte. Ich erinnere mich nicht daran, wie sie aussahen, weil ich weggeschickt wurde. Aber ich weiß, dass jemand aus der Familie mehrere Namen und Adressen notierte, weil ich losgeschickt wurde, diese Leute zu warnen, und ich weiß, dass ich zur ersten [Familie] rannte, und die Deutschen waren schon da. Also rannte ich zu der anderen Adresse, und ich hatte Zeit, ihnen zu sagen, dass sie auf einer Liste mit Leuten stehen, die verhaftet werden sollten, aber ich erinnere mich nicht daran, wer sie waren.

I: Erinnern Sie sich, woran Sie dachten, als Sie von Haus zu Haus rannten?

E: Ich dachte, dass sie unmöglich Menschen töten, ich dachte, dass sie vielleicht etwas mit ihnen machen würden, Gefängnis oder … So schreckliche Dinge waren unvorstellbar.

Band 2

I: Sie erwähnten vorhin, wie sich die politische Situation veränderte. Es gab eine Teilung – Russen, Deutsche.

E: Es war eine Teilung. Für uns war es eine Überlebensfrage. Wir wussten, dass dort, wo die Russen waren, das Leben nicht in Gefahr war. Aber später hörten wir, dass sie in dem Teil Polens, wo die Deutschen waren, angefangen hatten, Juden zu töten. Die Leute redeten mehr und mehr darüber, und sie versuchten, so darüber zu reden, dass wir Kinder es nicht hörten. Aber wir hörten es trotzdem. Wir hörten schreckliche Dinge, und dann bekamen wir richtig Angst.

I: Was waren die furchtbaren Dinge, die Sie hörten?

E: Wir hörten von einem Mann, einem Juden, der gezwungen wurde, ein Auto zu waschen. Es war Winter. Und die Deutschen dachten, ihnen wäre etwas Lustiges eingefallen, was sie tun konnten. Und sie nahmen den Schlauch und spritzten den Juden überall mit Wasser voll und machten ihn zu einem Eisblock. Und Menschen wurden auf verschiedene andere Weisen getötet, und wir wussten, dass es so nah war, also da – da verstanden wir, dass es ernst war. Das Leben war in Gefahr.

I: Was hörten Sie sonst noch?

E: Die Leute sagten, dass sie vielleicht kommen würden, und auch, dass die Russen versuchten, uns zu evakuieren, ich weiß nicht warum. Aber meine Eltern entschlossen sich, sich zu verstecken. Also tauchten wir unter und wurden nicht deportiert. Wir glaubten, dass wir unser Ziel erreicht hätten, aber ohne Zweifel war es das Gegenteil. Größere Überlebenschancen, wenn wir nach Russland deportiert worden wären. Aber das passierte nicht. Ich erinnere mich, dass ich es durch das Fenster sah, deutsche Soldaten auf Motorrädern. Jeder wusste es … Panik brach aus. Jeder wusste – jetzt ist es zu spät.

I: Wo waren Sie, als Sie dies durch das Fenster sahen?

E: Zu Hause, bei meinem Onkel. Kurze Zeit später hörte ich Schreie auf der Straße, und sie schlugen einen älteren Juden zusammen, der einen Bart trug. *Dann wurden meine Cousine und ich im Bad eingeschlossen, damit wir nichts sehen konnten, damit wir nichts hören konnten. Niemand wollte mit uns reden. Da draußen war ganz einfach nichts.* Sie versuchten, uns zu beschützen. *Aber wir hörten es trotzdem.* Es gab da also diese jüdische Familie, die aus Westpolen geflohen war, aus politischen Gründen, glaube ich, sie lebten im Stockwerk über uns. Es waren eine Mutter, ein Vater und eine Tochter von ungefähr 14 bis 15 Jahren, glaube ich. Sie waren zu Tode verängstigt. Ich verstand nicht, wie Menschen solche Angst haben konnten. Ich konnte einfach nicht glauben, dass etwas so entsetzlich sein konnte. Das Mädchen, sie traute sich nicht, die Wohnung zu verlassen. Sie hieß Lena. Dann hörte ich, wie die Deutschen kamen, um sie festzunehmen. Ich stand im großen Zimmer, *und ich sah etwas Großes und Dunkles hinter dem Fenster, und ein Schrei; es war das Mädchen, das sprang … aus dem Fenster* [schließt die Augen, schüttelt den Kopf]. *Ein Fuß blieb am Balkon hängen und dann unten auf der Straße. Wir hörten Schreie, und sie lebte noch, und wir Kinder wurden wieder im Badezimmer eingeschlossen* [macht eine entsprechende Geste mit der Hand]. *Dann fragte ich, was mit Lena passiert sei, und sie sagten: »Sie ist ins Krankenhaus gebracht worden, es geht ihr bald wieder gut«* [imitiert die fälschlich ruhige Stimme der Erwachsenen]. *Aber ich wusste, dass das nicht stimmte.* Es gab eine weitere Familie aus Westpolen, eine Mutter, einen Vater und eine Tochter, die vielleicht vier, fünf Jahre älter war als ich. Ihr Name war Lita, und sie hatte einen kleinen Bruder. Sie waren nicht so verängstigt. Lita war … sie hatte mütterliche Instinkte. Sie kümmerte sich um uns Kinder, alle, die dort lebten. Sie spielte mit uns und brachte uns verschiedene Dinge bei. Sie las uns vor. Sie mussten arbeiten. Mein Vater durfte nicht als Arzt arbeiten. Also backten meine Mutter und die Frau meines Onkels Kuchen und verkauften sie. Die Erwachsenen arbeiteten also, und Lita passte auf uns auf. Aber dann wurden auch sie verhaftet. Kurz darauf sah ich eine Gefangenenkolonne auf der Straße. Es waren Mädchen aus dem Arbeitslager, und da war Lita mit einer Schaufel [zeigt mit dem Arm, wie Lita die Schaufel über ihrer Schulter trug]. Sie marschierten, sozusagen. Als ich sie sah, dachte ich nicht … Ich rief einfach: »Lita!«, und sie sah mich an und wendete sich ab. Da begriff ich, dass ich still sein musste. Ich durfte nicht tun, was ich gerade getan hatte. Ich werde ihr Gesicht nie vergessen. Sie war ein wunderbarer Mensch. Ich glaube, ihre Eltern und ihr Bruder waren bereits tot. Sie war in einem Arbeitslager. Ich erinnere mich nicht an ihren Familiennamen [Schweigen].

I: Sie war ein wichtiger Mensch.

E: Ja, für alle Kinder. Sie war wie eine Lehrerin. Wir mochten sie. Sie war wunderbar [schweigt].

I: Sie erinnern sich nicht an ihren Nachnamen. Erinnern Sie sich an Lenas Nachnamen?

E: Nein, Kinder fragen nie nach dem Nachnamen. Lena redete nie mit anderen Kindern. Sie hatte Angst, sie blieb zu Hause, aber Lita kümmerte sich um uns andere. Das waren Dinge, über die wir vielleicht beide die Leute reden hörten, die wir aber auch selbst sahen.

I: Gibt es andere Dinge, die Sie sahen oder hörten, über die Sie berichten möchten?

E: Dies ist etwas über die Zeit, als meine Eltern noch am Leben waren. Die Leute fingen an, über das Getto zu reden. Die Erwachsenen diskutierten darüber, »was kann es sein«, und alle, an die ich mich erinnere, kamen und sagten: »Es müssen Arbeitslager sein, es kann einfach nicht sein, dass sie massenweise Menschen ermorden.« Wenn es Arbeitslager sind, ist es möglich, weiterzuleben, der Teil mit der Arbeit ist härter … aber akzeptabel. Ich habe keine Erinnerung an jemanden, der glaubte, dass das, was vor sich ging, möglicherweise schlicht und einfach Mord sein könnte. Also hatten wir keine so schreckliche Angst davor.

I: Was geschah dann?

E: Sie fingen an, das Getto einzurichten. Und dann fand meine Familie eine Familie in diesem Bezirk, und die entschieden sich, welche Wohnungen, und sie waren dabei, umzuziehen. Und dann kam mein Vater und sagte, dass etwas Schreckliches vor sich geht. Sie greifen nur Juden heraus. Also dürfen wir nicht hinausgehen. Wir müssen uns verstecken. Dann war es Luvisa, die als Dienstmädchen bei meinem Onkel angestellt war, sie fand einen Raum ohne Fenster. Ich weiß nicht, wo das war. Es war feucht und dunkel, aber niemand wusste, dass es einen solchen Raum gab, so einen Platz hinter den Vorhängen im gleichen Haus. Als es dunkel war, brachte sie alle dorthin. Und ich sollte mit ihnen gehen, aber mein Ohr war entzündet, also sagte Luvisa: »Nein, sie kann bleiben, denn sie ist krank.« Sie war also bei mir. Nachts, wenn es dunkel war, brachte sie Wasser und Essen, damit niemand es sah. Und ich schrieb ihnen kleine Nachrichten. Ich erinnere mich daran, dass es nach meinem Geburtstag war.

I: Der wievielte Geburtstag?

E: Ich war elf geworden, das war es. Mein Geburtstag war am 24. Juli, und dann waren wir zusammen. Es war normal. Eines Tages sagte Luvisa: »Schnell, unter den Küchenschrank!«, und sie schob. Sie musste mich hineinquetschen, weil es so eng war, sodass der Küchenschrank fast auf mir stand. Sie sagte: »Nimm die Hand vor den Mund und atme eine Zeit lang nicht.« Nach einiger Zeit kamen die Deutschen und einige polnische Nachbarn. Und sie suchten mich. Ein Mädchen war verschwunden, und ich erinnere mich daran, dass ich dort lag und versuchte, nicht zu atmen, und ich konnte ihre Stiefel sehen, und ich dachte, dass, wenn man einen Vogel oder ein Tier ansieht, dann bewegt es sich nicht, aber wenn man seinen Kopf bewegt, fliegt er weg. Also sollte ich nicht hinsehen, damit sie meinen Blick nicht fühlen. Also schloss ich meine Augen [E schließt die Augen]. Und dann sahen sie überall und im Küchenschrank nach, bevor sie gingen. Und dann sagte Luvisa: »Du kannst herauskommen.« Ich dachte: »Meine Familie – sie sind weg!« Luvisa fuhr fort: »Du kannst nicht hierbleiben, denn sie suchen dich. Du musst weglaufen, aber wir werden warten, bis es dunkel wird. Wenn du weinst, erregst du Aufmerksamkeit, du musst dich also normal verhalten.« Wir warteten, bis es dunkel war, und dann fuhren wir zum Bahnhof und fuhren weit, weit weg, ich weiß nicht mehr, wie lange.

I: Erinnern Sie sich daran, was Sie dachten?

E: *Ich dachte einfach, dass ich nicht verstehen konnte, ich dachte nicht, dass es wahr sein konnte. Ich dachte, das müsste ein Albtraum sein, den ich habe, dass ich aufwachen würde. Es ist nicht möglich, »nicht sie«. Gleichzeitig musste ich dichthalten, nichts nach außen zeigen.* Also kamen wir nach – ich dachte, was passiert jetzt, was sollte ich tun, jetzt bin ich alleine. Ich kann nirgendwo hingehen. Aber Luvisa war da. Und sie sagte nicht viel, sie kümmerte sich einfach um mich. Es war nicht das, was sie sagte. Ihre Körpersprache beruhigte mich ein bisschen. Dann kamen wir an, … und es war dunkel, nachts, in einem kleinen ukrainischen Dorf. Alle schliefen. Sie ging mit mir zu einer »serke«, das ist eine kleine griechisch-orthodoxe Kirche. Ich erinnere mich, dass sie mir sagte, ich solle warten. Und dass sie den »Popen« holen würde. Das ist ihr Priester. Ich glaube, sie wurde in diesem Dorf geboren. Ich weiß es nicht, es ist nur eine Vermutung. Sie kannte den Priester. Sie kam mit diesem »Popen« heraus. Sie sagte ihm, dass ich ihre Tochter sei, unehelich geboren, das Ergebnis einer Beziehung mit einem Juden. Sie wollte, dass er mich tauft und mir eine Geburtsurkunde ausstellt. Datiert auf mein wirkliches Geburtsdatum. Er taufte mich. Das war das erste Mal, dass ich in einer »serke« war. Es war Nacht, und alles war seltsam und fremd und beängstigend, aber trotzdem, als er mich fragte: »Wie möchtest du heißen?«, sagte ich, dass ich einen Namen wolle, der so ähnlich war wie Emmi. Ich dachte mir, dass ich, wenn mich jemand ruft, erkennen will, dass ich es bin, die sie meinen. Also suchte ich einen Namen aus, der meinem wirklichen Namen ähnlich war. Dann blieben wir nicht besonders lange. Wir nahmen den Zug zurück nach Lvov, eine lange Zugfahrt. Da fand Luvisa ... mietete ein Zimmer in einem Viertel von Lvov, wo der größte Teil der Bevölkerung Volksdeutsche oder Reichsdeutsche sind. Das war sehr klug von ihr. Das war das Beste, was man finden konnte. Sie mietete ein Zimmer. In der Nähe des Hauses gab es eine Polizeistation. Die Frau, wo sie sich einmietete, war Polin, und ich bin mir sicher, dass sie wusste, wer ich war, aber wir sprachen nie darüber. Sie versuchte, sich so zu verhalten, als sei sie garstig und streng, aber sie war sehr nett. Und sie war in einer wirtschaftlich viel besseren Lage als wir. Weil Luvisa, um es ganz offen zu sagen, schmuggelte Lebensmittel. Sie handelte mit Lebensmitteln, und das bedeutete, dass sie viel herumrennen, nachts arbeiten und schwere Säcke schleppen musste. Sie verdiente sehr wenig Geld, aber wir waren nie hungrig. Das Essen war einfach, aber ich war nie hungrig. Und sie war ... wir redeten sehr wenig miteinander, aber sie war wirklich nett. Sie mochte mich. Es kam mir nie in den Sinn, dass ich zu Hause mithelfen sollte, weil ich das nicht gewöhnt war. Also machte sie die ganze Hausarbeit, obwohl sie so hart arbeitete. Sie wusch mein Haar. Sie war wunderbar.

I: Wie trugen Sie Ihr Haar?

E: Ich hatte ziemlich lange Zöpfe, lange Zöpfe. Ich hatte Läuse. Ich hatte die Krätze. Wie alle anderen Kinder. Ich hatte nie Hunger, und ich habe nie gefroren.

I: Sie sagten etwas darüber, wie Sie glaubten, dass sie eine kluge Wahl getroffen hatte, als sie beschloss, in diesem Viertel zu leben. Bitte erklären Sie, was Sie damit meinten.

E: Nun ja, hmm, ich glaubte, dass niemand auf die Idee kommen würde, dass sich ein Jude unter Deutschen und genau neben einer Polizeistation verstecken könnte. Das ist eine Tatsache. Wer würde sich das trauen, so wie ich aussah. Darauf baute ich. Ich hatte zwei Freundinnen. Ein

Mädchen in meinem Alter, das eine Reichsdeutsche war, und die andere war Volksdeutsche. Ich war mir sehr bewusst, was ich tat, auch wenn ich so jung war. Ich dachte so: Wenn wir zusammen spielen, kann niemand den Verdacht hegen, dass ich Jüdin bin, denn ihr Vater, der Vater des reichsdeutschen Mädchens, er war in der SS, glaube ich. Ich erinnere mich an seine Lederstiefel und seine Art.

I: Gingen Sie auch zu ihr nach Hause?

E: Wir lebten im gleichen Haus. Und ich fragte … Sie gingen mitten im Winter schwimmen, da war ein Schild für Deutsche … und wir gingen zusammen … ich! Ich ging dorthin. Weil ich glaubte, es sei am sichersten, bei ihnen zu sein. Dann war in dem anderen Haus eine polnische Familie, und sie waren Hauswirte. Es war eine polnische Familie, und sie hatten eine Tochter in meinem Alter. Und diese Leute waren echte Freunde. Diese Leute, sie ließen sich nichts anmerken, aber sie wussten, wer ich war. Sie hatten mich gern, und sie waren wunderbar. Und der Vater der Familie, er war Schreiner. Machte er ein Spielzeug, ein Geschenk für seine Tochter, dann machte er genau das gleiche Stück für mich, jedes Mal. Dann tauchte eine Prostituierte auf, die versuchte, uns zu erpressen. Sie ging zu Luvisa. Sie sagte, sie würde am nächsten Tag wiederkommen, und sie wollte Geld, andernfalls würde sie melden, dass Luvisa ein jüdisches Kind hatte. Luvisa war außer sich. Und sie fragte mich, was wir tun sollten. Hatten kein Geld. Also sagte ich, dass ich mit Bronjas Vater sprechen würde. Und ich ging dorthin. Ich sagte nicht, dass ich Jüdin bin, das traute ich mich nicht. Ich sagte, dass diese Frau, wenn sie kommt, Geld will, ansonsten würde sie zu den Deutschen gehen. Und ich höre Bronjas Vater sagen: »Immer mit der Ruhe, ich kümmere mich um sie.« Und das tat er. Ich weiß nicht, was er machte. Wir sahen sie nie wieder. Nie. Bei ihnen zu Hause bekam ich oft etwas Obst, etwas zu essen, das ein bisschen besser war. Beide arbeiteten. Sie waren echte Freunde.

I: Wie hießen sie?

E: Ich weiß es nicht. Das Mädchen hieß Bronja.

I: Und der Stadtteil?

E: Die Polen waren nur als Hauswirte da, all die anderen gehörten zur deutschen Aristokratie. Vielleicht waren die Gebäude ein bisschen neuer, der Komfort ein bisschen besser. Die Straße hieß Totochiega 8.

I: Gingen Sie während dieser Zeit in irgendeine Schule?

E: Ich ging fast sofort zur Schule. Ich war in der gleichen Klasse, in der ich zuvor gewesen war, weil ich mit sechs Jahren in die Schule gekommen war. Ich konnte das. Aber ich begriff, dass ich Durchschnitt sein musste, ich kann nicht besser und ich kann nicht schlechter sein. Ich gab mir große Mühe, in der Mitte zu liegen, nicht zu gut zu sein. Luvisa war oft weg, also dachte ich, es sei klug, das Gleiche zu tun wie die anderen Kinder. Sie waren Katholiken. Sie gingen zur Kirche. Ich war nie im Leben in einer katholischen Kirche gewesen. Ich hielt mich ein paar Schritte hinter den anderen und machte genau das, was sie machten. Wenn sich also ein Mädchen mit ihrer linken Hand hinter dem Ohr kratzte, machte ich das auch. [E zeigt, wie sie sich hinter dem Ohr kratzt]. Ich wusste nicht, was wichtig war und was nicht. Und ich lernte sehr schnell. Ich fühlte mich in der Kirche sicher, weil es dort drin so dunkel war. Ich konnte knien und mein Gesicht verbergen [E beugt sich vor und zeigt wie], sodass mich die Leute nicht anstarren konnten. Ich erregte Aufmerksamkeit. Wenn ich draußen war, konnte ich die Frauen flüstern hören: »Jüdin, Jüdin.« In der Kirche war ich fast unsichtbar. Ich ging viel zur Kirche. Und ich hörte die Predigten, und sie waren sehr schön. Also fing ich an zu glauben. Ich wurde eine gläubige Katholikin, obwohl ich in der griechisch-orthodoxen Kirche getauft worden war. Aber ich hatte Vertrauen zum Priester. Ich kannte alle Lieder, alle Rituale, alles, aber heute erinnere ich mich nicht mehr an viel. Die anderen Mädchen gingen also zur Erstkommunion. Also ging ich auch. Luvisa ... wir redeten nicht über Religion, sie ging nie zur Kirche, soweit ich weiß, ich glaube also nicht, dass sie gläubig war. Aber sie respektierte, was ich tat. Als ich ihr erzählte, dass ich zur Erstkommunion gehen würde, lieh sie für mich irgendwo eines dieser hübschen weißen Kleider aus, ich habe ein Foto von mir ... Ich glaubte daran. Die Worte waren schön. Ich vertraute den Priestern. Also ging ich zu meiner ersten Beichte. Wir hatten zwei Priester. Die Kirche in unserem Teil der Stadt war die Maria Magdalena Kirche, und die Schule, wo wir wohnten, gehörte zu ihr. Es gab zwei Priester, einer war jung, witzig, alle Mädchen mochten ihn, und alle Mädchen wollten bei ihm beichten. Der andere war älter, dick, glatzköpfig. Er war sehr ernst.

Aber niemand wollte bei ihm beichten gehen. Aber es gab zu viele Leute, also landete ich bei ihm. Also musste ich zu dem gehen, zu dem ich nicht gehen wollte. Das Erste, was ich ihm sagte, war: »Ich bin Jüdin.« Und er sagte zu mir: »Bevor du deine Beichte ablegst, musst du versprechen, dass du zu keinem anderen Priester gehst. Dass du immer zur mir zur Beichte kommst.« Und ich versprach es ihm. Später fand ich heraus, dass er vielen Menschen half und dass der andere Priester zu den Deutschen hielt. Ist das nicht wie etwas von Szymborska*?

Band 3

I: Sie wollten gerade erzählen, wie es war, wenn Sie jeden Morgen aufwachten.

E: *Ja, ich habe begriffen, dass ich sehr jüdisch aussehe, und das Einzige, was ich tun konnte, war, nicht jüdisch zu sein. Also habe ich mich entschieden. Ich bin eine blonde Ukrainerin.* [Sie schließt die Augen, lehnt den Kopf zurück und legt ihre Hand in den Nacken.] *Wenn ich die geringsten Anzeichen von Beunruhigung zeige, ist es vorbei! Man muss glücklich und entspannt sein, und ich versuchte, das die ganze Zeit zu sein. Mir nicht das Geringste anmerken zu lassen, auch wenn ich »Jude« hörte! Ich konnte ihnen zulächeln.* [Sie dreht den Kopf zur Seite, schließt die Augen, zuckt mit den Schultern.] *Ich tat das jeden Tag, aber es war … eine Qual. Die ganze Zeit spürte ich die Blicke der Leute, und ich wusste, ich musste unsichtbar sein. Aber das war unmöglich, also war ich sehr sichtbar.*

I: Sie sagten, es war eine Qual?

E: Ja, es war eine Qual, jede Sekunde, vorzugeben, Ukrainerin zu sein, und gleichzeitig vor allem Todesangst zu haben. Das war das Schlimmste. Ich glaubte damals, dass sie die Juden auf der ganzen Welt töten würden. So wusste ich, dass ich sterben muss, und so dachte ich über all die Möglichkeiten nach, wie man sterben kann. Ich betete zu Gott … Ich beschloss, dass es das Beste wäre, in den Kopf geschossen zu

---

* Lyrikerin und Nobelpreisträgerin, deren Gedichte E später las

bekommen. Also betete ich zu Gott, dass mir in den Kopf geschossen würde.

I: Wovor hatten Sie am meisten Angst? Was war das Schlimmste?

E: Schmerzen, Schmerzen, Schmerzen, Schmerzen. Das beeinflusste meine Berufswahl, meine Spezialisierung, die Anästhesie [sie ist Anästhesistin]. Mein Leben beeinflusste meine Berufswahl. *Ich wollte schnell und schmerzfrei sterben.*

I: Sie waren gezwungen, Ihre Gedanken in diese Richtung zu lenken?

E: Ja. Und das gleichzeitig nicht zu zeigen.

I: Hmm, nein. Trauten Sie sich, hatten Sie irgendwie Raum, um Ihren Gedanken über das, was Ihrer Familie zugestoßen war, Luft zu machen?

E: Nein, nein. Ich habe versucht ... das lag hinter mir. Jetzt musste ich jede Sekunde daran denken, mein eigenes Leben zu retten.

I: Sie machten einen Schritt nach dem anderen?

E: Ja, nachts, wenn wir ins Bett gingen, wir schliefen zusammen in einem kleinen Bett, Luvisa und ich, dann dachte ich, dass es dunkel war, niemand sah mich an, vielleicht würde ich die Nacht durchschlafen können. Dann hätte ich es geschafft, einen weiteren Tag am Leben zu bleiben – das ist Folter, die ganze Zeit.

I: Und was geschah dann?

E: Einmal gingen wir, meine deutsche Freundin und ich, die Straße hinunter. Und da ging ein Deutscher auf das deutsche Mädchen zu, der Polnisch sprach. Er sagte: »Komm einen Moment her. Ich möchte mit dir reden.« Sie traten an die Seite. Dann kam sie zurück. Sie fing an zu lachen. »Weißt du, was er gesagt hat?! Er hat gesagt, dass du eine Jüdin wärst und dass er deine Adresse haben will. Natürlich hat er deine Adresse bekommen.« Und da glaubte ich, jetzt sei alles vorbei. Und ich fühlte, wie ich ganz blass wurde, aber ich durfte es nicht zeigen. Also setzte ich mich auf die Straße und fing an, an meinen Schuhen herumzumachen, um mich unter Kontrolle zu behalten. Ich hatte das Gefühl, dass das jetzt mein Untergang wäre. Aber ich bekam mich recht schnell unter Kontrolle, und wir redeten, als sei nichts geschehen, und dann dachte ich: »Was soll ich jetzt tun, ich muss eine Entscheidung treffen, ich muss etwas tun.« Also sprachen wir noch ein bisschen miteinander, und dann sagte ich, ich muss gehen. Tschüss. Ich dachte so, dass ich jetzt nirgendwo, nirgendwo mehr hingehen kann. Dann dachte ich an Luvisa. Es ist ihr Leben. Sie ist gerade nicht da. Ich weiß, dass dieser Mann wartet. Luvisa weiß von nichts. Überrumpelt zu werden, das ist das Schlimmste. Ich muss mich zusammennehmen. Und ich muss als Erste dort sein und meine Tarnung als Ukrainerin aufsetzen, bevor er kommt. Ich glaube, das war das Schwierigste. Ich riss mich zusammen. Ich ging nach Hause, und er war da. Luvisa war nicht zu Hause. Ich betete zu Gott, dass sie nicht kommen möge. Wenn ich das nicht durchziehen kann, trifft es nur mich, dachte ich. Dann würde sie es vielleicht schaffen, denn sie riskierte ihr Leben genauso wie ich meins. Und er war da. Er war Deutscher, und er sprach Polnisch. Er sagte: »He du, wo warst du?« »Wer, ich? Wo? Ich war in der Schule«, sagte ich, und: »mit meinen Freunden«. Ich war Ukrainerin. TIEF DRINNEN WAR ICH UKRAINERIN. Er sagte: »Ich warte, weil ich mit deiner Mutter sprechen will.« »Ja, natürlich«, sagte ich. »Natürlich. Bitte, setzen Sie sich doch. Ich muss etwas essen, weil ich schon ziemlich lange nichts mehr gegessen habe.« Ich aß, und wir redeten über die Schule. Und er redete von meinem Vater. Luvisa und ich, wir hatten keine Geschichte vorbereitet. Wir hatten uns nicht vorbereitet, also musste ich improvisieren. Ich sagte, mein Vater kämpfe im Krieg. Er sagte: »Schreibt er dir?« Ich sagte: »Natürlich schreibt er mir.« Er fragte: »WO ist er?« Ich sagte: »Ich weiß nicht, ob sie eine Adresse draufschreiben dürfen. Da stehen einige Zahlen, ich weiß nicht. Aber er hat versprochen, dass er zurückkommen wird, er wird sicher zu mir zurückkommen.« »Siehst du deiner Mutter ähnlich?« »Nein, ich sehe eher meinem Vater ähnlich, aber am ähnlichsten sehe ich meiner Großmutter«, sagte ich. Und dann fragte er, wie mein Vater aussah. »Er ist der Bestaussehendste von allen«, sagte ich. Und fand ich eines ihrer Fotos, von einem Mann, vielleicht aus ihrer Familie oder ihr Freund, ich weiß es nicht. Er war dunkelhaarig, aber typisch ukrainisch, mit einem dieser Hemden, die sie tragen. »Er ist der beste Vater auf der ganzen Welt.« Er saß vielleicht zwei Stunden da, und als er ging, war er überzeugt, dass ich Ukrainerin bin. Bevor Luvisa nach Hause kam. Ich war völlig fertig. *Ich sagte mir, dass, wenn das Mädchen mich nicht gewarnt hätte, hätte ich es nicht geschafft.* Also verdanke ich ihr mein Leben. Um das Ganze noch kurioser zu machen – als die Deutschen zu fliehen begannen, floh auch ihre Familie, und sie … Sie schickte mir einen Brief mit ihrer Adresse, die geheim war. Und ein Bild von ihr!

I: Was dachten Sie?

E: *Dass ich sie liebte!* Ganz einfach, dass ich sie sehen wollte. Sie hatte Vertrauen zu mir. Sie flüchteten, sie würden getötet werden, und sie, sie durfte nicht, ihre Eltern ließen nicht zu, dass sie zu irgendjemandem Kontakt aufnahm und ihre Adresse weitergab. Und sie tat es. Ich hoffe, dass sie ein gutes Leben hat.

I: Sie hieß?

E: Johanna Höpting, aber ich weiß nicht, wie sie sich richtig schreibt.

I: Aber Sie denken oft an sie zurück?

E: Oh ja, ja, oft, oft. Es war ihre Warnung, die mich in der schlimmsten Zeit rettete. Dass sie mir später ihr Vertrauen schenkte, als sie es war, die sich in Gefahr befand. Das ist etwas … Schließlich waren wir nur kleine Mädchen, es war ihr nicht bewusst, was sie tat, als sie mich warnte, sie wusste es nicht.

I: Ein Teil von ihr verstand, dass es wichtig war.

E: Ja [atmet tief durch] … ich weiß nicht, was ihre Eltern dachten. Ich sah sie mehrmals am Tag, ich weiß nicht … Wir waren andere Menschen. Wir hatten einen Deutschen, einen Wehrmachtsmann, der im gleichen Haus lebte, der mich gern hatte. Er wusste nichts über mich. Aber er hatte eine Tochter in meinem Alter. Er sagte, dass ich es geschafft hatte, seine Tochter würde es auch schaffen. Er hatte mich gern.

I: Bekamen Sie einen Einblick in das Leben der deutschen Familien?

E: Ja, in meinen Augen hatten sie ein sehr gutes Leben. Sie hatten reichlich zu Essen, viele Kleider und lebten in meinen Augen ein Leben im Luxus. Ich hörte sie nie über Juden reden. Nie über Politik. Nie. Also weiß ich nichts über ihre Meinungen und Vorstellungen. Ich konzentrierte mich die ganze Zeit darauf, mir zu sagen: »Ich bin eine blonde Ukrainerin.« Das war meine Lebensaufgabe, die ganze Zeit, jede Stunde und jede Minute.

I: Gab es irgendwelche neuen Vorfälle, die später passierten, und die sich anfühlen …?

E: Keine Gräuel mehr. Nicht, wenn Sie Deutsche meinen. Nicht über mein

Jüdisch-Sein. Und was die Russen angeht, konnte ich offen sagen, wer ich war und wie ich hieß. Es war schwer für mich, das zu glauben, aber so war es.

I: Sie sprachen vorhin über Ester. Wann kam Ester dorthin, wo Sie und Luvisa wohnten?

E: Ich weiß es nicht. Ich erinnere mich nicht. Ich war schon eine ganze Zeit bei Luvisa gewesen. Sie war untergetaucht, es war vielleicht 1943. Vielleicht '44. Die zwei älteren Damen, die sie versteckten, ich weiß nicht, was sie verängstigte. Sie wollten sie loswerden. Dort hätte sie es geschafft.

I: Und dann blieb sie kurze Zeit bei Ihnen und Luvisa?

E: [Sie wird sehr still, hält ihre Tränen zurück.] *Weil … es macht mich traurig … weil ich es wusste, sie es wusste, Luvisa es wusste. Und wir alle drei sprachen darüber, und wir waren derselben Meinung, dass es die einzig mögliche Lösung war. Das stimmt, so war es.* Heute ist das ein Verbrechen. Es war das Beste … Sie wuchs heran, sie bekam bereits Brüste, und was mit ihr passieren würde, also war ein schneller Tod besser. Und sie entschied sich dafür. Und ich glaubte, es sei das Beste, und Luvisa glaubte auch, es sei das Beste. Es gab keine Wahl. Keine Wahl. Dann [eine andere Geschichte] gab es dieses kleine Mädchen, das auf der Straße stand, über das ich in dem Brief geschrieben habe [ein Brief an mich vor dem Interview], es stand auf der Straße vor der Polizeistation, wo, wo ich lebte. Ein kleines Mädchen, das sich irgendwo versteckt hatte, sie war klein, stand da umringt von polnischen Frauen, ihr Haar war wasserstoffgebleicht. Schlecht gebleicht. Sie war panisch. Sie stand einfach da, bekreuzigte sich, sprach das Vaterunser von vorne bis hinten, immer und immer wieder. Die Frauen, die um sie herumstanden, warteten auf die Polizei. Sie war schon entdeckt worden. Sie fragten: »Wo wohnst du? Wo ist deine Mutter?« … *»Meine Mutter lebt im Schrank.«* Ich dachte, ich stand da etwas im Hintergrund, ich dachte, dass diese Frauen Mütter sind, sie sind Töchter und Schwestern, *und nicht einer von ihnen kam es in den Sinn, sie zu trösten.* Es war zu spät, sie zu retten. Zu viele wussten Bescheid. Aber sie hätten ihr wenigstens etwas Zuspruch geben können, sagen können: »Hab keine Angst. Es wird schnell gehen.« Sie sagten Dinge über sie, während sie direkt danebenstand. Und ich, ich traute mich nicht näher heran, denn dann hätten sie mich mitgenommen. Und *das lastet auf meinem Gewissen* [ihre Stimme ändert sich].

I: Wie denken Sie also darüber?

E: Ich hätte zu ihr hingehen sollen, ich hätte sie in den Arm nehmen sollen, zusammen mit ihr sterben sollen, damit sie nicht alleine gewesen wäre und keine Angst gehabt hätte. Das denke ich. Ich denke daran, wie es für sie war. Sie war ein kleines Mädchen. Allein. Und niemand, der sie tröstet.

I: Sie waren auch ein Kind.

E: Ja, aber ich war älter. Ich hätte sie trösten können … Ich ging einfach weg. Ich verschwand. Es ist einem nicht wohl dabei, wenn man so etwas macht. Ich werde dieses Mädchen nie vergessen. Ich wusste, dass ich nichts tun konnte, und doch fühlte ich mich schuldig [seufzt, schweigt]. Ich hoffe, dass es schnell ging. Das ist alles, was man tun kann, hoffen. Man muss das akzeptieren.

I: Was geschah noch?

E: Die russische Besatzung. Ich war nicht glücklich. Die ganzen Erwachsenen, die da waren … Wir hatten eine deutsche Besatzung gehabt, jetzt hatten wir eine russische Besatzung. Wo war der Unterschied? Aber für mich gab es einen Unterschied, das kann ich Ihnen sagen. Luvisa sagte: »Jetzt solltest du zu deiner Tante gehen, der Schwester deines Vaters.« Ich wusste, dass sie lebte. Ich kannte sie kaum. Ich empfand nichts, keine Wärme, keine Kälte. Gar nichts. Luvisa setzte mich in den Zug. Ich hatte fast gar nichts bei mir. Luvisa änderte ihre gute Sonntagskleidung für mich, sodass ich immer saubere Kleider ohne Löcher hatte. Und sie nicht. Sie war krank. Ich verstand es damals nicht. Wir schliefen nebeneinander. Sie hustete viel. Sie hustete Blut. Sie war schweißgebadet. Sie hatte Tuberkulose. Aber ich dachte nicht darüber nach, verstand es nicht. Kinder sind ziemlich egoistisch. Ich hatte Angst, ich dachte an mich selbst, und ich dachte daran, sie zu beschützen. Aber ich dachte nie daran, dass sie krank war. Nie. Aber sie war es. Wir verabschiedeten uns, und ich fuhr weg. Jetzt war das Schlimmste vorbei. Aber nicht für mich. Vielleicht sollte ich das nicht sagen. Aber sie leben nicht mehr, also ist es egal. Ich kam also im Haus meiner Tante an. Sie war Zahnärztin. Und ihr Mann war Anwalt, Notar. Und sie hatten zwei Töchter – eine aus einer früheren

Ehe, es waren also keine Schwestern. Sie waren zehn Jahre älter als ich, junge Erwachsene. Sie hatten im Haus einer polnischen Familie überlebt, die Doppelwände hatten. Sie lebten mit vier Personen zwischen den Wänden. Sie zahlten dafür, aber trotzdem. Die polnische Familie hatte zwei Kinder im gleichen Alter wie ihre, sie riskierten also ihr eigenes Leben und das ihrer Kinder. So kam ich dort an, und eines der ersten Dinge, die ich hörte, war, dass es schade war, dass ich überlebt hatte und nicht mein Cousin. Denn er war »so reizend nett, gescheit und liebenswürdig«, und ich war das nicht. Das stimmte. Ich hörte das immer und immer wieder. Es tat weh. Und sie ließen mich auch wissen: »Du isst unser Brot, und wir erwarten, dafür eines Tages bezahlt zu werden.« Also versuchte ich, so wenig wie möglich zu essen. Es war mühsam. Außerdem kam ich als gläubige Katholikin dorthin. Und sie verboten mir, zur Kirche zu gehen, aber ich ging trotzdem. In der Schule war ich jüdisch. Wenn wir Religion hatten und der Priester kam, musste ich die Klasse verlassen. Es war egal. Ich war jüdisch. Ich durfte nicht bei den ganzen Kindern sitzen. Ich hatte ein Getto im Klassenzimmer, eine kleine Ecke, einen kleinen Tisch. Ich hatte keine Freunde, natürlich, weil sie gewöhnliche, normale Kinder waren, und ich war unrein, ich war anders. Und ich schämte mich dafür, Jüdin zu sein, und ich dachte sogar, es wäre etwas Schreckliches, jüdisch zu sein, all die Jahre, ich dachte, ich wäre nicht so gut wie die anderen. Aber das ging schnell vorbei. Ich hatte auch solche Probleme. Das Schlimmste von allem war, dass meine Tante mir verbot, Luvisa zu schreiben. Sie sagte zu mir: »Du bist keine Erwachsene, du isst unser Brot, und du musst das tun, was ich sage. Wenn du ihr schreibst, wird sie Ansprüche stellen. Sie will, dass ich ihr Geld gebe. Also verbiete ich dir, ihr auch nur ein Mal zu schreiben. Wenn du groß bist, kannst du machen, was du willst.« Ich gehorchte. Ich begriff nicht, dass Luvisa sterben konnte. Ich dachte nicht daran. Ich schrieb ihr nie. Ich hätte heimlich schreiben können. Das tat ich nicht. Ich wurde gezwungen, zu gehorchen. Ich aß wirklich ihr Essen, ohne dafür zu zahlen. Dann traf ich auf der Straße eine Frau, die bei Lvov lebte, und sie sagte zu mir: »Weißt du, dass Luvisa gestorben ist? Sie hatte schwere Lungenblutungen.« Man kann die Zeit nicht zurückdrehen und nachholen, was man versäumt hat. Ich bin … [Ihr

Gesicht ist angespannt, sie schweigt, und sie schüttelt den Kopf.] Ich bin mir sicher, dass ich das nie vergessen werde.

I: Sie sagen, dass Sie die Zeit nicht zurückdrehen und das nachholen können, was Sie versäumt haben.

E: Nein, das kann man nicht ... Vielleicht glaubte sie, dass ich undankbar bin. Ich war nie undankbar. Ich wusste genau, wie viel sie mir bedeutete. Aber ich war zu jung und zu dumm.

I: Sie hatten sich in Ihrem Leben viele Jahre lang an all die Anforderungen anpassen müssen, die von Menschen in Ihrem Umfeld gestellt wurden.

E: Ja [langes Schweigen] ... ja ... Und dann stellte ich fest, dass es andere Juden gab, die überlebt hatten. Ich hatte gedacht, dass ich die Einzige wäre. Es gab meine Tante und ihre Familie, und dann noch einer und noch einer, und dann fand ich heraus, dass es in P ein jüdisches Waisenhaus gab und dass dort jüdische Kinder lebten. Dann fand ich heraus, dass es in X eine Klosterschule gab, wo sie eine Reihe jüdischer Mädchen versteckt hatten. Nur Mädchen. Natürlich wagten sie es nicht, Jungs zu nehmen. Aber alle überlebten. Ich war nicht die einzige Jüdin auf der ganzen Welt. Und so begann ich zu auch denken, dass man sich dafür nicht schämen musste.

I: Wofür hätten Sie sich schämen sollen?

E: Dass ich Jüdin bin. Ich glaubte, das sei etwas, wofür man sich schämen müsste. Dass ich eine Ausgestoßene bin. Das dachte ich.

Band 4

I: Wir sprachen über die Zeit direkt nach dem Krieg, als Sie anfingen, sich der Außenwelt zuzuwenden, und entdeckten, dass es da andere jüdische Kinder gab, die überlebt hatten. Was bedeutete das für Sie und Ihre Identität?

E: Dass ich nicht allein war. Dass es andere gab wie mich. Aber ich trat nicht an sie heran, weil ich eine gläubige Katholikin war. Also fühlte ich mich anfangs ein bisschen anders. Aber ich ging zur Schule, und ich hatte polnische Freunde, die sehr nett waren. Ich hatte keine Probleme später, in der weiterführenden Schule. Aber ich hatte Probleme zu Hause ... Ich durfte nirgends hingehen. Ich musste zu

Hause helfen. Ich wollte zu den Pfadfindern gehen, aber ich durfte nicht. Also ging ich zur Schule und dann nach Hause und dann erledigte ich die Hausarbeit.

I: Haben Sie jemals erfahren, was mit Ihren engsten Angehörigen geschehen ist?

E: Nein, nie.

I: Sind Sie nach Hause zurück?

E: Nein, das zu tun ist etwas, was ich mir überlegt habe. Jetzt habe ich das Gefühl, dass es der richtige Zeitpunkt ist, dass ich dafür bereit bin. Ich bin sicher, dass dort niemand mehr lebt. Aber ich will das Haus sehen, die Orte. Ich will es tun.*

I: Sie lebten also bei Ihrer Tante?

E: Ja, und da beschloss ich, dass ich studieren wollte, mit meiner Ausbildung weitermachen. Sie waren dagegen. Sie glaubten nicht, dass ich das tun sollte. Aber dann fand ich heraus, dass es ein Institut gab, das Zahntechniker ausbildete. Es gab eine solche Schule in V [Breslau]. Dann konnte ich meine Tante davon überzeugen, dass es gut wäre, wenn ich Zahntechnikerin werden würde. Ich fand heraus, dass es da ein Wohnheim für junge Juden gab, und ich dachte, das könnte eine gute Idee sein. Ich wurde angenommen und begann meine Ausbildung. Dort lebte ich unter ausschließlich jüdischen jungen Leuten. Ich hatte nicht das Gefühl, dass ich irgendetwas mit ihnen gemeinsam hatte. Es war nur, dass … Die meisten von ihnen kamen aus Russland. Die meisten von ihnen hatten gelesen, ich weiß nicht, wie es heißt, komsomolska, ich weiß nicht. Ich war wieder eine Außenseiterin. Ich beschloss, mich auf die Schule und das Lernen zu konzentrieren, und das machte ich. Es war eine dreijährige Ausbildung. Ich schlug mich gut. Dann wurde ich an der Universität angenommen und bekam ein Zimmer in einem Wohnheim für jüdische Studenten, wieder junge Juden. Es fiel mir schwer, über die Runden zu kommen. Ich hatte ein Stipendium, es war sehr schwierig … Es deckte nicht meine Kosten für Lebensmittel ab. Also machte ich jeden Nebenjob, den ich bekommen konnte. Dann bekam ich eine Stelle als Kindermäd-

* Anmerkung: Sie fuhr in der Folge dorthin und fand, dass es auf beängstigende Weise genauso war wie früher.

chen im Haus einer jüdischen Familie. Sie hatten zwei kleine Jungs, und ich liebte sie. Ich kann nicht sagen, dass ich zu ihrer Erziehung beigetragen hätte, denn sie machten mit mir, was sie wollten. Wir hatten viel Spaß, aber ich kann nicht sagen, dass ich dort die Rolle eines Lehrers gespielt hätte. Ich wohnte bei ihnen. Das bedeutete, dass ich Logis und Frühstück bekam, und ich konnte nur abends lesen, weil ich ziemlich viel zu tun hatte. Und nachdem ich eineinhalb Jahre an der zahnmedizinischen Universität gewesen war, fand ich heraus, dass ich Tuberkulose hatte und dass es ansteckend war. Als Erstes dachte ich an die beiden Jungs. Ich glaube, das Erste, was ich tat, war zu den Eltern zu rasen und zu sagen: »Schnell! Bringen Sie die Kinder zu einem Arzt«, weil ich sie mit Tuberkulose hätte angesteckt haben können. Aber Gott sei Dank waren sie gesund. Ich kam in die Klinik. Die Tuberkulose war ziemlich weit fortgeschritten [E nennt den Namen des Tuberkulosetyps]. Auf jeden Fall waren in Polen keine Medikamente verfügbar. Und wieder dachte ich: »Das Ende ist gekommen.« Ich musste jeglichen Kontakt abbrechen, weil ich eine ansteckende Krankheit hatte. Also schränkte ich all meine Kontakte mit Freunden und Kollegen ein, weil ich meine Krankheit auf niemanden übertragen wollte. Und so war ich wieder einmal völlig isoliert, allein und dachte, dass ich sterben würde. Aber ich studierte trotzdem weiter, und ich starb nicht. Meinen Lungen ging es immer schlechter, und ich war überzeugt, dass ich mich würde operieren lassen müssen. Aber ich wollte zuerst meine Berufsausbildung abschließen, als ich also erhielt … das letzte Jahr, das war es! Ich sagte ja zur Operation. Sie fand in Zakopane statt, und sie verlief gut. Meine Gesundheit kehrte zurück, und es bestand nicht länger die Gefahr, dass ich die Krankheit übertragen würde. Heute dachte ich: Oh, leben zu können, so kleine Dinge genießen zu können, die niemand sonst verstehen kann. Sie wertschätzen, einfach die Tatsache, dass die Sonne scheint, einfach, dass dort drüben eine Blume ist, die duftet, so kleine Dinge wie Kaffeetrinken, Herumsitzen und Nichtstun. Das kann ich genießen. Das ist das Leben, und ich glaube nicht, dass normale Menschen sehen, wie wunderbar das ist. Einfach leben zu können. Nicht hungrig zu sein, zu frieren, Angst zu haben. Das ist das Beste, was man vom Leben bekommen kann. Ich habe es.

I: Es klingt, als hätte dieses Gefühl angefangen, sich zu entwickeln, als Sie wussten, dass Sie diese Krankheit überleben würden.

E: Ja, und damals dachte ich nicht viel darüber nach, weil ich mein ganzes Leben lang gearbeitet habe, sehr viel.

I: Sie machten mit Ihrer Ausbildung weiter?

E: Ja, zuerst, als ich nicht glaubte, dass ich diese Krankheit überleben würde, schloss ich einen Fachlehrgang für Lungenkrankheiten ab. Ich arbeitete mit Menschen, die Tuberkulose hatten, sodass ich meine Krankheit nicht an gesunde Menschen weitergeben würde. Aber dann, als ich wieder gesund war, konnte ich tun, was immer ich wollte. Ich wollte in der Anästhesie arbeiten, und ich dachte, dass die Anästhesie, das ist einiges, das ist sehr kompliziert, aber das Erste, das Wichtigste am Anfang war, dass Menschen, die vor einer Operation stehen, Angst haben, dass jemand in ihren Körper schneidet, und das war es, wovor ich am meisten Angst hatte. Und so ist mein Platz hier. So kam ich zur Anästhesie. Ich habe es nie bereut. Ich las viel und arbeitete sehr hart, ich liebte meine Arbeit. Ich empfand Befriedigung, ich hatte das Gefühl, dass ich etwas Nützliches tat. Ich hatte oft Ärger mit meinen Vorgesetzten, aber bei den Patienten war ich immer höchst beliebt. Ich hatte nie Probleme mit den Mitarbeitern, denn ich war so weit unten gewesen, dass ich mich mit den Untersten identifizierte, nicht mit denen, die Macht hatten, nie. Wenn ich Ärger hatte, dann weil ich mich auf die Seite der Patienten stellte, ich verteidigte sie. Ich war vielleicht nicht immer besonders diplomatisch, aber so war ich eben. Ist man einmal so, bleibt man so. Aber ich liebte meine Arbeit.

I: Und in dieser Zeit trafen Sie auch Ihren Mann?

E: Ja, ich traf ihn, als sie mich für die Operation vorbereiteten und mich zur Lungenstation brachten … Es war in Zakopane, in Polen. Er war Patient, aber er war fast gesund, und ich war sehr krank. So trafen wir uns dort. Dann, nach der Operation, bestand ich meine letzten Examensprüfungen, und später besorgte er mir einen Job. Ich kannte niemanden, also machte er das. Seine Familie lebte außerhalb von Warschau. Er besorgte den Job, und wir zogen zusammen, aber ich wollte nicht heiraten, weil er Pole war. Und ich wusste, dass seine Mutter dagegen war. Und ich wollte nie Kinder haben, jüdische Kinder in Polen. Habe nie daran gedacht, aus Polen wegzugehen, weil ich niemanden sonst auf der ganzen Welt kannte. Ich konnte nirgends unterkommen. Ich musste mein Leben in Polen leben. Dann werde ich nie Kinder haben. Kein Kind darf das durchmachen, was ich durchgemacht habe. Und ich bereue es nicht. Ich bereue es nicht. Zunächst lebten wir zusammen. Aber später heirateten wir. Ohne seine Mutter, natürlich. Es war furchtbar für sie. Aber dann, nach ungefähr zwei Jahren, sagte ich zu ihm, dass sie seine Mutter sei und dass er sich nicht einfach von ihr abwenden könne. Ich sagte ihm, er solle sie besuchen. Sie war eine alte Frau. Und so fragte sie, ob sie bei uns bleiben könne, und ich sagte, natürlich, herzlich Willkommen! Und dann war sie es, die immer an meiner Seite war. Nicht an seiner. Als wir uns scheiden ließen, bekam er, mein Ex-Mann … sie sagte ihm die Meinung, denn sie glaubte, dass ich die Gute sei. Aber ich konnte nie Zuneigung zu ihr empfinden, denn was immer geschah, ich konnte nicht vergessen, was sie als Erstes zu mir gesagt hatte: »Wir sind adliger Herkunft, eine Familie der polnischen Oberschicht, und du wirst R heiraten.« Ich begriff, dass sie dumm war, alt … und sie war seine Mutter – aber sie lieben, das konnte ich nicht. Ich tat alles für sie, als sie krank war. Und sie hatte es gut, viele, viele Jahre. Und dann kam seine Krise, mit 50 Jahren, und er traf ein junges Mädchen und kam nach Hause und sagte: »Ich habe mich verliebt.« Ich sagte: »Ja, natürlich.« Wir gingen als Freunde auseinander. Für mich war es schrecklich, aber das ist etwas anderes. Aber es gab nie Streits und nie Geldsorgen, wir machten alles reibungslos. Er heiratete wieder, und dann wurde ich gefragt, ob ich eine Stelle in Schweden für jemanden vertreten würde. Und ich sagte ja, aber ich hatte große Angst, weil ich kein Talent für Sprachen habe. Ich dachte, Schwedisch sei wie Chinesisch. Das ist nicht möglich, dachte ich. Ich werde das nie schaffen. Ich nahm die vorübergehende Stellung in Köping an, und dort traf ich Familie L. Der Chef der Anästhesie versuchte, mich zum Bleiben zu überreden … Aber ich brauchte Zeit, also ging ich zurück nach Hause, und dann später fragten sie mich wieder, und ich traf meine Entscheidung, 1980. Ich ging nur für eine vorübergehende Stellung hin, und ich ging nicht wieder nach Hause zurück. Ich dachte, gut, ich bin geschieden, ich habe nichts mehr. Ich kann die Tür schließen und von vorne anfangen. Und so landete ich in Schweden. Ich bin sehr unbegabt, was Sprachen angeht. Die Krankenschwestern in Köping haben mir sehr viel geholfen, sehr viel. Ich hatte Glück, muss ich sagen, sie waren freundlich, und sie waren hilfsbereit, und ich denke voller Wärme an sie.

I: Ja, die Menschen halfen Ihnen also, sich im Arbeitsleben in Schweden zurechtzufinden, und Sie trafen eine Familie in Köping.

E: Ja, eine Familie, wo ich immer willkommen war. Und ich erinnere mich, dass ich Kurse am ABF* begann, um Schwedisch zu lernen. Ich erinnere mich, dass ich das tat, was ich aus Polen gewöhnt war. Ich sagte zur Lehrerin: »Sie müssen wissen, dass ich Jüdin bin.« Sie sagte: »Warum?« Und ich fragte mich, wie es sein konnte, dass das egal war. Das war das erste Mal in meinem Leben, dass es wirklich egal war. Sie dachte: »Was meinen Sie damit? Heißt das, dass Sie samstags nicht kommen können? Oder warum sagen Sie das???« Es war erschreckend. In dieser Hinsicht gibt es einen gewaltigen Unterschied zwischen Polen und Schweden. Es ist sehr wichtig, es sind …

I: Es ist dort immer noch sehr wichtig?

E: Oh ja! Oh ja! Ich kann Ihnen eine kurze, lustige Geschichte aus Polen erzählen. Ich hatte Dienst, und eine Patientin kam zu mir, eine Nonne, und sie wollte die Erlaubnis, zur Kirche zu gehen, zur Messe. Dann sagte ich zu ihr: »Sie sind keine meiner Patientinnen, also muss ich in Ihr Krankenblatt schauen.« Ich las es durch, da stand nichts, also sagte ich ihr, sie könne gehen, sie könne zur Kirche gehen. Sie war überglücklich, und so fragte sie mich: »Frau Doktor, Sie kennen die Hierarchie hier. Dieser Dr. K, ist er Jude?« Ich sagte ihr, dass er kein Jude war, und sie sagte: »Aber Dr. L, ist er Jude?« Ich sagte ihr, dass auch er kein Jude war. Dann sagte sie: »Aber wer ist hier jüdisch?« Ich sagte: »Nur ich.« Ihr Gesicht. Sie war sprachlos. Sie wurde blass und sah mich an, und nach langer, langer Zeit sagte sie: »Nun ja, das macht für mich keinen Unterschied, es macht gar nichts.« Genau. So war es. Als ich Arbeit suchte, ich arbeitete dort viele Jahre, als Anästhesistin dort, in der Lungenchirurgie, das konnte und kann ich am besten, Thoraxanästhesie, aber es kam mir in den Sinn … Aber

* Ein Verband für Erwachsenenbildung, der von schwedischen Gewerkschaften initiiert wurde.

es ist nicht gut, nur eine Sache gut zu können, also dachte ich daran, die Stelle zu wechseln, in ein Krankenhaus zu wechseln, das eine Geburtshilfe und Gynäkologie und Orthopädie hatte … all die verschiedenen Fachgebiete. Das erwies sich als nicht so einfach. Es gab offene Stellen, aber nicht für Leute wie mich. Sie brauchten jemanden, und wenn ich anrief, waren sie begeistert, aber wenn ich hereinkam, hieß es, nein, tut uns leid. Einer von ihnen, der mich einstellen wollte, der Leiter einer chirurgischen Klinik, sagte: »Es tut mir leid, ich brauche Sie, ich würde Sie gerne einstellen, aber …« Ich sagte ihm, dass ich es akzeptieren würde, dort nicht eingestellt zu werden, aber ich wollte wissen, warum. »Weil der Geschäftsführer des Krankenhauses gesagt hat, dass wir keinen Juden an diesem Krankenhaus anstellen.« So ist es. Es gibt viele wie Symborska, viele wunderbare Menschen, aber es gibt viele, viele von der anderen Sorte. Nicht für eine Sekunde lässt man dich vergessen, dass du Jude bist. Und hier in Schweden ist das ohne Belang, ohne jeglichen!

I: Wie ist es dort, wo Sie wohnen?

E: Ich lebe in der Stadt S. Ich kann mir kein besseres Leben vorstellen als das, was ich habe. Ich habe ein kleines Haus und mich selbst. Das Haus war sehr billig, weil sehr viel daran gemacht werden musste. Also lernte ich das. Ich brachte mir selbst bei, einen Boden zu legen. Natürlich bekam ich Hilfe von meinen Kollegen. Meine Nachbarn waren anfangs etwas zurückhaltend. Ich lebe seit zehn Jahren dort, und nun gehöre ich zum »Wir«! Es ist unsere Straße. Wir! werden dies tun. Es ist eine Gemeinschaft, ein Gemeinschaftsgefühl. Ich gehöre zu dieser Straße. Es ist ein wunderbares Gefühl, ein eigenes Haus zu haben, einen eigenen Garten, in dem man Dinge anpflanzen kann, die Dinge blühen und gedeihen zu sehen. Es ist … na ja, es könnte nicht besser sein, das steht fest. Ja, also, das ist alles.

I: Bevor wir aufhören, wollte ich Sie noch fragen, ob es irgendetwas gibt, was sie den kommenden Generationen sagen möchten, den jungen Leuten heute?

E: Da ich, wie Sie sagen, pessimistisch bin, denke ich … [E bezieht sich auf ein Gespräch, das wir in einer Pause hatten], aber wie ich es sehe, bin ich realistisch … Der Mensch lebt in einer Herde und lässt fremde Herden nicht in sein Revier eindringen. Verstehen Sie, was ich meine?

Sehen Sie sich an, was in Israel passiert. Juden – Araber. Im ehemaligen Jugoslawien. In Ruanda. In der ganzen Welt.

I: Und in H [wo sie wohnt], sagten Sie.

E: Ja, in H gibt es Neonazis. Die meisten meiner Nachbarn sind gegen sie, aber ich frage mich, ob sie sich trauen, gegen sie zu sein, wenn sie an der Macht sind? Denn dann sind sie in Gefahr. Ich verstehe Menschen, die gegen sie sind und den Mund halten. Ich verstehe das. Man muss eine ungeheure Zivilcourage haben, um die Stimme gegen sie zu erheben.

I: Möchten Sie über die Neonazis in H etwas hinzufügen?

E: Nein, ich lese nur in der Zeitung darüber, sodass ich weiß, was vor sich geht. Und ich weiß, dass einer der Lehrer der weiterführenden Schule ihr Vorsitzender ist, und ich kenne ihn nicht, ich habe ihn nie gesehen, nie getroffen, aber er ist begabt, er hat Charisma, und die jungen Leute verehren ihn. Und das ist gefährlich. Das kann man nicht beeinflussen. Das kann man nicht ändern. Also ich, ich sehe in eine düstere Zukunft, und ich hoffe, dass ich falsch liege.

I: Ich möchte Ihnen sehr dafür danken, Ihre Lebensgeschichte erzählt zu haben; aber bevor wir abschließen, werden wir uns einige Fotografien ansehen, von denen Sie auch etwas erzählen können. Sie haben auch einige Bücher mitgebracht. Vielleicht sollten wir sie ebenfalls ansehen.

E: Ja.

[Pause]

Emilia liest ein Gedicht von Wislawa Szymborska, einer polnischen Lyrikerin, die 1996 den Literaturnobelpreis erhalten hat. Das Gedicht heißt »Wszelki wypadek« [Alle Fälle]. Sie zeigt einige der Fotografien (die alle verschiedene Aspekte von Verbindungen zur Vergangenheit darstellen).

E: Dies sind Bilder der Eltern meines Vaters. Das erste ist mein Großvater. Es wurde in Wien aufgenommen, ich weiß nicht, in welchem Jahr, aber er starb in dem Jahr, als ich geboren wurde. Sein Name war EZ, und ich wurde nach ihm Emilia genannt. Das war das Einzige, was … Ich traf ihn also nie. Und dies ist meine Großmutter väterlicherseits. Das Bild wurde in Lvov aufgenommen. Sie hieß MZ, und sie starb, als der Krieg begann. Ich hege keine innigen Gefühle für sie. Ich sah sie nicht sehr oft.

Dies sind Bilder, die einzigen Bilder, die ich von meinem Vater habe. Das erste ist als Schuljunge, und das andere als Erwachsener, so, wie ich mich an ihn erinnere. Er hieß FZ und er war Arzt, Facharzt für … Das Bild wurde vor dem Krieg aufgenommen, aber ich weiß nicht, wann.

Dies ist mein geliebtes Kindermädchen C, das sich seit meiner Geburt um mich kümmerte, bis der Krieg kam, und ich kenne ihren Nachnamen nicht. Aber ich liebte sie, und hier gehen wir spazieren, sie und ich und mein Cousin, der in … [kurze Pause].

Dies ist mein Onkel väterlicherseits und seine Familie, bei denen wir nach dem Krieg lebten. Sein Name war Dr. Z, und er war Anwalt, und seine Frau. Ihr Sohn, mein Cousin M, war vor dem Zeitpunkt getötet worden, als das Bild aufgenommen wurde.

Die beiden nächsten Bilder wurden direkt vor dem Krieg aufgenommen. Das erste zeigt OP, wir waren … Und dies ist das einzige Bild, das ich von meiner Mutter habe. Die erste Person hier ist meine Mutter. Und dann ist hier Ester, das hübsche blonde Mädchen, diejenige, von deren schrecklichem … Schicksal ich erzählt habe. Und das ist ihre Mutter links, und die jüngste und kleinste bin wie immer ich. Und auf dem anderen Bild in der Mitte ist Ester, und links von ihr bin ich.

Und hier ist es 1943. Mein Name hier ist Ee, und ich bin gläubige Katholikin. Es ist meine Erstkommunion. Dies ist meine Freundin Janna. Sie war deutsch*. Sie warnte mich vor, dass jemand kommen würde … der vermutet, dass ich Jüdin bin, und dank ihrer Warnung konnte ich die ganze Sache regeln.

Hier ist der Krieg vorbei. Die Deutschen fliehen, und sie und ihre Familie … Und sie schickt mir Grüße, und sehen Sie … ihre Adresse, obwohl sie Angst haben.

[Ende des Interviews]

* Anm. d. Ü.: Emilia verwendet im Original das Wort »deutsch«.

Anhang B

Die Internationale Psychoanalytische Vereinigung dankt dem USC Shoah Institute for Visual History and Education der University of Southern California dafür, die folgenden Aussagen verwenden zu dürfen:

Name der/des Interviewten	*Interviewcode*
Susanne Arvidsson	23226
Salomea Baum	25458
Dorothy Bergman	27632
Susanne Berglind	8855
Ruth Berlinger	13515
Orian Berniker	23600
Hanna Biderman	33900
Iza Bleich	34712
Halina Brill	37539
Gabryela Bromberg	45295
Susanna Christensen	30570
Robert Felszegi	22948
Bernhard Fishbein	35135
Olga Gruen	7779
Nikolaus Gruner	37470
Lea Heyman	34658
Alina Högasten	30051
Judith Korosi	48714

Elizaveta Kotliar	31100
Roza Lekach	28737
Judit Ljungberg-Miklos	49244
Marta Löwy	31973
Tove Michaeli	31424
Sala Parzenska-Zyskind	27108
Tobias Rawet	31301
Lucy Renyi	28877
Sara Rosenbaum	35338
Ervin Rosenberg	37892
Alexander Rothman	21246
Klara Ruben Tixell	32714
Mikos Schwartz	30578
Heinz Spira	25870
Maria Stein	23505
Kate Wacz	12783
Annika Welinder	26154
Egon Wolsner	25537
Stefan Zablocki	23346
Danuta Zipper-Oledzka	27838
Fajga Zughaft	29598
Kiwa Zyto	29958

Quellenverzeichnis

Alle Interviews – mit Ausnahme der Folgeinterviews und der Interviews in Kigali – wurden in Schweden von den Überlebenden der Shoah Visual History Foundation, heute das USC Shoah Foundation Institute for Visual History and Education an der University of Southern California, geführt. Der Buchstabe zu Beginn jeder Quellenangabe, wie in den Fußnoten verwendet, entspricht der Initiale des Familiennamens des Überlebenden/ Interviewten; IC steht für Interviewcode.

Kapitel 1

1 Z: Stockholm, 23. März 1997 [IC 27838, Band 3, 15:27:10–15:37:15]

Kapitel 2

2 Folgeinterview 34, Kaplan (2002a)

Kapitel 3

3 R: Stockholm, 23. November 1997 [IC35338, Band 5, 25:19:20–29:16:14]
4 Z: Stockholm, 23. März 1997 [IC27838, Band 1, 5:04:15–6:59:10]
5 Z: Stockholm, 23. März 1997 [IC27838, Band 1, 4:11:15–6:59:10]
6 Z: Stockholm, 23. März 1997 [IC27838, Band 1, 4:11:15–6:59:10]
7 Z: Stockholm, 23. März 1997 [IC27838, Band 1, 10:53:02–11:39:23)
8 R: Stockholm, 23. November 1997 [IC35338, Band 1, 3:50:15–8:57:19)
9 R: Stockholm, 23. November 1997 [IC35338, Band 1, 3:50:15–8:57:19)

10 Z: Stockholm, 23. März 1997 [IC27838, Band 1, 8:56:02–9:20:20]
11 R: Stockholm, 23. November 1997 [IC35338, Band 1, 23:26:16–28:31:00]
12 Z: Stockholm, 23. März 1997 [IC27838, Band 2, 9:54:12–14:50:02]
13 R: Stockholm, 23. November 1997 [IC35338, Band 1, 23:26:16–28:31:00]
14 Z: Stockholm, 23. März 1997 [IC27838, Band 3, 0:20:12–7:39:18]
15 R: Stockholm, 23. November 1997 [IC35338, Band 2, 16:44:02–23:49:25]
16 Z: Stockholm, 23. März 1997 [IC27838, Band 2, 3:02:07–5:22:15]
17 R: Stockholm, 23. November 1997 [IC35338, Band 3, 0:14:21–12:54:25]
18 Z: Stockholm, 23. März 1997 [IC27838, Band 3, 0:20:12–7:39:18]
19 R: Stockholm, 23. November 1997 [IC35338, Band 1, 16:44:02–23:49:25]
20 Z: Stockholm, 23. März 1997 [IC27838, Band 1, 18:26:0919:59:02]
21 Z: Stockholm, 23. März 1997 [IC27838, Band 3, 13:30:2115:27:10]
22 R: Stockholm, 23. November 1997 [IC35338, Band 4, 6:51:19–15:44:05]
23 R: Stockholm, 23. November 1997 [IC35338, Band 4, 6:51:19–15:44:05]
24 Z: Stockholm, 23. März 1997 [IC27838, Band 4, 12:57:25–13:40:11]
25 B: Stockholm, 14. November 1997 [IC34712, Band 7, 2:28:12–14:12:19]
26 Z: Malmö, 15. Dezember 1996 [IC23346, Band 2, 24:00:23–24:48:11]
27 P: Lund, 22. Januar 1997 [IC27108, Band 4, 1:23:07–9:22:29]
28 S: Stockholm, 2. Dezenber 1996 [IC23505, Band 4, 18:41:16–24:38:08]
29 B: Uppsala, 25. Juni 1998 [IC45295, Band 5:14:10:19–18:02:12]
30 Folgeinterview 30, Kaplan S. (2002a)
31 F: Stockholm, 16. November 1996 [IC22948, Band 6, 24:04:11–26:14:04]
32 B: Göteborg, 6. Januar 1997 [IC25458, Band 4, 8:21:10–9:43:15]
33 B: Göteborg, 6. Januar 1997 [IC25458, Band 4, 27:42:00–28:01:00]
34 B: Stockholm, 1. Dezember 1997 [IC37539, Band 1, 15:59:02–19:35:15]
35 Z: Stockholm, 23. März 1997 [IC 27838, Band 4, 7:40:12–9:23:16]

Kapitel 5

Abschnitt A

36 W: Stockholm, 17. Januar 1997 [IC 26154, Band 2, 2:02:15–14:03:09]
37 R: Stockholm, 29. Oktober 1996 [IC 21246, Band 3, 15:14:23–22:06:02]
38 Folgeinterview 32, Kaplan (2002a)
39 Folgeinterview 11, Kaplan (2002a)
40 Folgeinterview 18, Kaplan (2002a)
41 Folgeinterview 6, Kaplan (2002a)
42 L: Malmö, 15. November 1998 [IC 49244, Band 2, 18:13:07–21:50:15]
43 Folgeinterview 4, Kaplan (2002a)
44 Folgeinterview 9, Kaplan (2002a)
45 Folgeinterview 32, Kaplan (2002a)
46 Folgeinterview 34, Kaplan (2002a)
47 L: Malmö, 15. November 1998 [IC 49244, Band 3, 4:20:15–7:36:13]
48 B: Stockholm, 31. Januar 1996 [IC 8855, Band 1, 14:52:05–15:43:23]
49 B: Stockholm, 1. Dezember 1997 [IC 37539, Band 2, 9:36:24–10:47:09]
50 M: Stockholm, 29. Juni 1997 [IC 31424, Band 1, 22:20:17–23:25:23]
51 R: Stockholm, 16. April 1997 [IC 28877, Band 1,2:12:15–2:10:10]

52 Folgeinterview 38, Kaplan (2002a)
53 M: Stockholm, 29. Juni 1997 [IC 31424, Band 1, 17:53:10–22:20:17]
54 B: Göteborg, 6. Januar 1997 [IC 25458, Band 1, 20:00:26–20:45:17]
55 Folgeinterview 16, Kaplan (2002a)
56 B: Stockholm, 1. Dezember 1997 [IC 37539, Band 1, 15:59:02–17:35:15]
57 G: Stockholm, 13. Januar 1996 [IC 7779, Band 1, 12:21:02–13:07:19]
58 H: Stockholm, 24. Oktober 1997 [IC 34658, Band 1, 7:17:15–9:02:07]
59 Folgeinterview 8, Kaplan (2002a)
60 Folgeinterview 40, Kaplan (2002a)
61 S: Stockholm, 17. April 1997 [IC 30578, Band 1, 15:10:05–21:07:20]
62 Folgeinterview 27, Kaplan (2002a)
63 R: Helsingborg, 19. Juni 1997 [IC 32714, Band 1, 10:50:10–13:00:15]
64 W: Stockholm, 17. Januar 1997 [IC 26154, Band 3, 1:33:13–9:52:01]
65 Folgeinterview 36, Kaplan (2002a)
66 B: Stockholm, 1. Dezember 1997 [IC 37539, Band 1, 17:35:15–20:20:25]
67 Z: Stockholm, 23. März 1997 [IC 27838, Band 1, 13:10:15–13:22:22]
68 Folgeinterview 11, Kaplan (2002a)
69 R: Stockholm, 29. Oktober 1996 [IC 21246, Band 2, 7:40:06–15:06:22]
70 Folgeinterview 16, Kaplan (2002a)
71 Folgeinterview 12, Kaplan (2002a)
72 Folgeinterview 12, Kaplan (2002a)
73 Folgeinterview 36, Kaplan (2002a)
74 B: Stockholm, 15. April 1996 [IC 13515, Band 1, 1:7:56:12–12:52:12]
75 R: Stockholm, 29. Oktober 1996 [IC 21246, Band 2, 7:40:06–15:06:22]
76 B: Stockholm, 31. Januar 19967 [IC 8855, Band 1, 19:55:08–21:01:06]
77 F: Stockholm, 16. November 1996 [IC 22948, Band 1, 6:40:02–10:52:10]
78 W: Stockholm, 17. Januar 1997 [IC 26154, Band 2, 2:02:15–14:03:09]
79 B: Stockholm, 5. März 1997 [IC 27632, Band 4, 0:34:05–5:07:15]
80 B: Stockholm, 5. März 1997 [IC 27632, Band 2, 3:38:17–4:56:12]
81 G: Stockholm, 13. Januar 1996 [IC 7779, Band 1, 15:06:16–17:33:15]
82 S: Stockholm, 2. Dezember 1996 [IC 23505, Band 1, 13:20:05–15:51:22]
83 A: Stockholm, 5. Dezember 1996 [IC 23226, Band 1, 11:10:20–14:19:12]
84 H: Ystad, 7. April 1997 [IC 30051, Band 1, 2, 4:24:15–6:27:05]
85 Folgeinterview 12, Kaplan (2002a)
86 G: Malmö, 27. Oktober 1997 [IC 37470, Band 5, 15:32:17–20:56:18]
87 Folgeinterview 16, Kaplan (2002a)
88 B: Stockholm, 1. Dezember 1997 [IC 37539, Band 2, 25:56:11–28:33:05]
89 W: Stockholm, 17. Januar 1997 [IC 26154, Band 2, 2:02:15–14:03:09]
90 A: Stockholm, 5. Dezember 1996 [IC 23226, Band 1, 11:10:20–14:19:12]
91 Z: Stockholm, 23. März 1997 [IC 27838, Band 1, 20:48:15–22:13:07]
92 Folgeinterview 30, Kaplan (2002a)
93 Folgeinterview 1, Kaplan (2002a)
94 Folgeinterview 11, Kaplan (2002a)
95 B: Stockholm, 15. April 1996 [IC 13515, Band 1, 12:52:12–16:38:09]
96 Folgeinterview 17, Kaplan (2002a)
97 B: Stockholm, 4. Dezember 1996 [IC 23600, Band 1, 15:37:05–19:31:21]
98 Folgeinterview 32, Kaplan (2002a)
99 B: Stockholm, 14. November 1997 [IC 34712, Band 2, 1:25:05–2:40:14]

100 B: Stockholm, 1. Dezember 1997 [IC 37539, Band 1, 15:59:02–17:35:15]
101 Folgeinterview 2, Kaplan (2002a)
102 L: Malmö, 3. August 1997 [IC 31973, Band 1, 23:19:07–28:22:22]
103 R: Helsingborg, 19. Juni 1997 [IC 32714, Band 1, 10:50:10–13:00:15]
104 M: Stockholm, 29. Juni 1997 [IC 31424, Band 1, 15:0406–17:53:10]
105 Folgeinterview 24, Kaplan (2002a)
106 Folgeinterview 4, Kaplan (2002a)
107 Folgeinterview 9, Kaplan (2002a)
108 B: Göteborg, 6. Januar 1997 [IC 25458, Band 1, 12:30:00–13:31:00]

Abschnitt B

109 Z: Lund, 16. April 1997 [IC 29958, Band 2, 2:1:12:00–1:15:14]
110 R: Stockholm, 29. Oktober 1996 [IC 21246, Band 3, 15:14:23–22:06:02]
111 R: Stockholm, 29. Oktober 1996 [IC 21246, Band 2, 7:40:06–15:06:22]
112 Folgeinterview 1, Kaplan (2002a)
113 W: Stockholm, 17. Januar 1997 [IC 26154, Band 2, 2:02:15–14:03:09]
114 Z: Lund, 16. April 1997 [IC 29958, Band 5, 1:11:15–3:04:00]
115 R: Stockholm, 29. Oktober 1996 [IC 21246, Band 2, 17:30:02–18:03:17]
116 B: Stockholm, 1. Dezember 1997 [IC 37539, Band 2, 13:50:21–15:44:10]
117 Folgeinterview 20, Kaplan (2002a)
118 R: Stockholm, 29. Oktober 1996 [IC 21246, Band 3, 0:1:22–2:4:25]
119 C: Linköping, 18. April 1997 [IC 30570, Band 1, 20:43:17–29:25:15]
120 R: Stockholm, 29. Oktober 1996 [IC 21246, Band 3, 7:37:06–12:40:25]
121 Folgeinterview 17, Kaplan (2002a)
122 B: Stockholm, 4. Dezember 1996 [IC 23600, Band 4, 13:20:05–23:22:11]
123 S: Stockholm, 2. Dezember 1996 [IC 23505, Band 1,19:15:06–24:16:05]
124 R: Stockholm, 29. Oktober 1996 [IC 21246, Band 1, 10:18:20–12:19:05]
125 F: Stockholm, 11. August 1997 [IC 35135, Band 1 16:19:00–18:04:00]
126 R: Stockholm, 16. April 1997 [IC 28877, Band 1, 29:10:10–Band 2, 00:40:10]
127 A: Stockholm, 5. Dezember 1996 [IC 23226, Band 2, 10:35:14–13:41:19]
128 B: Stockholm, 15. April 1996 [IC 13515, Band 3, 13:10:15–21:54:03]
129 B: Stockholm, 14. November 1997 [IC 34712, Band 2, 14:14:06–16:18:17]
130 G: Stockholm, 13. Januar 1996 [IC 7779, Band 1, 21:36:16–23:50:08]
131 L: Uppsala, 28. Februar 1997 [IC 28737, Band, 26:46:02–27:43:12]
132 Folgeinterview 29, Kaplan (2002a)
133 Folgeinterview 47, Kaplan (2002a)
134 B: Stockholm, 31. Januar 1996 [IC 8855, Band 2, 25:52:23–29:43:26]
135 Folgeinterview 20, Kaplan (2002a)
136 Z: Stockholm, 23. März 1997 [IC 27838, Band 1, 20:48:15–22:13:07]
137 B: Stockholm, 15. April 1996 [IC 13515, Band 1, 16:38:09—26:30:15]
138 R: Stockholm, 29. Oktober 1996 [IC 21246, Band 3, 15:14:23–22:06:02]
139 Folgeinterview 11, Kaplan (2002a)
140 R: Helsingborg, 19. Juni 1997 [IC 32714, Band 1, 15:25:25–18:18:10]
141 Folgeinterview 17, Kaplan (2002a)
142 L: Malmö, 3. August 1997 [IC 31973, Band 2, 20:46:1425:55:18]
143 Folgeinterview 36, Kaplan (2002a)

144 Folgeinterview 21, Kaplan (2002a)
145 W: Stockholm, 17. Januar 1997 [IC 26154, Band 2, 15:01:05–16:46:22]
146 L: Lund, 15. November 1998 [IC 49244, Band 1, 22:25:00–25:13:05]
147 B: Stockholm, 5. März 1997 [IC 27632, Band 2, 15:48:22–18:24:05]
148 Folgeinterview 31, Kaplan (2002a)
149 R: Helsingborg, 19. Juni 1997 [IC 32714, Band 1, 23:50:10–25:25:20]
150 Folgeinterview 32, Kaplan (2002a)
151 Folgeinterview 32, Kaplan (2002a)
152 S: Stockholm, 17. April 1997 [IC 30578, Band 1, 15:10:05–21:07:20]
153 B: Stockholm, 1. Dezember 1997 [IC 37539Band 3, 25:01:05–26:57:21]
154 S: Stockholm, 17. April 1997 [IC 30578, Band 1, 24:58:09–27:13:08]
155 B: Stockholm, 31. Januar 1996 [IC 8855, Band 2, 25:52:23–29:43:26]
156 S: Stockholm, 2. Dezember 1996 [IC 23505, Band 1,19:15:06–24:16:05]
157 Folgeinterview 11, Kaplan (2002a)
158 B: Stockholm, 15. April 1996 [IC 13515, Band 4, 6:36:19–11:33:05]
159 Folgeinterview 29, Kaplan (2002a)
160 Folgeinterview 1, Kaplan (2002a)
161 Folgeinterview 36, Kaplan (2002a)
162 B: Stockholm, 5. März 1997 [IC 27632, Band 1, 24:43:02–25:12:07]
163 Folgeinterview 4, Kaplan (2002a)
164 R: Stockholm, 16. April 1997 [IC 28877, Band 1,13:30:05–19:52:00]
165 C: Linköping, 18. April 1997 [IC 30570, Band 1, 12:26:05–1:43:17]
166 S: Stockholm, 2. Dezember 1996 [IC 23505, Band 2, 8:31:05–10:55:04]
167 Folgeinterview 20, Kaplan (2002a)
168 R: Helsingborg, 19. Juni 1997 [IC 32714, Band 1, 1:15:25–18:18:10]
169 B: Göteborg, 21. September 1997 [IC 39900, Band 2, 15:59:09–28:24:0]
170 Folgeinterview 2, Kaplan (2002a)
171 Z: Stockholm, 23. März 1997 [IC 27838, Band 2, 3:02:07–5:22:15]
172 Z: Stockholm, 23. März 1997 [IC 27838, Band 2, 5:29:15–7:25:14]
173 P: Lund, 22. Januar 1997 [IC 27108, Band 2, 0:32:29–2:05:36:22]
174 Folgeinterview 2, Kaplan (2002a)
175 F: Stockholm, 16. November 1996 [IC 22948, Band 1, 6:40:02–10:52:10]
176 Folgeinterview 21, Kaplan (2002a)
177 R: Helsingborg, 19. Juni 1997 [IC 32714, Band 1, 21:00:07–23:10:15]
178 Folgeinterview 29, Kaplan (2002a)
179 R: Stockholm, 29. Oktober 1996 [IC 21246, Band 4, 19:37:1623:33:25]
180 Folgeinterview 14, Kaplan (2002a)
181 B: Stockholm, 31. Januar 1996 [IC 8855, Band 1, 14:52:05–15:43:23]
182 B: Stockholm, 31. Januar 1996 [IC 8855, Band 2, 15:11:18–18:23:05]
183 Folgeinterview 22, Kaplan (2002a)
184 Folgeinterview 34, Kaplan (2002a)
185 Z: Stockholm, 23. März 1997 [IC 27838, Band 1, 27:40:02–8:18:05]
186 A: Stockholm, 5. Dezember 1996 [IC 23226, Band 1, 22:33:17–28:04:17]
187 B: Stockholm, 31. Januar 1996 [IC 8855, Band 2, 4:08:12–8:00:11]
188 R: Stockholm, 29. Oktober 1997 [IC 21246, Band 2:2:17:20–5:34:10]

Abschnitt C

189 Folgeinterview 17, Kaplan (2002a)
190 S: Stockholm, 2. Dezember 1996 [IC 23505, Band 5, 8:33:21–12:53:07
191 B: Stockholm, 15. April 1996 [IC 13515, Band 4, 12:08:13–22:11:16]
192 Folgeinterview 4, Kaplan (2002a)
193 B: Uppsala, 25. Juni 1998 [IC 45295, Band 2, 0:57:21–7:14:25]
194 B: Uppsala, 25. Juni 1998 [IC 45295, Band 2, 0:57:21–7:14:25]
195 B: Stockholm, 15. April 1996 [IC 13515, Band 3, 2:18:13–2:20:25]
196 B: Stockholm, 15. April 1996 [IC 13515, Band 3, 2:18:13–2:20:25]
197 W: Stockholm, 27. März 1996 [IC 12783, Band 3, 4:00:12–8:34:19]
198 Folgeinterview 21, Kaplan (2002a)
199 B: Stockholm, 15. April 1997 [IC 13515, Band 3, 2:18:13–21:54:03]
200 Folgeinterview 21, Kaplan (2002a)
201 S: Stockholm, 2. Dezember 1996 [IC 23505, Band 3, 6:43:07–14:17:15]
202 S: Stockholm, 2. Dezember 1996 [IC 23505, Band 3, 6:43:07–14:17:15]
203 S: Stockholm, 2. Dezember 1996 [IC 23505, Band 3, 23:15:02–30:13:25]
204 S: Stockholm, 2. Dezember 1996 [IC 23505, Band 3, 23:15:02–30:13:25]
205 Z: Lund, 16. April 1997 [IC 29958, Band 3, 5:3:10–15:32:00]
206 F: Stockholm, 11. August 1997 [IC 35135, Band 3, 4:10:17–8:54:25]
207 Z: Malmö, 15. Dezember 1996 [IC 23346, Band 1, 19:49:07–27:33:20]
208 Folgeinterview 21, Kaplan (2002a)
209 S: Stockholm, 2. Dezember 1996 [IC 23505, Band 2, 4:55:05–16:20:12]
210 B: Stockholm, 15. April 1996 [IC 13515, Band 2, 5:52:03–13:45:04]
211 S: Stockholm, 2. Dezember 1996 [IC 23505, Band 3, 6:43:07–14:17:15]
212 Folgeinterview 6, Kaplan (2002a)
213 S: Stockholm, 2. Dezember 1996 [IC 23505, Band 2, 8:31:05–10:55:04]
214 Z: Malmö, 15. Dezember 1996 [IC 23346, Band 1, 13:08:09–19:25:00]
215 B: Stockholm, 15. April 1996 [IC 13515, Band 4, 6:36:19–11:33:05]
216 B: Stockholm, 5. März 1997 [IC 27632, Band 1, 14:01:05–1:46:05]
217 Z: Stockholm, 23. März 1997 [IC 27838, Band 2, 18:48:15–19:04:13]
218 S: Stockholm, 2. Dezember 1996 [IC 23505, Band 4, 0:40:05–5:48:14]
219 Folgeinterview 17, Kaplan (2002a)
220 B: Stockholm, 15. April 1996 [IC 13515, Band 4, 12:08:13–22:11:16]
221 S: Stockholm, 2. Dezember 1996 [IC 23505, Band 4, 9:20:24–12:00:21]
222 S: Stockholm, 27. Dezember 1996 [IC 25870, Band 2, 4:55:05–16:20:12]
223 Folgeinterview 1, Kaplan (2002a)
224 Folgeinterview 14, Kaplan (2002a)
225 B: Göteborg, 21. September 1997 [IC 39900, Band 2, 3:58:00–26:35:10]
226 Z: Malmö, 15. Dezember 1996 [IC 23346, Band 1, 13:08:09–19:25:00]
227 R: Stockholm, 26. Juni 1997 [IC 3130, Band 1, 7:20:18–14:10:15]
228 Folgeinterview 17, Kaplan (2002a)
229 Folgeinterview 28, Kaplan (2002a)
230 B: Göteborg, 21. September 1997 [IC 39900, Band 2, 3:58:00–26:35:10]
231 P: Stockholm, 22. Januar 1996 [IC 23505, Band 2, 24:25:17–30:42:17]
232 Folgeinterview 32, Kaplan (2002a)
233 Z: Malmö, 15. Dezember 1996 [IC 23346, Band 1, 13:08:09–19:25:00]

Abschnitt D

234 B: Stockholm, 15. April 1996 [IC 13515, Band 5, 4:52:15–13:43:20]
235 Folgeinterview 14, Kaplan (2002a)
236 Folgeinterview 30, Kaplan (2002a)
237 Folgeinterview 15, Kaplan (2002a)
238 H: Stockholm, 24. Oktober 1997 [IC 34658, Band 2, 6:33:0–10:38:15]
239 L: Uppsala, 28. Februar 1997 [IC 28737, Band 3, 14:28:00–25:28:00]
240 L: Uppsala, 28. Februar 1997 [IC 28737, Band 3, 7:15:26–14:01:02]
241 Folgeinterview 10, Kaplan (2002a)
242 B: Uppsala, 25. Juni 1998 [IC 45295, Band 2, 18:05:02–26:15:19]
243 Z: Stockholm, 23. März 1997 [IC 27838, Band 2, 25:20:01–25:14:17]
244 L: Uppsala, 28. Februar 1997 [IC 28737, Band 3, 26:46:02–27:43:12]
245 B: Stockholm, 15. April 1996 [IC 13515, Band 4, 22:11:16–30:10:20]
246 Folgeinterview 9, Kaplan (2002a)
247 B: Uppsala, 25. Juni 1998 [IC 45295, Band 2, 21:03:14–28:41:05]
248 Folgeinterview 36, Kaplan (2002a)
249 Z: Stockholm, 23. März 1997 [IC 27838, Band 2, 20:07:02–Band 3, 10:46:06]
250 Folgeinterview 20, Kaplan (2002a)
251 B: Stockholm, 15. April 1996 [IC 13515, Band 5, 4:52:15–13:43:20]
252 Z: Stockholm, 23. März 1997 [IC 27838, Band 1, 23:30:15–24:13:22]
253 L: Malmö, 15. November 1998 [IC 49244, Band 5, 22:50:17–27:35:08]
254 L: Malmö, 15. November 1998 [IC 49244, Band 2, 18:13:07–21:50:15]

Abschnitt E

255 R: Stockholm, 29. Oktober 1997 [IC 21246, Band 4, 0:48:00–2:47:16]
256 Folgeinterview 7, Kaplan (2002a)
257 B: Stockholm, 4. Dezember 1996 [IC 23600, Band 5, 4:1:07–7:57:05]
258 B: Stockholm, 4. Dezember 1996 [IC 23600, Band 5, 4:1:07–7:57:05]
259 Folgeinterview 13, Kaplan (2002a)
260 Folgeinterview 13, Kaplan (2002a)
261 Folgeinterview 22, Kaplan (2002a)
262 P: Lund, 22. Januar 1997 [IC 27108, Band 2, 6:29:02–18:16:18]
263 G: Stockholm, 13. Januar 1996 [IC 7779, Band 3, 16:32:05–19:19:22]
264 Folgeinterview 4, Kaplan (2002a)
265 Z: Malmö, 15. Dezember 1996 [IC 23346, Band 1, 19:49:07–27:33:20]
266 Folgeinterview 2, Kaplan (2002a)
267 Folgeinterview 1, Kaplan (2002a)
268 Z: Malmö, 22. März 1997 [IC 29598, Band 2, 24:20:00–26:47:10]
269 Folgeinterview 2, Kaplan (2002a)
270 Folgeinterview 3, Kaplan (2002a)
271 P: Lund, 22. Januar 1997 [IC 27108, Band 2, 6:29:02–18:16:18]
272 Folgeinterview 1, Kaplan (2002a)
273 G: Stockholm, 13. Januar 1996 [IC 7779, Band 2, 17:08:03–22:00:03]
274 C: Linköping, 18. April 1997 [IC 30570, Band 2, 2:42:04–10:07:22]
275 Folgeinterview 2, Kaplan (2002a)

276 B: Stockholm, 1. Dezember 1997 [IC 37539, Band 5, 23:32:03–25:00:04]
277 Folgeinterview 25, Kaplan (2002a)
278 B: Stockholm, 1. Dezember 1997 [IC 37539, Band 5, 25:7:16–28:56:04]
279 G: Malmö, 27. Oktober 1997 [IC 37470, Band 9, 9:26:19–16:09:21]
280 S: Stockholm, 17. April 1997 [IC 37539, Band 2, 6:14:25–9:31:07]
281 Folgeinterview 1, Kaplan (2002a)
282 Folgeinterview 31, Kaplan (2002a)
283 B: Stockholm, 1. Dezember 1997 [IC 37539, Band 4, 5:41:22–7:00:09]
284 B: Stockholm, 4. Dezember 1996 [IC 23600, Band 5, 9:15:12–18:51:02]
285 Folgeinterview 2, Kaplan (2002a)
286 S: Stockholm, 17. April 1997 [IC 37539, Band 2, 15:51:15–24:1315]
287 R: Stockholm, 23. November [IC 35338, Band 4, 18:11:25–19:57:10]
288 Folgeinterview 25, Kaplan (2002a)
289 B: Göteborg, 21. September 1997 [IC 33900, Band 4, 0:58:00]
290 Z: Malmö, 22. März 1997 [IC 29598, Band 4, 0:58:00–3:11:00]
291 P: Lund, 22. Januar 1997 [IC 27108, Band 2, 6:29:02–18:16:18]
292 Folgeinterview 2, Kaplan (2002a)
293 Z: Malmö, 22. März 1997 [IC 29598, Band 1, 16:16:00–16:56:00]
294 R: Stockholm, 29. Oktober 1996 [IC 21246, Band 1, 17:57:12–22:46:26]
295 Folgeinterview 1, Kaplan (2002a)
296 Z: Lund, 16. April 1997 [IC 29958, Band 3, 17:11:20–26:07:00]
297 Folgeinterview 22, Kaplan (2002a)
298 B: Stockholm, 5. März 1997 [IC 27632, Band 4,10:00:05–18:12:18]
299 B: Stockholm, 4. Dezember 1996 [IC 23600, Band 5, 9:15:12–18:51:02]
300 B: Stockholm, 5. März 1997 [IC 27632, Band 4, 22:20:19–23:05:10]
301 Folgeinterview 24, Kaplan (2002a)
302 Folgeinterview 2, Kaplan (2002a)
303 P: Lund, 22. Januar 1997 [IC 27108, Band 2, 6:29:02–18:16:18]
304 B: Stockholm, 4. Dezember 1996 [IC 23600, Band 1, 7:42:07–9:31:26]
305 B: Stockholm, 4. Dezember 1996 [IC 23600, Band 6, 2:45:15–5:49:05]
306 Folgeinterview 5, Kaplan (2002a)
307 G: Malmö, 27. Oktober 1997 [IC 37470, Band 9, 2:33:02–3:52:05]
308 B: Stockholm, 31. Januar 1996 [IC 8855, Band 3, 10:31:14–13:48:15]
309 Folgeinterview 25, Kaplan (2002a)
310 Z: Malmö, 15. Dezember 1996 [IC 23346, Band 2, 0:38:00–6:09:17]
311 Folgeinterview 18, Kaplan (2002a)
312 C: Linköping, 18. April 1997 [IC 30570, Band 2, 3:19:05–28:41:22]
313 F: Stockholm, 16. November 1996 [IC 22948, Band 3, 24:57:14–25:45:20]

Abschnitt F

314 Folgeinterview 22, Kaplan (2002a)
315 R: Stockholm, 29. Oktober 1996 [IC 21246, Band 5, 3:06:09–13:29:19]
316 C: Linköping, 18. April 1997 [IC 30570, Band 3, 1:22:13–11:12:26]
317 B: Stockholm, 31. Januar 1996 [IC 8855, Band 5, 2:59:02–7:14:12]
318 B: Stockholm, 5. März 1997 [IC 27632, Band 4, 19:17:06–20:04:00]
319 W: Stockholm, 17. Januar 1997 [IC 26154, Band 5, 16:49:06–29:28:20]

320 B: Stockholm, 5. März 1997 [IC 27632, Band 6, 14:02:08]
321 Folgeinterview 24, Kaplan (2002a)
322 Folgeinterview 40, Kaplan (2002a)
323 B: Stockholm, 4. Dezember 1996 [IC 23600, Band 7, 0:16:22–3:52:15]
324 S: Stockholm, 2. Dezember 1996 [IC 23505, Band 5, 8:33:21–12:53:07]
325 L: Malmö, 3. August 1997 [IC 31973, Band 3, 20:07:02–21:48:20]
326 R: Stockholm, 16. April 1997 [IC 28877, Band 2, 15:10:05–22:04:10]
327 R: Stockholm, 29. Oktober 1996 [IC 21246, Band 6, 0:35:12–10:17:24]
328 B: Uppsala, 25. Juni 1998 [IC 45295, Band 3, 18:08:21–25:33:26]
329 C: Linköping, 18. April 1997 [IC 30570, Band 3, 12:16:04–15:37:12]
330 P: Lund, 22. Januar 1997 [IC 27108, Band 2, 6:29:02–18:16:18]
331 P: Lund, 22. Januar 1997 [IC 27108, Band 2, 6:29:02–18:16:18]
332 Z: Lund, 16. April 1997 [IC 29948, Band 4, 10:47:12–15:04:00]
333 B: Uppsala, 25. Juni 1998 [IC 45295, Band 3, 8:50:05–11:20:10]
334 Folgeinterview 33, Kaplan (2002a)
335 C: Linköping, 18. April 1997 [IC 30570, Band 3, 1:22:13–11:12:26]
336 A: Stockholm, 5. Dezember 1996 [IC 23226, Band 3, 1:12:22–5:07:05]
337 Folgeinterview 21, Kaplan (2002a)
338 P: Lund, 22. Januar 1997 [IC 27108, Band 2, 6:29:02–18:16:18]
339 B: Stockholm, 4. Dezember 1996 [IC 23600, Band 7, 0:16:22–3:52:15]
340 B: Stockholm, 15. April 1997 [IC 13515, Band 6, 9:25:13–15:42:06]
341 B: Stockholm, 14. November 1997 [IC 34712, Band 5, 1:31:23–8:59:22]

Abschnitt G

342 R: Stockholm, 29. Oktober 1996 [IC 21246, Band 1, 28:42:09–30:32:05]
343 C: Linköping, 18. April 1997 [IC 30570, Band 3, 18:34:15–21:23:12]
344 P: Lund, 22. Januar 1997 [IC 27108, Band 2, 24:44:16–29:15:24]
345 B: Stockholm, 4. Dezember 1996 [IC 23600, Band 7, 11:51:12–18:58:08]
346 Folgeinterview 2, Kaplan (2002a)
347 Folgeinterview 21, Kaplan (2002a)
348 Folgeinterview 24, Kaplan (2002a)
349 H: Stockholm, 24. Oktober 1997 [IC 34658, Band 2, 27:10:05–29:24:22]
350 H: Stockholm, 24. Oktober 1997 [IC 34658, Band 2, 21:59:15–27:00:07]
351 P: Lund, 22. Januar 1997 [IC 27103, Band 3, 14:42:09–23:35:22]
352 P: Lund, 22. Januar 1997 [IC 27103, Band 3, 14:42:09–23:35:22]
353 P: Lund, 22. Januar 1997 [IC 27108, Band 2, 29:44:16–29:15:24]
354 Folgeinterview 5, Kaplan (2002a)
355 Folgeinterview 2, Kaplan (2002a)
356 W: Malmö, 7. Januar 1997 [IC 25537, Band 1, 2:27:10–2:31:55]
357 Folgeinterview 1, Kaplan (2002a)
358 Folgeinterview 2, Kaplan (2002a)
359 Folgeinterview 4, Kaplan (2002a)
360 Folgeinterview 28, Kaplan (2002a)
361 F: Stockholm, 16. November 1996 [IC 22948, Band 5, 27:32:20–28:55:12]
362 S: Stockholm, 17. April 1997 [IC 37539, Band 4, 11:23:15–14:27:05]
363 Folgeinterview 18, Kaplan (2002a)

364 Folgeinterview 3, Kaplan (2002a)
365 G: Stockholm, 13. Januar 1996 [IC 7779, Band 4, 0:24:23–1:56:18]
366 Folgeinterview 7, Kaplan (2002a)
367 Folgeinterview 28, Kaplan (2002a)
368 Folgeinterview 21, Kaplan (2002a)
369 Folgeinterview 42, Kaplan (2002a)
370 R: Helsingborg, 19. Juni 1997 [IC 32714, Band 3, 3:00:00–7:07:10]
371 L: Lund, 15. November 1998 [IC 49244, Band 5, 19:48:12–20:40:08]
372 B: Göteborg, 21. September 1997 [IC 39900, Band 4, 11:09:00–15:42:00]
373 W: Malmö, 7. Januar 1997 [IC 25537, Band 1, 19:12:05–21:10:20]
374 B: Stockholm, 31. Januar 1996 [IC 8855, Band 6, 5:05:16–12:23:15]
375 S: Stockholm, 2. Dezember 1996 [IC 23505, Band 5, 15:51:21–20:05:12]
376 Z: Stockholm, 23. März 1997 [IC 27838, Band 4, 2:10:05–2:21:21]
377 Folgeinterview 36, Kaplan (2002a)
378 L: Lund, 15. November 1998 [IC 49244, Band 3, 14:50:20–15:55:04]
379 Z: Malmö, 15. Dezember 1996 [IC 23346, Band 2, 0:38:00–6:09:17]
380 Folgeinterview 28, Kaplan (2002a)

Kapitel 6

381 Interview, Kigali, Kaplan & Eckstein (2004)
382 Interview, Kigali, Kaplan & Eckstein (2004)

Kapitel 7

383 R: Stockholm, 29. Oktober 1996 [IC 21246, Band 4, 6:38:10–15:40:03]
384 Folgeinterview 7, Kaplan (2002a)
385 Folgeinterview 3, Kaplan (2002a)
386 Folgeinterview 24, Kaplan (2002a)
387 Folgeinterview 25, Kaplan (2002a)
388 Z: Lund, 16. April 1997 [IC 29958, Band 2, 13:03:12–25:02:00]
389 Z: Malmö, 15. Dezember 1996 [IC 23346, Band 1, 19:49:07–27:33:20]
390 Folgeinterview 14, Kaplan (2002a)

Kapitel 8

391 R: Stockholm, 23. November 1997 [IC 35338, Band 5, 25:19:20–29:16:14]
392 R: Stockholm, 23. November 1997 [IC 35338, Band 3, 0:14:21–12:54:25]
393 Interview, Kigali, Kaplan & Eckstein (2004)
394 R: Stockholm, 29. Oktober 1996 [IC 21246, Band 2, 21:26:14–24:14:13]
395 Interview, Kigali, Kaplan & Eckstein (2004)
396 Folgeinterview 38, Kaplan (2002a)
397 S: Stockholm, 17. April 1997 [IC 37539, Band 1, 15:10:05–21:07:20]

Kapitel 9

398 Interview, Kigali, Kaplan (2005a)

Anhang A

399 Z: Stockholm, 23. März 1997 [IC 27838, Band 3, 15:27:10–15:37:15]

Literatur

Anzieu, D. (Hg.) (1985): Das Haut-Ich. Übers. von Meinhard Korte. 2. Aufl. Frankfurt am Main: Suhrkamp, 1998.

Bachner, H. (1999): Återkomsten: Antisemitism i Sverige efter 1945 [Die Rückkehr. Antisemitismus in Schweden nach 1945]. Stockholm: Natur och Kultur.

Balas, A. (2000): Book review: Children Surviving Persecution: An International Study of Healing and Trauma: Judith Kestenberg & Charlotte Kahn. Westport, CT: Praeger, 1998. International Journal of Psychoanalysis 81, 235–238.

Bauer, Y. (2001): Die dunkle Seite der Geschichte: die Shoah in historischer Sicht. Interpretationen und Re-Interpretationen. Übers. von Christian Wiese. Frankfurt am Main: Jüdischer Verlag im Suhrkamp-Verlag, 2001.

Bauman, J. (2003): Moral choices at the time of gas chambers. In: Wagner, P. & Strath, B. (Hg.): Between Two Wars: Janina and Zygmund Bauman's Analyses of the Contemporary Human Condition. Florence. European University Institute [online: http://cadmus.iue.it/dspace/bitstream/1814/1864/2/HEC03-04.pdf].

Berg, L. (2001): Rwanda i stort »rättsexperiment« [Ruanda in einem großen »juristischen Experiment«]. Dagens Nyheter [Tageszeitung], Stockholm, 7. Dezember.

Bergmann, M. S. & Jucovy, M. E. (Hg.) (1982): Generations of the Holocaust. New York: Basic Books. Auf Deutsch erschienen unter: Kinder der Opfer, Kinder der Täter. Psychoanalyse und Holocaust. Übers. von Elisabeth Vorspohl. Frankfurt am Main: Fischer, 1998.

Bibring, G. L. (1961): A study of the psychological processes in pregnancy and of the earliest mother-child relationship. Psychoanalytic Study of the Child 16, 9–72.

Bick, E. (1968): The experience of the skin in early object-relations. International Journal of Psychoanalysis 49, 484–486.

Bion, W. R. (1959): Attacks on linking. International Journal of Psychoanalysis 40, 5–6. Auch in: Second Thoughts: Selected Papers on Psychoanalysis. Reprint. London: Karnac Books, 1984.

Bion, W. R. (1962): Lernen durch Erfahrung. Übers. von Erika Krejci. Frankfurt am Main: Suhrkamp, 1997.

Bion, W. R. (1967): Second Thoughts: Selected Papers on Psychoanalysis. Reprint. London: Karnac Books, 1984.

Böhm, T. (1993): Nicht wie wir! Psychologische Aspekte zu Fremdenfeindlichkeit und Rassismus. Übers. von Klara Böhm. Nierstein am Rhein: Iatros-Verlag, 2005.
Böhm, T. (2006): Psychoanalytic aspects on perpetrators in genocide. Experiences from Rwanda. Scandinavian Psychoanalytic Review 29, 22–32.
Böhm, T. & Kaplan, S. (1985): Aktuellt om andragenerationsfenomenet. [Über Phänomene in der zweiten Generation]. Psykisk Hälsa 3, 119–122.
Böhm, T. & Kaplan, S. (2009): Rache. Zur Psychodynamik einer unheimlichen Lust und ihrer Zähmung. Übers. von Stefanie Busam Golay. Gießen: Psychosozial-Verlag.
Bowlby, J. (1988): Bindung als sichere Basis. Grundlagen und Anwendung der Bindungstheorie. Übers. von Axel Hillig und Helene Hanf. München, Basel: Reinhardt, 2008.
Bremner, J. D.; Staib, L. H.; Kaloupek, D.; Southwick, S. M.; Soufer, R. & Charney, D. S. (1999) Neural correlates of exposure to traumatic pictures and sound in combat veterans with and without posttraumatic stress disorder. A positron emission tomography study. Biological Psychiatry 45, 806–818.
Brenman, E. (2006): Recovery of the Lost Good Object. The New Library of Psychoanalysis. New York: Routledge.
Bruchfeld, S. & Levine, P. A. (1999): Erzählt es euren Kindern. Der Holocaust in Europa. Übers. von Robert Bohn und Uwe Danker. 2. Aufl. München: Bertelsmann, 2000.
Cesarani, D. & Levine, P. (Hg.) (2000): »Bystanders« to the Holocaust. A reevaluation. Journal of Holocaust Education 9 (2&3: Autumn/Winter).
Christianson, S.-Å. (1994): Traumatiska minnen [Traumatische Erinnerungen]. Stockholm: Natur och Kultur.
Cicchetti, D. (1994): Integrating developmental risk factors. Perspectives from developmental psychopathology. In: Nelson, C. A. (Hg.): Threats to Optimal Development. Integrating Biological, Psychological, and Social Risk Factors. Minnesota Symposium on Child Psychology 27. Hillsdale, NJ: Lawrence Erlbaum, S. 285–325.
Damasio, A. R. (1994): Descartes' Irrtum. Fühlen, Denken und das menschliche Gehirn. Übers. von Hainer Kober. Berlin: List, 2004.
Davis, J. T. (2001): Revising psychoanalytic interpretations of the past: An examination of declarative and non-declarative memory processes. International Journal of Psycho-Analysis 82, 449–462.
Deri, S. (1978): Vicissitudes of symbolization and creativity. In: Grolnick, A. S. & Barkin, L. (Hg.): Between Reality and Fantasy. Transitional Objects and Phenomena. New York: Jason Aronson, S. 43–60.
Duhl, L. (2000): »Rocking an empty cradle. A psychological study of Yiddish Holocaust lullabies.« Paper presented at the 7th World Congress of the World Association for Infant Mental Health.
Dwork, D. (1991): Kinder mit dem gelben Stern. Europa 1933–1945. Übers. von Gabriele Krüger-Wirrer. München: Beck, 1994.
Dyregrov, A.; Gupta, L.; Gjestad, R. & Mukanoheli, E. (2000): Trauma exposure and psychological reactions to genocide among Rwandan children. Journal of Traumatic Stress 13, 3–21.
Edelman, G. M. (1989): The Remembered Present. A Biological Theory of Consciousness. New York: Basic Books.
Emde, R. N. (1999): Moving ahead: Integrating influences of affective processes for development and for psychoanalysis. International Journal of Psychoanalysis 80, 317.
Erikson, E. H. (1982): Der vollständige Lebenszyklus. Übers. von Waltrud Klüwer. 4. Aufl. Frankfurt am Main: Suhrkamp, 1998.

Etchegoyen, R. H. (1991): The Fundamentals of Psychoanalytic Technique. London: Karnac.
Faimberg, H. (1988): The telescoping of generations: Genealogy of certain identifications. Contemporary Psychoanalysis 24, 99–118.
Felman, S. & Laub, D. (1992): Testimony. Crises of Witnessing in Literature, Psychoanalysis and History. London: Routledge.
Ferrari, A. B. (2004): From the Eclipse of the Body to the Dawn of the Thought. London: Free Association Books.
Fonagy, P. (1998): Bindung, Holocaust und Ergebnisse der Kinderpsychoanalyse: Die Dritte Generation. Übers. von Karin Bell & Jennifer Neuhann. In: Fonagy, P. & Target, M. (2003): Frühe Bindung und psychische Entwicklung. Beiträge aus Psychoanalyse und Bindungsforschung. 2. Aufl. Gießen: Psychosozial-Verlag, 2005, S. 161–193.
Fonagy, P.; Gergely, G.; Jurist, E. L. & Target, M. (2002): Affektregulierung, Mentalisierung und die Entwicklung des Selbst. Übers. von Elisabeth Vorspohl. Stuttgart: Klett-Cotta, 2004.
Freud, A. & Burlingham, D. (1943): War and Children. New York: Medical War Books.
Freud, A. & Burlingham, D. (1950): Anstaltskinder. London: Imago Publ.
Freud, S. (1920g): Jenseits des Lustprinzips. GW 13. Frankfurt: Fischer.
Freud, S. (1923b): Das Ich und das Es. GW 13. Frankfurt: Fischer.
Friedländer, S. (1997): Das Dritte Reich und die Juden. Die Jahre der Verfolgung, 1933–1939. Übers. von Martin Pfeiffer. München: Deutscher Taschenbuch-Verlag, 2000.
Glaser, B. G. (1978): Theoretical Sensitivity. Advances in the Methodology of Grounded Theory. Mill Valley, CA: Sociology Press.
Goldman, E. (1986): Livsvilja – vilja till överlevnad [Lebenswille – Überlebenswille]. Psykisk Hälsa, 22 (Monografie).
Gourevitch, P. (1998): Wir möchten Ihnen mitteilen, daß wir morgen mit unseren Familien umgebracht werden. Berichte aus Ruanda. Übers. von Meinhard Büning. Berlin: Berlin-Verlag, 1999.
Graml, H. (1988): Reichskristallnacht. Antisemitismus und Judenverfolgung im Dritten Reich. München: Deutscher Taschenbuch-Verlag.
Green, E. C. & Honwana, A. (1999): Indigenous healing of war-affected children in Africa. IK Notes (World Bank) 10, 1–4.
Grubrich-Simitis, I. (1984): Vom Konkretismus zur Metaphorik. Gedanken zur psychoanalytischen Arbeit mit Nachkommen der Holocaust-Generation. Psyche 38(1), 1984, 1–28.
Gutman, I. (Hg.) (1990): Enzyklopädie des Holocaust, Band 3. Berlin: Argo Verlag, 1993.
Heaney, S. (1980): Feeling into words. In: Preoccupations: Selected Prose, 1968–1978. New York: Noonday, S. 41–60.
Helmreich, W. B. (1992) Against All Odds: Holocaust Survivors and the Successful Lives They Made in America. New York: Simon & Schuster.
Herman, J. (1992): Die Narben der Gewalt. Traumatische Erfahrungen verstehen und überwinden. Übers. von Verena Koch und Renate Weitbrecht. Paderborn: Junfermann, 2003.
Hjern, A. (1997): I skottlinjen. Om barns utveckling och psykiska hälsa under våldsammapolitiska konflikter [In Schussweite. Über die Entwicklung und psychische Gesundheit von Kindern in gewalttätigen politischen Konflikten]. Rapport från Flyktingteamet i samarbete med Centrum för Barn- & Ungdomshälsa, 10 (CBU) offensiv strategi. Socialmedicinsk tidskrift 9.
Hoffman, E. (2004): After Such Knowledge. A Mediation on the Aftermath of the Holocaust. London: Secker & Warburg

Hopper, E. (1991): Encapsulation as a Defence Against the Fear of Annihilation. International Journal of Psychoanalysis 72, 607–624.
Igra, L. (2001): Den tunna hinnan mellan omsorg och grymhet. Stockholm: Natur och Kultur. Auf Deutsch erschienen unter: Die dünne Haut zwischen Fürsorge und Grausamkeit. Übers. von Peter Nestler. Nierstein: Iatros-Verlag, 2004.
Johansson, B. (Hg.) (2000): Judiska minnen. Berättelser från Förintelsen [Jüdische Erinnerungen. Erzählungen vom Holocaust]. Stockholm: The National Museum for Cultural History.
Josselson, R. & Lieblich, A. (Hg.) (1993): The Narrative Study of Lives. Newbury Park, CA: Sage.
Jucovy, M. E. (1992): Psychoanalytic contribution to Holocaust studies. International Journal of Psychoanalysis 73, 267–282.
Junkers, G. (Hg.) (2007): Schweigen. Ausgewählte Beiträge aus dem International Journal of Psychoanalysis, Bd. 2. Tübingen: edition diskord.
Kaplan, S. (2000): Child survivors and childbearing. Memories from the Holocaust invading the present. Scandinavian Psychoanalytic Review 23, 249–282.
Kaplan, S. (2002a): Children in the Holocaust. Dealing with Affects and Memory Images in Trauma and Generational Linking. Doctoral Thesis, Department of Education, Stockholm University.
Kaplan, S. (2002b): Two boys – one event. How memories are recalled in interviews about massive trauma. Scandinavian Psychoanalytic Review 25(1), 108–116
Kaplan, S. (2003): Barn under Förintelsen – då och nu. Affekter och minnesbilder efter extrem traumatisering [Kinder im Holocaust – damals und heute. Affekte und Erinnerungsbilder nach extremer Traumatisierung]. Stockholm: Natur och Kultur.
Kaplan, S. (2005a): Kindheit im Schatten von Völkermord. Massives seelisches Trauma in der Kindheit und seine Folgen. Nierstein: Iatros Verlag.
Kaplan, S. (2005b): Children in Africa with Experiences of Massive Trauma: A Research Review. Stockholm: Sida Department for Research Cooperation.
Kaplan, S. (2006): Children in genocide: Extreme traumatization and the »affect propeller«. International Journal of Psychoanalysis 87, 725–746.
Kaplan, S. & Eckstein, H. (2004): Kinderchirurg Dr. Alfred Jahn und die Waisenkinder von Kigali. Nierstein: Iatros Verlag.
Kaplan, S. & Laub, D. (2009): Affect Regulation in Extreme Traumatization – Fragmented Narratives of Survivors Hospitalized in Psychiatric Institutions. Scandinavian Psychoanalytic Review 33(2) (im Druck).
Keilson, H. A. (1992): Sequentielle Traumatisierung bei Kindern. Untersuchung zum Schicksal jüdischer Kriegswaisen. Gießen: Psychosozial-Verlag, 2005.
Kestenberg, J. S. & Brenner, I. (1986): Children who survived the Holocaust. The role of rules and routines in the development of the superego. International Journal of Psychoanalysis 67, 309–315.
Kestenberg, J. S. & Brenner, I. (1996): The Last Witness. The Child Survivor of the Holocaust. Washington, DC: American Psychiatric Press.
Kestenberg, J. S. & Fogelman, E. (Hg.) (1994): Children during the Nazi Reign. Psychological Perspective on the Interview Process. Westport, CT: Praeger.
Klein, M. (1975): Envy and gratitude and other works 1946–1963. The Writings of Melanie Klein, Vol. 3. London: Hogarth Press. Auf Deutsch erschienen unter: Gesammelte Schriften, Bd. 3: Schriften 1946–1963. Hrsg. von R. Cycon. Übers. von Elisabeth Vorspohl & Wolfram Wagmuth. Stuttgart: frommann-holzboog, 2000.

Koblik, S. (1988): The Stones Cry Out: Sweden's Response to the Persecution of Jews, 1933–1945. New York: Holocaust Library.
Korczak, J. (1992): When I Am Little Again and the Child's Right to Respect. Lanham, MD: University Press.
Krall, H. (2000): Där ingen flod längre finns [Wo es keinen Fluss mehr gibt]. Stehag: B. Östlings bokförlag Symposion.
Krystal, H. (Hg.) (1968): Massive Psychic Trauma. New York: International Universities Press.
Krystal, H. (1978): Trauma and affects. Psychoanalytic Study of the Child 33, 81–112.
Krystal, H. (1988): Integration and Self-healing: Affect, Trauma, Alexithymia. Hillsdale, NJ: Analytic Press.
Künstlicher, R. (2000): Mänsklig tid och drömmande [Menschliche Zeit und Träumen]. Swedish Psychoanalytic society, Skriftserie 4(4).
Langer, L. L. (1991): Holocaust Testimonies: Ruins of Memory. New Haven: Yale University Press.
Langer, L. L. (1995): Admitting the Holocaust: Collected Essays. Oxford: Oxford University Press.
Langer, L. L. (1998): Preempting the Holocaust. New Haven & London: Yale University Press.
Laplanche, J. & Pontalis, J.-B. (1973): The Language of Psycho-Analysis. New York: Norton. Reprinted London: Karnac, 1988.
Laub, D. (2005): From speechlessness to narrative: The cases of Holocaust historians and of psychiatrically hospitalized survivors. Literature and Medicine 24(2), 253–265.
Laub, D. & Auerhahn, N. C. (1993): Knowing and not knowing massive psychic trauma: Forms of traumatic memory. International Journal of Psychoanalysis 74, 287–302.
Lerner, M. (1999): Psykosomatik: Kroppens och själens dialog [Psychosomatik. Der Dialog von Körper und Seele]. Stockholm: Natur och Kultur.
Levine, H. B. (1982): Toward a psychoanalytic understanding of children of survivors of the Holocaust. Psychoanalytic Quarterly 51, 70–92.
Levine, P. A. (1998): From Indifference to Activism: Swedish Diplomacy and the Holocaust, 1938–44. Uppsala: Institut für Geschichte, Universität Uppsala.
Lomfors, I. (1996): Förlorad barndom—återvunnet liv: De judiska flyktingbarnen från Nazityskland [Verlorene Kindheit – wiedergewonnenes Leben. Die jüdischen Flüchtlingskinder des Dritten Reiches]. Göteborg: Institut für Geschichte, Universität Göteborg.
Mamdani, M. (2001): When Victims Become Killers. Princeton, NJ: Princeton University Press.
Matthis, I. (2000): Sketch for a metapsychology of affect. International Journal of Psychoanalysis 8, 215–227.
McIntyre, E. (Regie) (1997): The Lost Children of Berlin [Dokumentarfilm]. Los Angeles: USC Shoah Foundation Institute.
Melvern, L. (2000): A People Betrayed. London, New York: Zed Books.
Modell, A. H. (1990): Other Times, Other Realities: Toward a Theory of Psychoanalytic Treatment. Cambridge, MA: Harvard University Press.
Modell, A. H. (1993): The Private Self. Cambridge, MA: Harvard University Press.
Modell, A. H. (2003): Imagination and the Meaningful Brain. Cambridge, MA: MIT Press.
Moll, J. (Regie) (1998): Die letzten Tage [Dokumentarfilm]. Los Angeles: USC Shoah Foundation Institute.
Moskovitz, S. (1983): Love Despite Hate: Child Survivors of the Holocaust and Their Adult Lives. New York: Schocken Books.

Nathanson, D. L. (1992): Shame and Pride. Affect, Sex and the Birth of the Self. New York, London: Norton.
Ofer, D. & Weitzman, L. J. (Hg.) (1998): Women in the Holocaust. New Haven: Yale University Press.
Ogden, T. H. (2001): Winnicott lesen. In: Gespräche im Zwischenreich des Träumens. Der analytische Dritte in Träumen, Dichtung und analytischer Literatur. Übers. von Theo Kierdorf. Gießen: Psychosozial-Verlag, 2004, S. 173–201.
Pagnier, J. (2004): »Gacaca Tribunals: Justice and Reconcilliation in Rwanda?« Magisterarbeit, Universität Amsterdam.
Pally, R. (1997): Memory: Brain systems that link past, present and future. International Journal of Psychoanalysis 78, 1223–1234.
Pally, R. (2000): The Mind-Brain Relationship. New York: Other Press.
Pearlman, L. A. & Saakvitne, K. W. (1995): Trauma and the Therapist. Countertransference and Vicarious Traumatization in Psychotherapy with Incest Survivors. New York, London: Norton.
Rakita, S. (2003): Rwanda Lasting Wounds: Conseqences of Genocide and War for Rwanda's Children 15(5) [online: http://hrw.org/reports/2003/rwanda0403].
Reeder, J. (1996): Tolkandets gränser: Berättelse och avgörande i den psykoanalytiska. Stockholm: Natur och Kultur. Auf Englisch erschienen unter: Reflecting Psychoanalysis. Narrative and Resolve in the Psychoanalytic Experience. London: Karnac Books, 2002.
Reynolds, P. (1996): Traditional Healers and Childhood in Zimbabwe. Athens, OH: Ohio University Press.
Ringelheim, J. & Department of Oral History Staff (1998): Oral Interview Guidelines. Washington, DC: United States Holocaust Memorial Museum.
Rosenberg, G. (2000): Tankar om journalistik [Betrachtungen zum Journalismus]. Stockholm: Prisma.
Rubovits-Seitz, P. F. D. (1998): Depth-Psychological Understanding: The Methodologic Grounding of Clinical Interpretations. London: Analytic Press.
Sandler, J. & Fonagy, P. (Hg.) (1997): Recovered Memories of Abuse: True or False? London: Karnac.
Schacter, D. L. (1996): Wir sind Erinnerung. Gedächtnis und Persönlichkeit. Übers. von Hainer Kober. Reinbek: Rowohlt, 1999.
Schacter, D. L. (1999): The seven sins of memory: Insights from psychology and cognitive neuroscience. American Psychologist 54, 182–203.
Schore, A. N. (1994): Affect Regulation and the Origin of the Self: The Neurobiology of Emotional Development. Hillsdale, NJ: Lawrence Erlbaum.
Schore, A. N. (2003a): Affect Dysregulation and Disorders of the Self. New York, London: Norton.
Schore, A. N. (2003b): Affektregulierung und die Reorganisation des Selbst. Übers. von Eva Rass. Stuttgart: Klett-Cotta, 2007.
Segal, H. (1957): Bemerkungen zur Symbolbildung. Übers. von Elisabeth Vorspohl. In: Spillius, E. B. (Hg): Melanie Klein Heute, Bd. 1. München, Wien: Verlag Internationale Psychoanalyse, 1990, S. 202–227.
Sgofio, A.; Koolhaas, J.; De Boer, S.; Musso, E.; Stilli, D.; Buwalda, B. & Meerlo, P. (1999): Social stress, autonomic neural activation, and cardiac activity in rats. Neuroscience and Biobehavioral Reviews 23, 915–923.
Spence, D. P. (1982): Narrative Truth and Historical Truth. Meaning and Interpretation in Psychoanalysis. New York: Norton.

Staub, E. (1989): The Roots of Evil. The Origins of Genocide and Other Group Violence. Cambridge: Cambridge University Press.
Staub, E. (2000): Genocide and mass killing. Origins, prevention, healing and reconciliation. Political Psychology 21(2).
Suedfeld, P. (1996): Thematic content analyses: Nomothetic methods for using Holocaust survivor narratives in psychological research. Holocaust and Genocide Studies 2, 168–180.
Summerfield, D. (1998): Children affected by war must not be stigmatised as permanently damaged [Brief]. British Medical Journal 317, 249.
Toth, S. C. & Cicchetti, D. (1998): Remembering, forgetting, and the effects of trauma on memory: A developmental psychopathologic perspective. Developmental Psychopathology 10, 589–605.
Tulving, E. & Thompson, D. M. (1973): Encoding specificity and retrieval processes in episodic memory. Psychology Review 80, 352–373.
Tutté, J. C. (2004): The concept of psychical trauma: A bridge in interdisciplinary space. International Journal of Psychoanalysis 85, 897–921.
Valent, P. (1994): Child Survivors: Adults living with Childhood Trauma. Melbourne: Heinemann.
van der Kolk, B. A. & Fisler, R. E. (1994): Childhood abuse and neglect and loss of self-regulation. Bulletin of the Menninger Clinic 58, 145–168.
van der Kolk, B. A. & Fisler, R. E. (1995): Dissociation and fragmentary nature of traumatic memories: Overview and exploratory study. Journal of Traumatic Stress 8, 505–525
Varvin, S. (2003): Mental Survival Strategies after Extreme Traumatisation. Copenhagen: Multivers Academic.
Volkan, V. (2004): Blindes Vertrauen. Großgruppen und ihre Führer in Zeiten der Krise und des Terrors. Übers. von Theo Kierdorf und Hildegard Höhr. Gießen: Psychosozial-Verlag, 2005.
Williams, M. (1997): Cry of Pain. London: Penguin.
Winnicott, D. W. (1945): Die primitive Gefühlsentwicklung. In: Von der Kinderheilkunde zur Psychoanalyse. Übers. von Gudrun Theusner-Stampa, überarb. von Thomas Auchter. Vollständ. überarb. und erw. Neuausg. der Ausg. von 1976 (Kindler). Gießen: Psychosozial-Verlag, 2008, S. 51–65.
Winnicott, D. W. (1953): Übergangsobjekte und Übergangsphänomene. In: Vom Spiel zur Kreativität. Übers. von Michael Ermann. 11. Aufl. Stuttgart: Klett-Cotta, 2006.
Winnicott, D. W. (1956): Die antisoziale Tendenz. In: Von der Kinderheilkunde zur Psychoanalyse. Übers. von Gudrun Theusner-Stampa, überarb. von Thomas Auchter. Vollständ. überarb. und erw. Neuausg. der Ausg. von 1976 (Kindler). Gießen: Psychosozial-Verlag, 2008, S. 197–208.
Winnicott, D. W. (1958): Die Fähigkeit zum Alleinsein. In: Reifungsprozesse und fördernde Umwelt. Übers. von Gudrun Theusner-Stampa. 2. Aufl. Gießen: Psychosozial-Verlag, 2006.
Winnicott, D. W. (1967): Die Spiegelfunktion von Mutter und Familie in der kindlichen Entwicklung. In: Vom Spiel zur Kreativität. Übers. von Michael Ermann. 11. Aufl. Stuttgart: Klett-Cotta, 2006.
Winnicott, D. W. (1971): Vom Spiel zur Kreativität. Übers. von Michael Ermann 11. Aufl. Stuttgart: Klett-Cotta, 2006.
Winnicott, D. W. (1984): Aggression. Versagen der Umwelt und antisoziale Tendenz. Übers. von Ursula Goldacker-Pohlmann. Stuttgart: Klett-Cotta, 1988.
Wittling, W. & Schweiger, E. (1993): Alterations of neuroendocrine brain symmetry: A neural risk factor affecting physical health. Neuropsychobiology 28, 26–29.
Wroblewski, R. (Hg.) (1995): 6 tusen av 6 miljoner: Ett requiem [6 Tausend von 6 Millionen: Ein Requiem]. Stockholm: Reproprint.

Register

Abtreibung 47, 62, 64, 68, 241, 254
vgl. auch Geburt eigener Kinder/Schwangerschaft
Abwehr 246
Affekt(e):
~aktivierung 255–256, 258, 270, 273–274
~ausstoßung 253, 255–258, 270
~einschließung 255
~kategorien 217, 256–257, 265
~konzept 222
als Instrument zur Analyse traumabezogener ~ 241–267
Anwendungen des ~s: Traumabindung und Generationale Verbundenheit 269–279
implodierende ~ 254
nicht vorstellbare primitive ~ 242, 281
überwältigende ~ 47, 49, 50, 66, 70–71, 194, 222, 236, 242, 253–257, 267–269, 277
~isolierung 253–254, 256, 258, 269, 273–274, 277
~propeller 22, 32, 241, 256–259, 269, 273, 275–278, 282
Regulieren/Regulierung von ~n 22, 32, 237, 241, 252–253, 255–259, 264–265, 277, 281, 282
~ aus interdisziplinärer Perspektive 264–267
~symbolisierung 253, 255–256, 259, 270, 271, 273
Aids 39, 215, 243
alleine, Fähigkeit, ~ zu sein 37
Alterskennzeichnung 110–111
Altersverzerrung 17, 79, 80, 84, 86, 109, 111, 112, 122, 132, 137, 138, 147
Antisemitismus und Rassengesetze 109–111
~ als kollektives Konzept 80
~ als Konzept und Generationenzerfall 252
~ in Afrika 215
Befreiung 190–191
Depersonalisierung/emotionales Verkümmern:
Antisemitismus und Rassengesetze 109–110
Konzentrations- und Arbeitslager 178–180
Deportation 132–133
Getto 147–149
Versteckte, Flüchtlinge, Partisanen 158–159
Befreiung 190–191
nach dem Krieg 200–201
Deportation 132–137
~ und bestehende Konzepte 263–264
Getto 147–150
Konzentrations- und Arbeitslager 178–180
nach dem Krieg 200–202
Verantwortung übernehmen/Frühreife:
Antisemitismus und Rassengesetze 110–111

Konzentrations- und Arbeitslager 180
Deportation 132–137
Getto 147–149
Versteckte, Flüchtlinge, Partisanen 158–160
Befreiung 190–191
nach dem Krieg 200–202
Versteckte, Flüchtlinge, Partisanen 158–160
andauernde Traumata 245
Angriffe auf Verbindungen [Bion] 254
Angst, Signal~ 30, 71, 251
Antisemitismus/Rassengesetze 82, 84–87, 92, 96, 99, 100–101, 103, 112–113, 138, 151, 161, 181, 192, 202
Altersverzerrung:
Depersonalisierung/emotionales Verkümmern 109–110
Verantwortung übernehmen/Frühreife 110–111
Perforieren:
Auseinanderreißen 94–99
Körper brandmarken 77, 80, 86, 97, 99–100, 107, 123, 186
Durchdringen der Sinne 86–94
Raumschaffen:
Denken/Fantasieren 102–105
Denken/Handeln 106–108
Anzieu, D. 16, 32, 36–37, 92, 99–100, 103, 118, 124, 178, 260–261, 278
Arbeitslager 82, 99, 161–162, 176, 226, 294–295
Äthiopien 210
Atmosphäre aufnehmen/verdichten 87–88
Auerhahn, N. C. 39, 46, 48, 263
Ausagieren, zerstörerisches ~ 259
Auschwitz 48, 50, 60–62, 67–68, 150, 161–162, 164, 167, 181, 205, 224, 230, 234, 236, 262
vgl. auch Konzentrationslager
Auseinanderreißen (Perforieren) 77, 80, 86, 104, 113, 126
Antisemitismus und Rassengesetze 94–99
Konzentrations- und Arbeitslager 162–163
Deportation 121–123
Getto 140–143
Versteckte, Flüchtlinge, Partisanen 154
Befreiung 185–186
Ausländerfeindlichkeit 39

Bachner, H. 39
Bagosora, T. 213
Balas, A. 171
Bantus 208
Bauer, Y. 38, 49, 68, 179
Bauman, J. 138, 141–143
Befreiung 62, 79, 82, 181–191, 194, 197, 198, 201, 202, 203, 209, 211, 224, 276
Altersverzerrung:
Depersonalisierung/emotionales Verkümmern 190–191
Verantwortung übernehmen/Frühreife 191
Perforieren:
Auseinanderreißen 185–186
Durchdringen der Sinne 182–184
Körper brandmarken 186
Raumschaffen:
Denken/Fantasieren 186–188
Denken/Handeln 188–190
Behälterfunktion, Fähigkeit zur ~ 37
Behälterfunktion, psychische ~ 37
Berg, L. 213
Bergen-Belsen 66, 181
Bergman, M. S. 65
Berichte 13, 40, 45, 216, 231–232, 245, 247, 251, 252, 271
detaillierte ~, ~ von Traumata 76–77
Bibring, G. L. 46
Bick, E. 261
(Ver-)Bindung(en):
Angriffe auf ~ [Bion] 254
~sbestrebungen 78–79
Generationale Verbundenheit 23, 32, 102, 104, 203, 252–259, 261, 269–272, 278–279, 283
~sobjekt(e) 78–79, 113, 126–127, 139, 147, 173–174, 185, 189–190
Trauma~ 23, 32, 104, 252–259, 269–279, 283
Bindungstheorie 261–262
Bion, W. R. 118, 254, 261
bipolare Störung 276

Böhm, T. 21, 39, 128, 207, 259
Boutros-Ghali, B. 211
Bowlby, J. 261, 264
Bremner, J. D. 245
Brenner, I. 35
Bruchfeld, S. 47–48, 53, 92, 112, 161
Burlingham, D. 35, 123
Burundi 207, 210

Cesarani, D. 193
Christiansen, S.-Å. 223
Cicchetti, D. 265, 271
Clauberg, C. 48

Dallaire, R 211
Damasio, A. R. 235
Davidstern, den ~ tragen müssen 78, 80, 86, 100, 248
Davis, J. T. 266
Denken:
  Abbruch des ~ 221–223
  ~/Fantasieren (Raumschaffen) 78, 80, 249
    Antisemitismus und Rassengesetze 102–106
    Befreiung 186–188
    Deportation 125–128
    Getto 144–145
    Konzentrations- und Arbeitslager 170–175
    nach dem Krieg 197–199
    Versteckte, Flüchtlinge, Partisanen 155–156
  ~/Handeln (Raumschaffen) 78, 80, 249
    Antisemitismus und Rassengesetze 106–108
    Konzentrations- und Arbeitslager 175–178
    Deportation 128–132
    Getto 145–147
    Versteckte, Flüchtlinge, Partisanen 156–158
    Befreiung 188–190
    nach dem Krieg 199–200
Denk-Ich 37
Depersonalisierung/emotionales Verkümmern (Altersverzerrung) 79–80, 109–110, 251
  Antisemitismus/Rassengesetze 109–110
  Befreiung 190
  Deportation 132–133
  Getto 147–149
  Konzentrations- und Arbeitslager 178–180
  nach dem Krieg 166–170
  Versteckte, Flüchtlinge, Partisanen 157–159
Deportation 22, 67, 82, 84, 109, 112–113, 117, 120–121, 128, 138–139, 141, 151, 161, 181, 192, 224, 264
  Altersverzerrung:
    Depersonalisierung/emotionales Verkümmern 79–80, 109, 111, 132, 147, 158, 190, 251
    Verantwortung übernehmen/Frühreife 79–80, 109–111, 134–135, 149–150, 159–160, 180, 191, 200–201, 251
  Perforieren:
    Auseinanderreißen 121–123
    Durchdringen der Sinne 113–121
    Körper brandmarken 123–125
  Raumschaffen:
    Denken/Fantasieren 125–128
    Denken/Handeln 128–132
Deri, S. 262
Dissoziation 245, 260
Duhl, L. 177
Durchdringen der Sinne (Perforieren):
  Antisemitismus/Rassengesetze 87–94
  Befreiung 182–184
  Deportation 113–121
  Getto 139–140
  Konzentrations- und Arbeitslager 163–166
  nach dem Krieg 193–197
  Versteckte, Flüchtlinge, Partisanen 152–153
Dwork, D. 27, 38, 53, 84–85, 88, 242
Dyregrov, A. 30

Eckstein, H. 31
Elternschaft, bevorstehende ~ 45–48
Emde, R. N. 265, 267
emotionales Verkümmern 80, 109, 132, 147, 158, 178, 190, 200, 251

Enckell, H. 222
Erikson, E. H. 45
Erinnerung(en)/Gedächtnis:
Abrufen von ~ 14, 22, 75, 221–237
~ aus interdisziplinärer Perspektive 264–267
Bedeutung und Kern der äußeren Wirklichkeit 223
deklaratives, explizites, semantisches ~ 267
~sblitz 260
falsche ~ 223
implizites prozessuales Gedächtnis 266–267
in Gefühle eingebundene ~ 254
intrusive ~sbilder/~sfragmente 66, 267
Rekonstruktion und Konstruktion von ~ 234–237
überwältigende ~ 46–47, 70–71, 222, 242, 267
Erzählanalyse 40
ESPPER (Ensemble pour Soutenir les Projets et Programmes en Faveur des Enfants de la Rue) 31
Etchegoyen, R. H. 235
Extremismus, politischer 283

Fähigkeit, alleine zu sein 37
Faimberg, H. 69, 264
falsche Erinnerungen 223
Familien:
Bindung an die ~, Gefährdung der ~ 166–167
Trennen von ~ 120
Felman, S. 236
Ferrari, A. B. 263, 271
Fetisch 262–263
Fisler, R. E. 245, 265
Fogelman, E. 35
Fonagy, P. 69, 223, 261, 263, 275, 282
freie Assoziation 277
Freud, A. 35, 123
Freud, S. 15–17, 35–37, 45, 235, 260, 266
Konzept der Wunde/Durchbrechen des psychischen Reizschutzes 16, 36, 45, 260
Nachträglichkeit 15, 17, 246, 266
Traumatheorie 16, 235, 246
Freunde:
Kontakt mit ~ 107
~ wenden sich ab 95–97
Friedländer, S. 38
Frühreife 79–80, 109–111, 134, 149, 159, 180, 191, 200, 251

Gacaca 216
~-Gerichte 212–213
~-Gesetz 212
Geburt eigener Kinder:
Überleben als Kind und die ~ 43–72, 241
zwei Autobiografien 49–72
vgl. auch Abtreibung
Geburtstage, Bedeutung von ~n 104–105, 133–135, 147, 167
Gefühle, in ~ eingebundene Erinnerungen 254, 271
Gegenstände, Bedeutung von ~n 103–105
Gegenübertragung 278
Generationale Verbundenheit 23, 32, 102, 104, 203, 252–261, 283
~ als Anwendung des Affektpropellers 269–279
Generationenzerfall 21–22, 32, 82, 113, 182, 242
~ als Kernprozess 77, 247–248, 252
Generativität 44–49
Geräusche, eindringende ~ 91–93
Spott und Beschimpfungen 92–93
Gergely, G. 261
Geruchserinnerungen 124–125
gesellschaftliche Gewalt; interdisziplinäre Notwendigkeit, ~ zu verstehen 39
Getto 22, 44, 50, 53, 58, 67, 82, 113, 122, 128, 130, 138–150, 156, 179, 204, 224, 227, 233, 234, 295, 306
Altersverzerrung:
Depersonalisierung/emotionales Verkümmern 147–149
Verantwortung übernehmen/Frühreife 149–150
Perforieren:
Auseinanderreißen 140–143
Durchdringen der Sinne 139–140
Körper brandmarken 143–144
Raumschaffen:
Denken/Fantasieren 144–145

Denken/Handeln 145–147
»gewähltes Trauma« 39
Gjestad, R. 30
Glaser, B. G. 13, 246
»gleichmäßig schwebende Aufmerksamkeit« [Bion] 23
Goldman, E. 63
Gourevitch, P. 208–209
Graml, H. 47
Green, E. C. 39
Grubrich-Simitis, I. 17, 71, 242, 264, 281
Gupta, L. 30
Gutman, I. 53, 60, 224

Habyarimana, J. 211
haltende Umwelt 32
Hamiten 208
Haut:
~-Ich 37, 278
Bedeutung der ~ 36
Heaney, S. 32
Heilformen, traditionelle ~ 40
Helmreich, W. B. 20
Herero 208
Herman, J. 259
Hilflosigkeit, Gefühle der ~ 119, 190
historische Wahrheit 224, 234–237
HIV/Aids 39, 215, 243
Hjern, A. 40
Honwana, A. 39
Human Rights Watch 243
Hutu 77, 208–216, 243–244, 248, 256, 264
Genocidaires 211, 215
Nicht-Überlebende *(non-rescapés)* 215

Ich, Denk-~ 37
Identität:
~ verbergen 54–55, 57–58, 63–64, 108, 153, 157–160
andere Religionszugehörigkeit annehmen, anderes Äußeres haben 130
Bindungen zu Freunden und den eigenen Wurzeln 130
falsche Papiere 129, 160
Igra, L. 39, 202–203, 257
ingando (Solidaritätslager) 214
innerer Raum 251, 261

Interview(s) *(passim)*:
Ablauf des ~s 28
Der erste Kontakt 27–33
Inhalt und Affekte in den ~ 252–257
überlebende Kinder:
~ in der Shoah 81–205
~ in Ruanda 243–244

Jahn, A. 11, 31
Johansson, B. 66
Josselson, R. 41
Jucovy, M. E. 65, 105
jüdisches Netzwerk, falsches Sicherheitsempfinden im ~ 88–89
Jurist, E. L. 261

Kagame, P. 212
Katastrophen, Natur~ 244
Keilson, H. A. 35, 261, 282
Kestenberg, J. S. 35
Kielce, Getto in ~ 224, 232
Kigali 11, 31, 207, 216, 250, 272, 319, 328, 329
Kind(er) *(passim)*:
evakuierte ~ 35
Interviews mit ~ über die Shoah 81–205
~soldaten 39
Kriegserlebnisse von ~n aus psychoanalytischer Perspektive 35–42
Überleben als ~ und die Geburt eigener ~ 43–72
Klein, M. 65, 254, 271
Koblik, S. 39
Konzentrations- und Arbeitslager 44, 50, 82, 105, 150, 152, 161–182, 192–193, 197, 200–201, 224
Altersverzerrung
Depersonalisierung/emotionales Verkümmern 178–179
Verantwortung übernehmen/Frühreife 180
Perforieren:
Auseinanderreißen 162–163, 166–168
Durchdringen der Sinne 163–166
Körper brandmarken 163–170
Raumschaffen:
Denken/Fantasieren 170–175

Denken/Handeln 175–178
vgl. auch Auschwitz; Ravensbrück
Korczak, J. 145
Körper brandmarken (Perforieren) 16, 22–23, 77–80, 82, 84, 86–89, 96, 99, 109, 139, 152, 162, 182, 193, 202, 248–249, 251–253, 260, 281
Antisemitismus/Rassengesetze 99–100
Befreiung 186
Deportation 123–125
Getto 143–144
Konzentrations- und Arbeitslager 168–170
Versteckte, Flüchtlinge, Partisanen 155
Krall, H. 76
Kreativität 32, 45, 253, 258, 278–279
Entwicklung von ~ 32
Kriegserlebnisse von Kindern aus psychoanalytischer Perspektive 35–42
Krystal, H. 59, 222, 260, 264
Kultur/Religion bewahren 105
kumulatives Trauma 245
Künstlicher, R. 63

Lamm, E. 201
Langer, L. L. 39, 48–49, 65, 68
Latenzperiode 36, 264, 269
Laub, D. 11, 14–15, 39, 46, 48–49, 236, 254, 263, 275–278
Leben retten 131
Leben zurückerobern 78, 249
Lebensgeschichten 11, 19–23, 30–31, 36, 40–41, 45, 48, 71–72, 83, 98, 102, 106, 104, 109, 117, 223–224, 232–237, 242, 244, 246–247, 249, 251, 258, 264–265, 273, 281
über Traumata 75–80
Lerner, M. 222
Lettland 57, 243
Levine, H. B. 69
Levine, P. A. 39, 47–48, 53, 92, 112, 161, 193
Lieblich, A. 41
Lomfors, I. 39
Luftschild schrumpft 124–125

Mamdani, M. 208–209
Massenmord 39, 161

Matthis, I. 222, 235–236, 265
McIntyre, E. 121
Melvern, L. 209, 211, 243
Menschenwürde, die ~ wird weggerissen 121–122, 168
Mentalisierung 260, 263, 282
Mitterrand, F. 209
Modell, A. H. 13–17, 234, 261, 265–266
Moll, J. 48
Moskovitz, S. 35
Mukanoheli, E. 30
Münch, H. 48
mündliche Geschichtsforschung 40
Mutter *(passim)*:
Abwesenheit der ~ 174, 262
~ und Entwicklung der Kreativität [Winnicott] 119
~-Kind-Beziehung 32, 46, 63, 117–120, 262
Mutterschaft in der Shoah 66–68, 116–120
Tod/Verschwinden der ~ 152, 167, 171
Wiedervereinigung mit der ~ 198

Nachkriegszeit/Überführung nach Schweden 192–205
Altersverzerrung:
Depersonalisierung/emotionales Verkümmern 200
Verantwortung übernehmen/Frühreife 200–201
Perforieren:
Durchdringen der Sinne 193–197
Raumschaffen:
Denken/Fantasieren 197–199
Denken/Handeln 199–200
Nachträglichkeit 15, 17, 76–77, 246, 266
Namibia 208
narrative Wahrheit 224, 234
Nathanson, D. L. 222, 266
Nationalsozialismus/NS-Zeit *(passim)*
Neurowissenschaften 40, 266
nicht vorstellbare primitive Affekte 242, 281
Norwegen 21
Nyerere, J. 208–209

Ofer, D. 69

Ogden, T. H. 32

Pagnier, J. 210–216
Pally, R. 56, 266
Pearlman, L. A. 278
Perforieren 16, 22, 77–80, 82, 109, 147, 202–203, 251–253, 260–261, 281
  Antisemitismus und Rassengesetze 86–100
  Auseinanderreißen:
    Antisemitismus und Rassengesetze 94–99
    Befreiung 185–186
    Deportation 121–123
    Getto 140–143
    Konzentrations- und Arbeitslager 162–163
    Versteckte, Flüchtlinge, Partisanen 154
  Befreiung 182–186
  Deportation 113–125
  Durchdringen der Sinne:
    Antisemitismus und Rassengesetze 87–94
    Befreiung 182–184
    Deportation 113–121
    Getto 139–140
    Konzentrations- und Arbeitslager 163–166
    nach dem Krieg 193–197
    Versteckte, Flüchtlinge, Partisanen 152–153
  Getto 139–144
  Konzentrations- und Arbeitslager 162–170
  Körper brandmarken:
    Antisemitismus und Rassengesetze 99–100
    Befreiung 186
    Deportation 123–125
    Getto 143–144
    Konzentrations- und Arbeitslager 168–170
    Versteckte, Flüchtlinge, Partisanen 155
  nach dem Krieg 193–197
  ~ als kollektives Konzept 77–78
  ~ als Konzept und Generationenzerfall 248
  ~ und bestehende Konzepte 260–261
  Versteckte, Flüchtlinge, Partisanen 152–155
Polen 43, 49–50, 53, 61, 62, 64, 66, 67, 69, 72, 85, 96, 142, 146, 151–152, 177, 191, 202, 204, 285, 287, 291, 293, 294, 298, 309–312
posttraumatische Belastungsstörung (PTBS) 39, 260–261
Projektionen 128, 256
projektive Identifikation 256
psychische Behälterfunktion 37
psychischer Raum 78, 86, 244, 245, 249, 282
psychischer Schmerz 36–37, 254
psychischer Schutzschild/psychischer Reizschutz 16, 22, 36, 45, 77, 96, 202, 248, 260
psychisches Trauma 20, 27, 36, 260
psychoanalytische Theorie 40, 246
psychoanalytisches Zuhören 233–234, 246, 281
Psychose 14–15, 200, 254, 276
PTBS: *vgl.* posttraumatische Belastungsstörung

Rache 119, 209–215, 250–251, 253, 256–259, 282–283
  ~fantasien 256–257, 259, 270
Rakita, S. 243
Rassengesetze 82, 84–111
Rassismus 39, 208, 210
Raumschaffen 16, 23, 77–80, 84, 86, 101, 109, 112, 125, 138, 147, 151, 155, 170, 172, 186, 197, 248–249, 251–253, 261–262, 282
  Antisemitismus und Rassengesetze 100–108
  Befreiung 186–190
  Denken/Fantasieren:
    Antisemitismus und Rassengesetze 102–106
    Konzentrations- und Arbeitslager 170–175
    Deportation 125–128
    Getto 144–145
    Versteckte, Flüchtlinge, Partisanen 155–156

Befreiung 186–188
nach dem Krieg 197–199
Denken/Handeln:
Antisemitismus und Rassengesetze 106–108
Konzentrations- und Arbeitslager 175–178
Deportation 128–132
Getto 145–147
Versteckte, Flüchtlinge, Partisanen 156–158
Befreiung 188–190
nach dem Krieg 199–200
Deportation 125–132
Getto 144–147
Konzentrations- und Arbeitslager 170–178
nach dem Krieg 197–200
~ als kollektives Konzept 56–57
~ als Konzept und Generationenzerfall 247–251
~ und bestehende Konzepte 261–263
Versteckte, Flüchtlinge, Partisanen 155–158
räumliche Orientierung 78, 102–103, 125, 148, 231, 232, 249
Ravensbrück 48, 66, 166, 169, 198
vgl. auch Konzentrationslager
Reeder, J. 234, 236
reflektierendes Selbst 46, 263
Reynolds, P. 40
Ringelheim, J. 41
Riss (Spaltung) im Selbst 46, 222, 245
vertikaler ~ 252
Roma 48, 161
Rosenberg, G. 76
Ruanda 11, 13, 19, 22, 27, 40, 249, 254, 256–257, 264, 272, 281, 314
~-Studie 30–31
Völkermord in ~ (1994) 207–217, 242–243
Rubovits-Seitz, P. F. D. 246
Rumkowski, C. 142–143, 149

Saakvitne, K. W. 278
Sandler, J. 223
Schacter, D. L. 69–70, 266
Schindlers Liste [Spielberg] 27
Schizophrenie 276
Schore, A. N. 244–245, 247, 260–261, 264–265
Schwangerschaft, bevorstehende ~ 45–49
Schweden 14–15, 20, 39, 66, 69, 153, 175, 181, 182, 224, 273, 311–313, 319
Interviews in ~ 28, 44, 49–50
Überführung nach ~ 82–83, 192–205
Schweiger, E. 265
Segal, H. 261, 265
Selbst:
Riss (Spaltung) im ~ 46, 222, 252
~-regulierung 271
vertikaler ~ 252
Sgofio, A. 244
Shoah *(passim)*
Shoah Foundation: *vgl.* USC Shoah Foundation Institute for Visual History and Education
Signalangst 71, 251
Sigtuna Foundation 201
Sinne, Durchdringen der ~ (Perforieren) 77, 80, 113–114, 248
Antisemitismus und Rassengesetze 86–94
Befreiung 182–184
Deportation 113–121
Getto 139–140
Konzentrations- und Arbeitslager 162–164
nach dem Krieg 193–197
Versteckte, Flüchtlinge, Partisanen 152–153
Sinneswahrnehmungen 22, 75, 77–78, 174, 248
Solidaritätslager *(ingando)* 214
Spence, D. P. 235
Spiegelung 62, 93
Spielberg, S. 27
Staub, E. 39, 217, 257
Stockholm University 20
Straßenkinder, Ruanda 30–31, 271
Südafrika 40
Suedfeld, P. 20
Summerfield, D. 261
supportive Traumatherapie 279
Symbolisieren/Symbolbildung 93, 98, 108, 123–124, 127, 146, 260–267, 282

Tansania 207, 212
Target, M. 261
Täter, Verhältnis zu den ~n 128, 139–140
Terror; interdisziplinäre Notwendigkeit, ~ zu verstehen 39
Thompson, D. M. 266
Toth, S. C. 271
traditionelle Heilformen 40
transgenerationale Weitergabe eines Traumas 39, 274–275
Trauma:
  Affekt(e):
    ~einschließung 277
    implodierende ~ 277
  andauernde ~ta 245
  »gewähltes« ~ 39
  kumulatives ~ 245
  psychisches ~ 20, 27, 36, 260
  transgenerationale Weitergabe eines ~s 39
  ~bezogene Affekte, Affektpropeller als Instrument zur Analyse ~ 241–267
  ~bindung 23, 32, 104, 252–254, 257–259, 269–270, 272, 276–278, 283
    ~ als Anwendung des Affektpropellers 269–279
  ~ta in Lebensgeschichten 75–80
  ~theorie [Freud] 235, 246
Traumatisierung:
  extreme ~ 23, 31, 223, 244, 263, 276
  sequenzielle ~ 35
Tuberkulose 62, 65, 305, 309–310
Tulving, E. 266
Tutsi(s) 77–78, 80, 208–215, 244, 248, 256
  überlebende ~ *(rescapés)* 215
Tutté, J. C. 265–267

Übergang, Rolle des ~s 32, 100
Übergangsobjekte 124, 127, 174, 261–262
Übergangsphänomene 104, 174, 261
Überleben als Kind und die Geburt eigener Kinder 43–72
Überlebensschuld 184
Übertragungsdeutungen 278
überwältigende Affekte 47, 49–50, 66, 70–71, 194, 222, 236, 242, 267, 276
überwältigende Erinnerungen 46–47, 70, 222, 242, 267

Uganda 207, 209, 211
Umwelt, haltende ~ 32, 37, 71
Unbewusste, das 65, 246
Uppsala University 20
USC Shoah Foundation Institute for Visual History and Education 14, 20, 27–28, 319

Valent, P. 35
van der Kolk, B. A. 245, 265
Varvin, S. 39, 245, 260
Vater 122–123, 134–135, 159–160, 167, 171, 173, 178, 189, 251
  der ~ wird weggerissen 54–56, 122–123
  Rolle des ~s, übernehmen der ~ 134–135
  Tod des ~s 185, 190–191
Verantwortung übernehmen/Frühreife (Altersverzerrung) 79–80, 109, 251
  Antisemitismus und Rassengesetze 110–111
  Befreiung 191
  Deportation 134–137
  Getto 149–150
  Konzentrations- und Arbeitslager 180
  nach dem Krieg 200–201
  Versteckte, Flüchtlinge, Partisanen 159–160
Versöhnungsprozesse, psychologische Aspekte von ~n 39
Versteckte, Flüchtlinge, Partisanen 82, 151–160
  Altersverzerrung:
    Depersonalisierung/emotionales Verkümmern 158–159
    Verantwortung übernehmen/Frühreife 159–160
  Perforieren:
    Auseinanderreißen 154
    Durchdringen der Sinne 152–153
    Körper brandmarken 155
  Raumschaffen:
    Denken/Fantasieren 155–156
    Denken/Handeln 156–158
Volkan, V. 39, 217, 275
Völkermord/Genozid *(passim)*:
  Interviews über ~ 40–42

Wahrheit:
historische ~ 224, 234–236
narrative ~ 224, 234
Weitzman, L. J. 69
Wiedergutmachung 259
Williams, M. 70
Winnicott, D. W. 32, 35
Entwicklung der Kreativität 32, 119
Fähigkeit, alleine zu sein 37
geheilt werden 107
Kreativität, Entwicklung der ~ 32
potenzieller psychischer Erfahrungsraum 101
über die abwesende Mutter 174
über die Mutter-Kind-Beziehung 93, 101, 116–120
Übergang, Rolle des ~s 32
Übergangsobjekte 124, 127, 174
Übergangsphänomene 174, 261
Verlust, Auswirkungen von ~ auf Kinder 35–36
Wittling, W. 265
Wroblewski, R. 192
Wunde, Konzept der ~, Durchbruch des psychischen Reizschutzes [Freud] 36, 260

Zuhören, psychoanalytisches 233–234, 246, 281
Zusammentreiben/Zusammendrängen 76, 113, 123–124, 135–136, 138, 141, 143, 158, 163

Psychosozial-Verlag

Lu Seegers, Jürgen Reulecke (Hg.)

Die »Generation der Kriegskinder«

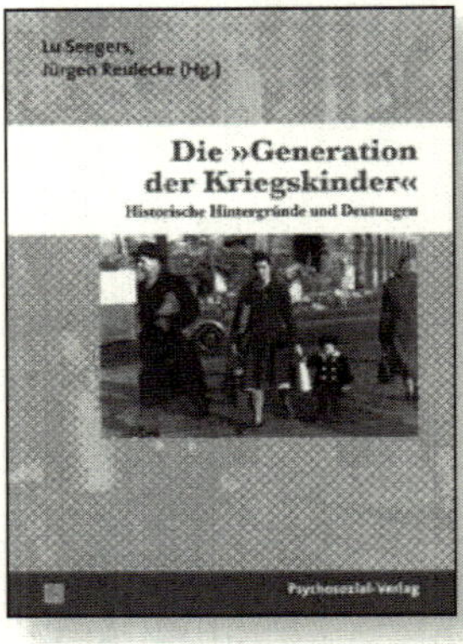

2009 · 184 Seiten · Broschur
ISBN 978-3-89806-855-0

Die »Kriegskindergeneration« steht in Deutschland seit Ende der 1990er Jahre und besonders seit dem 60. Jahrestag des Kriegsendes 2005 im Fokus der Öffentlichkeit. Die beiden Bücher der Journalistinnen Hilke Lorenz und Sabine Bode, die 2003 und 2004 erschienen, trugen dazu bei, eine neue Generation mediengerecht auszurufen.

Dieser Band beschäftigt sich mit den Hintergründen und den Mechanismen des »generation building« der »Kriegskindergeneration« und versucht aus der historischen Perspektive den ganz verschiedenen Erfahrungen, Sinnstiftungen und Deutungen sogenannter »Kriegskinder« nachzugehen.

H. Shmuel Erlich, Mira Erlich-Ginor, Hermann Beland

Gestillt mit Tränen – Vergiftet mit Milch

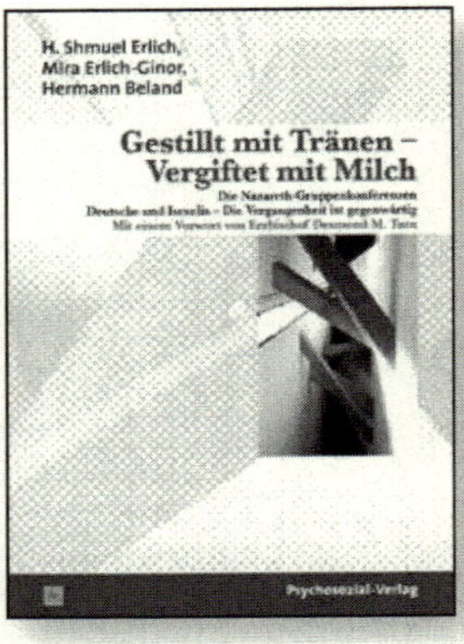

2009 · 212 Seiten · Broschur
ISBN 978-3-89806-765-2

Die Nazarethkonferenzen demonstrieren eine realistische Möglichkeit für die Zusammenarbeit von Deutschen und Israelis, bei der Erkenntnisse von unbewussten kollektiven Überzeugungen zugleich mit individuellen Identitätsveränderungen gewonnen werden können. Sie verfolgen nicht primär die Absicht der Schuldentlastung oder der Wiederannäherung der Völker, sondern konzentrieren alles Forschungsinteresse auf die beiden nationalen Gruppen, vertreten durch deutsche und israelische Psychoanalytiker und Psychotherapeuten. Als wirksamstes Mittel zur Erforschung kollektiver Verwicklungen des Einzelnen wurde die Gruppenbeziehungsmethode nach dem Tavistock-Leicester-Modell verwendet und bestätigt gefunden.

Psychosozial-Verlag

Bertrand Cramer, Francisco Palacio-Espasa

Psychotherapie mit Müttern und ihren Babys

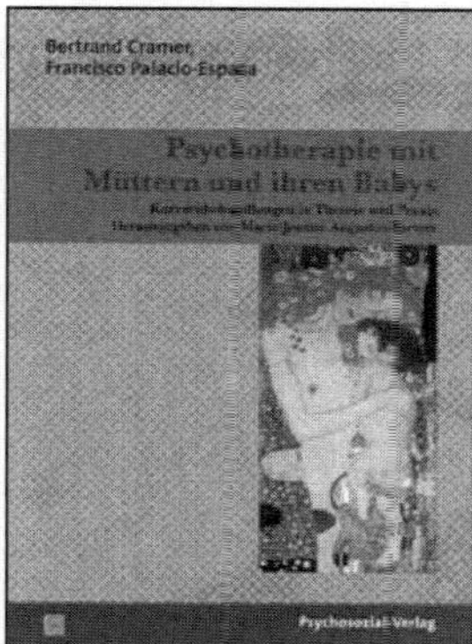

2009 · 393 Seiten · Broschur
ISBN 978-3-89806-822-2

Die Autoren legen in diesem Buch die Praxis der gemeinsamen Psychotherapien von Mutter und Kleinkind dar, deren Technik durch die frühen Psychopathologien bestimmt wird. Sie zeigen auf, dass die Dyade aus Mutter und Baby ein instabiles System ist, das für innere und äußere Einflüsse außerordentlich empfänglich ist und sich infolgedessen bestens für eine Praxis und Theorie psychischer Veränderung eignet. Im Laufe gemeinsamer Kurztherapien, deren Technik anhand von Fallgeschichten vorgestellt wird, lassen sich oft bedeutsame Veränderungen erreichen.

Auswirkungen und Grenzen dieser Therapien werden anhand von Evaluationsstudien zu den therapeutischen Veränderungen und anhand der Diskussion der Therapieindikation und des Scheiterns von Therapien dargestellt.

Christine Ann Lawson

Borderline-Mütter und ihre Kinder

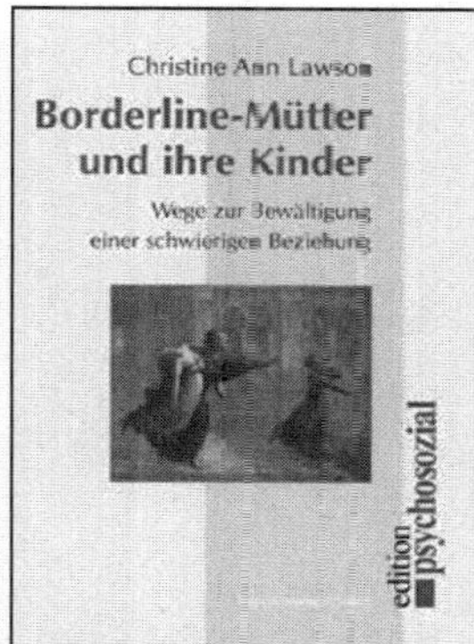

2006 · 274 Seiten · Broschur
ISBN 978-3-89806-256-5

Die erste Liebe in unserem Leben ist unsere Mutter. Es ist für uns überlebenswichtig, ihr Gesicht, ihre Stimme, die Bedeutung ihrer Stimmungen und ihre Mimik zu erkennen. Christine Ann Lawson beschreibt einfühlsam und verständlich, wie Kinder von Borderline-Müttern unter den Stimmungsschwankungen und psychotischen Anfällen leiden und verzweifelt nach Strategien der Bewältigung dieser Erlebnisse suchen. Borderline-Mütter treten dabei ihren Kindern in vier verschiedenen Figuren gegenüber: als verwahrloste Mutter, die Einsiedlerin, die Königin und die Hexe. Lawson zeigt, wie man sich um die Verwahrloste kümmern kann, ohne sie retten zu müssen, und um die Einsiedlerin, ohne ihre Angst zu verstärken; wie man die Königin liebt, ohne ihr Untertan, und wie man mit der Hexe lebt, ohne ihr Opfer zu werden.

Walltorstr. 10 · 35390 Gießen · Tel. 06 41 - 96 99 78 - 18 · Fax 06 41 - 96 99 78 - 19
bestellung@psychosozial-verlag.de · www.psychosozial-verlag.de